食べ物と健康・食品と衛生

新食品衛生学要説
2024年版

廣末トシ子 編
安達修一

JN051390

医歯薬出版株式会社

This book is originally published in Japanese
under the title of :

SHIN SHOKUHIN EISEIGAKU YOSETSU
—Tabemono to Kenko · Shokuhin to Eisei
(Food Hygiene—Food and Health, Food and Hygiene)

Editors :

HIROSUE, Toshiko
　Professor Emerita,
　Kagawa Nutrition University

ADACHI, Shuichi
　Professor,
　Sagami Women's University

ⓒ 1997, 1st ed.
ⓒ 2024, 17th ed.

ISHIYAKU PUBLISHERS, INC.
　7-10, Honkomagome 1 chome, Bunkyo-ku,
　Tokyo 113-8612, Japan

2024 年版改訂にあたって

　本書は 1965 年 3 月に，川城　巌先生・辺野喜正夫先生を編者として，本書の前身である「食品衛生学要説」が発行されたことに始まります．その後，多くの編者・筆者に引き継がれ，1997 年 3 月に細貝祐太郎先生・松本昌雄先生を編者とし，書名を「新食品衛生学要説」と改め，以来 26 年間（通算 58 年間）発行を重ねてきました．

　この間，日本および世界の食品衛生にかかわる問題の動向に沿いながら，内容を更新し発行を継続してきた歴史ある本書を誇りに思うと同時に責任を感じつつ，第 12 版（2019 年版）改訂を機に，第 6 版から編者として携わってきた廣末および新たに安達の 2 名で編者を引き継ぎました．その後，執筆陣の一部も交替し，このたび第 17 版（2024 年版）の発行を迎えました．

　これからも多くの方々のお力添えをいただきながら，本書の長い歴史を閉ざすことのないよう，また歴代の編者・筆者の方々が本書にこめた，「食品衛生」を学ぼうとする多くの若い人たちへの強い思いを伝えていくことができるよう，引き続き真摯に執筆，編集をしていく覚悟であります．

　今回の改訂でも，今まで同様，管理栄養士や栄養士の資格取得を目指す学生さんたちの良き教科書として，そしてまた良き参考書として役立つことを願い，管理栄養士国家試験および全国栄養士養成施設協会主催の栄養士実力認定試験の出題基準に準拠した形での構成を念頭に置き，できる限り理解しやすく学習しやすい内容になるよう一部変更を加えております．

　また，より理解しやすいように章立ての一部を変更し，管理栄養士国家試験および栄養士実力認定試験に過去 6 年間に出題された傾向がわかるように工夫を加え，学習が進めやすいようにしました．

　今後も，本書の特長となっている実例やコラムを引き継ぎながら，食品衛生にかかわる諸問題についての国内外の変動を意識し，毎年新しいデータを更新し，さらに読みやすく学びやすい教科書として多くの学生さんの役に立つことを祈りつつ，さらなる精進を重ねてまいります．

　本書をご覧いただき，至らぬ点や理解しにくい点などについて，是非ご指摘，ご教示いただきたくお願い申し上げます．

　2024 年 1 月吉日

編　者
廣末トシ子・安達修一

初版の序

　本書の前身「食品衛生学要説」は，川城　巌ならびに辺野喜正夫両先生を編者として，1965年3月発行以来，版を重ね，1995年3月に至るまでの30年間に（編者・執筆者の変更などがあった），第7版を刊行するに至った．

　そしてこの間，たえず食品衛生の動向をみつめ，そのつど内容の再検討や統計数値などを更新し，見直しを行ってきた．

　とくに，近年，食品の多様化，流通の国際化など，食品をめぐる環境の変化が著しく，かつ，国民の健康指向が増大し，残留農薬，動物用医薬品，添加物，バイオ食品など，食品の安全性への関心が高まっている．その一方で，国際的に整合性のある規格基準やガイドラインの作成，HACCPシステムの導入など，食品衛生管理に対する要請が強まってきている．こうした状況のもとで，食品衛生学要説は，発刊以来年月を経過していること，またこの書が栄養士養成施設で繁用されていることに鑑み，今回，管理栄養士国家試験を意識し，構成および内容を一新することを試み，さらに一部編者・執筆者の交替もあったことにより，書名を「新食品衛生学要説」と改めた．したがって，内容の構成も従来あった箇所を削除した部分もあり，今回の目次の組立は，食品衛生のもっとも重要な基本的な事柄を取り扱うこととした．

　執筆に際しては，学生諸君に身近で理解しやすい内容とするため，各所に図表や食中毒例を加えた．

　本書が広く教科書として役立つことを願うとともに，今後とも忌憚のないご批判をたまわれれば幸いである．

　　平成9年3月吉日

編　者
細貝祐太郎・松本昌雄

新食品衛生学要説2024年版 目 次

COLUMN

（○：細貝祐太郎，●：平井昭彦，●：堀江正一）

※以上の食中毒等発生例は，食品衛生学雑誌等より抜粋し，概要を掲載しています.

発生例

QR コード

表紙・本文デザイン：明昌堂
イラスト：新藤良子

✍本文中のマーカー表示は管理栄養士国家試験問題（第32～37回）に関連する記述，
アンダーライン表示は栄養士実力認定試験問題（第14～19回）に関連する記述を示しています．

第 1 章

序　論

1 食品衛生の定義

　衣，食，住は人の生活を維持するために必要な要素で，なかでも食は生命と健康の維持に欠くことのできない重要な要素である．

　食品衛生学 food hygiene（food sanitation）は，すべての飲食物を介して健康障害，すなわち疾病や危害を防ぎ，人の生命と健康を守るために必要なことを取り扱う学問で，化学，物理学，微生物学などの自然科学はもとより，公衆衛生学，環境衛生学などの関連の衛生学，さらに経済，行政との関係も深く，生活に密着した応用の科学である．

　食品衛生の核心となる食品衛生法では，第1条で「この法律は，食品の安全性の確保のために公衆衛生の見地から必要な規則その他の措置を講ずることにより，飲食に起因する衛生上の危害の発生を防止し，もって国民の健康の保護を図ることを目的とする.」と定めている．また，世界保健機関 WHO（World Health Organization）は，その専門委員会の報告書（1956年）の中で，食品衛生の意義について，次のように述べている．

　"Food hygiene means all measures necessary for ensuring the safety, wholesomeness and soundness of food at all stages from its growth, production or manufacture until its final consumption".

　「食品衛生とは生育，生産，製造から最終的に人に消費（摂取）されるまでのすべての段階における食品の安全性や健全性（毒性を中心とした安全性に栄養学的適格性を含めた意味）を確保するために必要な，あらゆる手段を意味する.」

　その具体的目標は，病原微生物による汚染，有毒・有害物質や本来食品の成分ではない異物の混入，腐敗，変敗から食品を守り，食品の取り扱いを衛生的に行い，さらに食品に関係のある容器・器具・包装などについても，衛生上の安全性を確保し，人の生命と健康を守ることである．ただし，食品によって起こる健康障害であっても，栄養素の摂取不良によるものは，一般に栄養学で取り扱われている．

2 飲食に伴う危害

　食品を介して起こる疾病の主なものは，経口感染症，細菌性食中毒，真菌中毒症，寄生虫

病，化学性食中毒，自然毒食中毒などであり，これらの疾病の原因物質はいろいろある．

　以上のほか，食品の過剰摂取による糖尿病，肥満，高血圧など，卵，ソバなどによる食物アレルギーなどがあるが，これらは通常，食品衛生学では取り扱っていない．

　また，飲料水，食品用水，あるいは下水など，さらには大気なども間接的には食品衛生に関連はあるが，これらは一般に環境衛生学で取り扱われている．

　食品は複雑な過程を通って，最終的にわれわれに摂取される．すなわち生産，貯蔵加工，運搬，売買，調理，摂取（喫食）などである．したがって，安全で健康的な食生活を営むためには，これらのすべての過程において，食品の安全性や健全性が保たれなければならない．

　文化が進むにつれ，また国際交流が盛んになるにつれ，食生活も次第に変化し，加工食品の普及，輸入食品の増加など，日常生活を営むのに非常に便利になった．しかし，学問の進歩により，新たな有毒・有害物質が発見され，あるいは環境汚染の深刻化による汚染物質が食品に混入して，事故を起こす機会も増えてきたことに注意しなければならない．

　わが国では国民の生命と健康を守るために，昭和22（1947）年に食品衛生法が制定されたが，これについては第3章で詳しく述べることにする．

第 2 章

食品衛生行政

1 組織・機構と対象

　近年，食品の生産，貯蔵，流通，加工などの技術が進歩する一方で，世界各地からさまざまな食品が輸入されて，われわれの食生活は非常に多様化してきた．しかし，その反面，農薬や抗生物質の食品中への残留などが問題となったこともあり，食品の安全確保の重要性は一層高まっている．食品による危害の発生を防止するためには，食品の生産，製造から消費に至るあらゆる過程で，それぞれに応じた監視，指導を行うとともに，輸入食品の監視を行って，安全性を保証する必要がある．そのためには，国あるいは地方自治体の行政が必要となってくる．

　食品衛生行政は，基本的には国（厚生労働省）―都道府県（衛生主管部局）―保健所―市町村（衛生主管課係）という一貫した体系で行われていたが，新たに消費生活に関連する物質の表示に関する事務を行う消費者庁が新設され，食品衛生行政が一段と強化された．

2 食品衛生行政の沿革

　わが国の食品衛生行政は，明治33（1900）年に制定された「飲食物その他物品取締に関する法律」が中心となって，牛乳営業，有害性着色料，清涼飲料水，氷雪，飲食用器具，人工甘味質（以上明治33（1900）年），防腐剤（明治36（1903）年），メチルアルコール（明治45（1912）年）などの取り締りが相次いで定められ，その他，料理，飲食店営業，食肉，氷菓などについて府県令が出され，これらが昭和23（1948）年に食品衛生法が施行されるまで，約40年間，わが国の食品衛生行政の基本となった．現行の食品衛生法が施行されるまで，食品衛生行政は，警察署が第一線機関として進められてきた．

　第二次世界大戦後の憲法改正に伴い，それまでの食品衛生に関する法律や各種取り締り規則が廃止または統合されて，昭和22（1947）年に，新たに「食品衛生法」が制定され，翌23（1948）年から施行された．これに伴い，従来の警察の手による取り締りを主体とする行政から，専門技術者である食品衛生監視員（7頁参照）による指導を重視する行政へと変わった．

　その後，時代の変遷とともに，逐次改正され，平成7（1995）年には，食品流通の国際化，

規制緩和, 製造物責任法 (PL法) の施行, 総合衛生管理製造過程 (HACCP) の承認制度の導入など, 平成13 (2001) 年にわが国で初めて発生が確認されたBSE (牛海綿状脳症, いわゆる狂牛病), 輸入野菜の残留農薬など, 近年, 食の安全性を脅かす事故が相次いで発生し, 食品をめぐる環境の変化に即応して「食品衛生法」の改正 (平成15年5月30日, 法律第55号) ならびに「食品安全基本法」(平成15年5月23日, 法律第48号) が制定され, その後, 平成21 (2009) 年に消費者庁が設置され, 食品の表示等に関する業務が厚生労働省より消費者庁に移管された. 食を取り巻く環境の変化や国際化に対応するために15年ぶりに食品衛生法改正 (平成30年6月13日, 法律第46号) が行われている (第3章食品衛生関係法規参照).

3. 食品衛生行政の対象と範囲

食品衛生行政は, 飲食に起因する衛生上の危害を排除して, 国民の食生活の安全を確保するため, 国や地方自治体 (都道府県, 市町村) によって行われる活動である.

食品衛生行政は, 食品衛生法 (以下, 法と略記) に基づいて行われているが, ①食品および食品添加物, ②器具・容器包装, ③営業施設に関する主な施策について記述する.

1 不衛生な食品などの排除

法第5～14条では, ①腐敗, 変敗, 未熟な食品または添加物, ②有毒, 有害な物質を含む食品または添加物, ③病原微生物に汚染された食品または添加物, ④不潔, 異物の混入した食品または添加物, ⑤安全性未確認の新開発食品, ⑥病肉・へい死獣肉, ⑦指定外の添加物および食品などの販売や使用などを禁止している.

2 有毒有害な器具・容器包装の排除

食品を製造, 加工, 調理, 貯蔵する際, 食品に直接接触する器具・容器包装について, 有毒有害物質の移行防止および清潔保持の見地から, 法第15, 16, 17, 18条で, それらの材質や製法等に対する規格, 基準を定めることとし, これに適合しないものは販売や使用などを禁止している.

3 営業施設の規制

飲食店営業, その他公衆衛生に与える影響が著しい営業については, 法第48条で, ①食品衛生管理者の配置, ②有毒有害物質の混入防止基準および食品関係施設の清潔保持基準を設定し, ③営業 (政令で定める34業種) の許可制を定めている.

4. 行政機構

1 中央機構と地方機構

食品衛生行政を実施する機関として, 中央においては内閣府に設置された食品安全委員会, 厚生労働省, 農林水産省, 消費者庁など, 地方においては都道府県および市町村などがあり, さらに第一線機関として保健所がある (図2-1).

（1）中央機構

　厚生労働省は，リスク管理機関として，食品衛生法に基づく食品，添加物，食品に残留する農薬などの規格や基準の策定，また，その基準が守られているかの監視などを行っている．このリスク管理は，厚生労働省が，本省・地方厚生局・検疫所において監視指導を担うほか，地方自治体との相互連携により実施している．

（2）地方機構

　地方においては，都道府県（47都道府県），保健所設置市（87市），特別区（23特別区）が設置され，厚生労働省と相互に連携しながら，施策の実施状況の公表や住民からの意見の聴取を行っている．

　さらに，都道府県，保健所設置市，特別区には，食品衛生行政の第一線の機関として保健所（468カ所）が設置され，管轄区域内の食品衛生行政を担っている．

　保健所では，①営業許可，②立入，監視指導，③収去検査，④検査命令，⑤食中毒等調査，⑥苦情等の相談窓口，⑦食品衛生の普及啓発などを行っている．

2 FAO と WHO

　今日，食品流通の国際化が進展し，国際的な規格・基準を定めて整合化を図ろうと，FAOとWHOが合同委員会をつくって活動を行っている（コーデックス委員会 Codex Alimentarius, 1962）．

（1）FAO

　FAO（国際連合食糧農業機関）は，国連専門機関の1つで，1945年に各国民の栄養およ

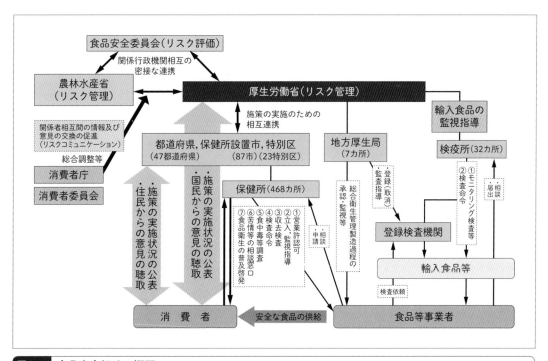

図2-1　食品安全行政の概要

（国民衛生の動向 2023/2024 より）

び生活水準の向上，食糧農産物の生産分配の効率改善，農民の生活向上を目的として設立された．

コーデックス委員会本部事務局はイタリアのローマに置かれており，多くの委員会が設置されている．

その下部組織のFAO/WHO合同食品添加物規格部会の諮問機関であるFAO/WHO合同食品添加物専門家会議（JECFA）は，食品添加物を評価し，1日摂取許容量（ADI）の設定や，食品添加物の規格の作成などを行っている．

また，FAO/WHO合同残留農薬専門家会議（JMPR）は，農薬などの安全性の評価を行っている（第3章「8 コーデックス」25, 26頁参照）．

（2）WHO

WHO（世界保健機関）は，1948年に国際連合のなかの保健衛生に関する専門機関として設立された．わが国は1951年に加盟している．

WHOの本部事務局は，スイスのジュネーブにあり，6地域（ヨーロッパ，アフリカ，東地中海，東南アジア，西太平洋，アメリカ）に，それぞれ地域事務局が置かれている．

COLUMN 食料自給率と輸入食品

食料自給率とは，国内で消費する食料のうち，国産でどれだけ賄えるかを示す指標のことである．わが国は国土が狭く平地が少ないため，これ以上耕地を確保することが困難であり，さらに農家の後継者不足，高齢化が進んだこと，食生活が畜肉類，油脂類，パン食の普及など欧米化したことなど，さまざまな原因で，食料自給率は1989年度は50％を切り，2006年度には39％まで低下，わが国は世界最大の食料輸入国となった．

しかし，大豆などの国内生産が増加し，国際価格が高騰したため輸入が減少したことなどで，2008年度の食料自給率（カロリーベース）は41％とわずかに上昇したが，2016年度には38％まで下降した．

わが国に輸入される食品については，毎年厚生労働省から発表される輸入食品監視統計があり，平成28年度輸入量は，食品等（食品ばかりでなく食品衛生法で対象となっている添加物，器具・容器包装，おもちゃなどを含む）の届出件数は2,338,765件，届出重量が32,302,113トンとなっている．そして，輸入量の多い国および食品衛生法違反の多い国は，北米州，アジア州，太平洋州であった．食品衛生法違反は，残留農薬，動物用医薬品，抗菌性物質，食品成分規格，指定外添加物の使用，カビ毒汚染などさまざまである（平成28年度輸入食品監視統計）．

自給率の高い米はよいが，たんぱく源として重要な自給率の低い大豆などは，国際情勢の変化で輸入量が減少したら，現在のように安易に大豆加工品を入手することが困難となる事態が起こるかもしれない．現在は飽食になれているが，このような現状を十分認識し，食品の廃棄を少しでも減らすことをこころがけるなど，消費者が真摯に考える必要がある．

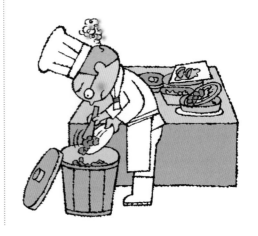

　　WHO には専門家諮問部会と専門家委員会が設置され，保健，環境衛生，医療など，健康に関する多くの分野でさまざまな活動が行われており，食品衛生領域でも食品衛生，公害予防，環境因子，安全な飲料水の供給などが審議されている．また，FAO/WHO の合同委員会を設置して，食品の規格，食品添加物の規格，残留農薬の基準などの作成，食品添加物の評価，農薬の安全性の評価などの事業活動を行っている．

5　食品衛生監視員と食品衛生管理者，食品衛生責任者，食品衛生推進員

1 食品衛生監視員

　　食品衛生監視員は，食品衛生の監視指導をする人たちで，食品衛生行政の第一線職員である．食品衛生監視員には，厚生労働大臣および内閣総理大臣の任命する国家公務員と，都道府県知事，東京都特別区の区長あるいは政令市市長の任命する地方公務員があり，国の食品衛生監視員は，主として輸入食品を対象とし，地方自治体の食品衛生監視員は，主として国内産の食品を対象に監視指導を行っている．

　　国の食品衛生監視員は，全国の海空港の検疫所（図 2-2）に配置され，輸入食品の監視および検査，さらに処分，輸入業者の指導に当たっている．

　　なお，年毎に増加する輸入食品の安全を確保するため，国の食品衛生監視員の増員が行わ

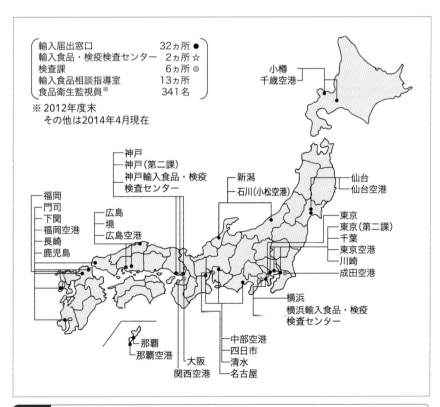

輸入届出窓口　　　　　　　　32ヵ所 ●
輸入食品・検疫検査センター　2ヵ所 ☆
検査課　　　　　　　　　　　6ヵ所 ◎
輸入食品相談指導室　　　　　13ヵ所
食品衛生監視員※　　　　　　341名

※ 2012年度末
　その他は2014年4月現在

小樽
千歳空港

神戸
神戸（第二課）
神戸輸入食品・検疫
検査センター

新潟
石川（小松空港）

仙台
仙台空港

福岡
門司
下関
福岡空港
長崎
鹿児島

広島
境
広島空港

東京
東京（第二課）
千葉
東京空港
川崎
成田空港

横浜
横浜輸入食品・検疫
検査センター

那覇
那覇空港

中部空港
四日市
清水
名古屋

大阪
関西空港

図2-2　輸入食品監視施設等の設置状況

れているが，まだ十分な体制とはいえない．

　地方自治体の食品衛生監視員は，都道府県庁，市役所，保健所などに配置され，食品関係営業施設等の監視や指導に当たり，地方自治体によっては，食品監視機動班を組織して，広域・重点的に不良食品の監視や排除を，迅速かつ効率的に行っている．

　食品衛生監視員の職務は，高度の専門的知識と技術を必要とするので，その任用資格は食品衛生法施行令第9条によって定められている．

② 食品衛生管理者

　とくに衛生上考慮を必要とする食品（全粉乳，調製粉乳，ハム，ソーセージ，ベーコン，食用油脂等），または添加物等を製造，加工する場合は，食品衛生管理者を施設ごとに置かなりればならない（食品衛生法第48条）．食品衛生管理者の職務は，食品衛生法で規定されている事項を従業員が違反しないように監督することで，その任用資格が食品衛生法第48条の第6項によって定められている（巻末付表1）．なお，総合衛生管理製造過程（HACCP）の承認を受けている施設であっても，食品衛生法第48条で規定されている前述の施設においては，食品衛生管理者を置かなければならない．

③ 食品衛生責任者

　食品衛生管理者を置いていない食品営業施設には，施設の清潔保持，従業員の衛生教育のため都道府県条例により食品衛生責任者の設置を義務づけている．食品衛生責任者の主な職務は，①営業者の指示に従い，その施設あるいはその部門の衛生管理にあたること，②営業者らとともに製造，加工，調理および販売等が衛生的に行われるよう従事者の衛生教育に努めることなどである．

　資格は各都道府県によって多少の違いはあるが，おおむね次のとおりである．①調理師，栄養士，製菓衛生師など，法律に基づく有資格者，②保健所長が実施する食品衛生責任者のための講習会または知事が指定した講習会の受講修了者．

④ 食品衛生推進員

　食品衛生推進員は，食品事業者の食品衛生の向上に関する自主的な活動を促進するため，社会的信望があり，食品衛生の向上に熱意と識見を有する者が，都道府県等から委嘱される．職務は飲食店営業等から食品衛生関係の相談に応じ，適切な助言・支援を行う（食品衛生法第61条第2，3項；巻末付表1）．

6 食品の表示

　食品購入の選択の目安として情報を提供するものが表示内容であり，食品を始め多くのものに表示制度がある．

　食品の表示に関しては，食品衛生法，農林物資の規格化等に関する法律（JAS法），健康増進法で個々に定められていた食品表示の規定を統合した「食品表示法」が平成26（2014）年6月に公布され，平成27（2015）年4月1日に施行された．

　食品表示法は 6 章で成り立ち，第 1 章第 1 条にその目的が示されている．目的は，「食品に関する表示が食品を摂取する際の安全性の確保および自主的かつ合理的な食品の選択の機会の確保に関し重要な役割を果たしていることに鑑み，販売の用に供する食品に関する表示について，基準の策定その他の必要な事項を定めることにより，その適正を確保し，もって一般消費者の利益の増進を図るとともに，食品衛生法，健康増進法および日本農林規格等に関する法律による措置と相まって，国民の健康の保護および増進ならびに食品の生産および流通の円滑化ならびに消費者の需要に即した食品の生産の振興に寄与することを目的とする．」と記されている．この目的に示されているように表示の根拠となる法律は変わるが，上記 3 法の目的の下で行われた表示制度の役割に変化はない．食品衛生法は飲食による衛生上の危害発生の防止を目的とし，JAS 法は品質に関する適正な表示を行うことによって食品を購入する際の選択に資することを目的とし，健康増進法は国民の栄養改善，その他の国民の健康増進を図り国民保健の向上を図ることを目的としている．

　食品表示法の第 2 章にある食品表示基準について，内閣総理大臣は以下の事項について<u>表示の基準を定めなければならない</u>と規定されている．

1. 名称，アレルゲン，保存の方法，消費期限，原材料，<u>添加物</u>，栄養成分の量および熱量，原産地その他食品関連事業者等が食品の販売をする際に表示されるべき事項．

2. 表示の方法その他 1 にあげる事項を表示する際に食品関連事業者等が遵守すべき事項

　さらに，内閣総理大臣は上記の規定により販売する食品に関する表示の基準を定めるときは，あらかじめ厚生労働大臣，農林水産大臣，財務大臣に協議するとともに，消費者委員会の意見を聴かなくてはならないとされている．

　アレルギー表示については，特定原材料等の区分と表示ルールがある（**表 2-1, 2**）（第 11

表2-1　アレルギー表示対象となる特定原材料等

根拠規定	特定原材料等の名称	理　由	表示の義務
食品表示基準 （特定原材料）	えび，かに，くるみ，小麦，そば，卵，乳，落花生	とくに発症数，重篤度から勘案して表示する必要性の高いもの．	表示義務
消費者庁次長通知 （特定原材料に準ずるもの）	アーモンド，あわび，いか，いくら，オレンジ，カシューナッツ，キウイフルーツ，牛肉，ごま，さけ，さば，大豆，鶏肉，バナナ，豚肉，まつたけ，もも，やまいも，りんご，ゼラチン	症例数や重篤な症状を呈する者の数が継続して相当数みられるが，特定原材料に比べると少ないもの． 特定原材料とするか否かについては，今後，引き続き調査を行うことが必要．	表示を推奨 （任意表示）

（消費者庁 HP 資料を参考に作成）

表2-2　アレルギー表示についてのルール

- ●代替表記
　特定原材料等と具体的な表示方法が異なるが，特定原材料等の表示と同一のものであると認められるものにあっては，その表示をもって特定原材料等の表示に代えることができる．
　例えば，「卵」であれば，「玉子」や「たまご」の表示をもって，「卵を含む」の表示を省略することができる．
- ●コンタミネーション
　原材料として特定原材料等を使用していない食品を製造等する場合であっても，製造工程上の問題等によりコンタミネーションが発生することがある．他の製品の特定原材料等が製造ライン上で混入しないよう十分に洗浄するなどの対策の実施を徹底することが原則であるが，これらの対策の徹底を図ってもなおコンタミネーションの可能性が排除できない場合については，注意喚起表示を推奨している．
　例：「本品製造工場では○○（特定原材料等の名称）を含む製品を生産しています．」
- ●可能性表示の禁止
　「入っているかもしれない」といった可能性表示は認められていない．

（消費者庁 HP 資料を参考に作成）

章 食品の安全性「4 食物アレルギー」193 頁参照).

 COLUMN 知って「トク」する食品と容器包装の表示

食品表示のマーク（例）

①

②

③

④

⑤

⑥

⑦

⑧

①総合衛生管理（HACCP）厚生労働大臣承認マーク：総合衛生管理製造過程（HACCP：ハサップ）のマークで，認証工場でつくられたことを示す．②飲用乳の公正マーク：全国飲用牛乳公正取引協議会の規約によって，適正表示基準に合った牛乳，加工乳などにつけられるマーク．③特別用途食品の許可証票：乳幼児用，妊産婦用，病者用，えん下困難者用等の特別の用途に適合する食品として消費者庁長官から許可を受けたものに表示される（特定保健用食品を除く）．④特定保健用食品（例）：消費者庁長官の許可または承認を受けた特別用途食品のうち，特定保健用食品に付けられる．「消費者庁許可」は国産品に付けられるもの．⑤JAS マーク：JAS 法（日本農林規格等に関する法律）に基づき，JAS 法に適合していると判断された製品（飲食料品など）に表示される．⑥冷凍食品の認定証マーク：（一社）日本冷凍食品協会で定めた指導基準に適合した工場で生産され，品質検査に適合した製品に表示される．⑦，⑧プラスチック識別マーク：資源有効利用促進法に基づき，指定表示製品と定められた容器包装に表示される（⑦プラスチック容器包装，⑧飲料，酒類，特定調味料用の PET ボトル）．

食品表示に関し，消費者庁が平成 21（2009）年 9 月 1 日に設置され，表示に関する制度を一元的に管理することとなり，食品衛生法，JAS 法，健康増進法を所管することになったが，このほか景品表示法（虚偽，誇大な表示の禁止），不正競争防止法（不正な競争の防止），計量法（適正な計量の実施を確保）なども食品表示に関係している．また，平成 25（2013）年には食品表示法が制定された．

食品を買う場合，値段，鮮度，添加物，賞味期限，消費期限など何を見て選んでいるだろうか．

食品の表示に関する法令には，食品衛生法，不当景品類及び不当表示防止法，JAS 法，健康増進法などさまざまな規定があり，それぞれ目的，表示内容及び表示対象食品が定められ，基準に合格したものについてはマークが付けられている．

次に消費期限と賞味期限の意味を知っておきたい．

「消費期限」とは，弁当，そうざいなど，製造・加工日からおおむね 5 日以内に消費すべき傷みやすい食品が対象で，安全に食べられる期限を示している．これに対し「賞味期限」は缶詰，レトルト食品など製造・加工日からおおむね 6 日以上日持ちする食品に表示され，安全性や味など品質を保証する期限を示している．しかし，豆腐では消費期限が一般的で，容器に密閉した後に加熱凝固させる充填豆腐は，日持ちするために「賞味期限」が表示される．このような例はほかの食品にもある．

第 3 章

食品衛生関連法規

1 食品衛生法——沿革

食品衛生行政は食品衛生法を中心として進められ，社会情勢に応じ随時改正されてきたが，近年は食品の安全性の多様化，輸入食品の増加など，国内外の食品衛生の状況変化に対応した行政の見直しの必要性から，平成 7（1995）年 5 月 24 日「食品衛生法及び栄養改善法の一部を改正する法律」が公布され，食品添加物の範囲の拡大，高度で多様な衛生管理，輸入食品等の監視体制の整備，営業許可の見直し，地域における食品衛生の向上に関する事項が加えられた．

その後，食品衛生法の一部改正（平成 15（2003）年 5 月 30 日公布）があり，農薬等の残留規制の強化（ポジティブリスト制度の導入），安全性に問題のある既存添加物の使用禁止，特殊な方法により摂取する食品等の暫定的な流通禁止措置，監視・検査体制の強化，登録検査機関，総合衛生管理製造過程（HACCP）承認の更新制導入，食品衛生管理者の責務の追加，食中毒等飲食に起因する事故への対応の強化，健康の保持増進の効果等についての虚偽又は誇大な広告等の表示の禁止がなされた．平成 21（2009）年 6 月 5 日消費者安全法が公布，これに伴い同年 9 月 1 日新たに消費者庁が設置，同法が施行された．そして消費者庁では，従来厚生労働省所管の食品衛生法，健康増進法，農林水産省所管の JAS 法（農林物質の規格化等に関する法律）の表示に関する制度を一括して管理し，食品の表示等の業務を扱うこととなり，平成 27（2015）年 4 月 1 日，上記法の表示に関する部分を統合した「食品表示法」が施行された．

平成 15（2003）年の食品衛生法改正から 15 年が経過し，わが国の食をとりまく環境変化や国際化等に対応し，平成 30（2018）年 6 月に食品衛生法の改正が行われた．今回の改正では，広域的な食中毒事案への対策強化や，すべての食品事業者に HACCP（Hazard Analysis Critical Control Point）の導入を義務づけるなどの見直しが行われた．また，食品用器具・容器包装について，安全性を評価して安全性が担保された物質でなければ使用できない仕組みであるポジティブリスト制度が導入された．

今回の法改正が完全に施行された令和 3（2021）年 6 月には，食品衛生法の条文は 79 条から 89 条へと増えた．新食品衛生法では，すべての事業者に HACCP 制度の導入が義務づけられることに伴い，現在の「総合衛生管理製造過程承認制度」に関する条文が削除され，

新たに HACCP 制度に関する条文が新設された．また，「器具又は容器包装の規格・基準の制定」や「広域連携協議会の設置」等に関する条文も新たに加えられている．

【第 1 章（第 1 条～第 4 条）　総則】

食品衛生法は，11 章（89 条）と，附則から成り立っており，第 1 条では，この法の目的を「食品の安全性の確保のために公衆衛生の見地から必要な規制その他の措置を講ずることにより，飲食に起因する衛生上の危害の発生を防止し，もって国民の健康の保護を図ることを目的とする．」と規定している．すなわち，あらゆる飲食物はもちろん，飲食に関する食器，器具または容器包装，営業施設などを対象とし，これらに起因する衛生上の事故防止，公衆衛生の向上および増進に寄与することを目的としている．

第 4 条では，食品衛生法で使用される次の用語の定義が定められている．**食品**：すべての飲食物をいう．ただし，「医薬品，医療機器等の品質，有効性及び安全性の確保等に関する法律」（薬機法）で規定する医薬品，医薬部外品および再生医療等製品は含まない．**添加物**：食品の製造過程において，加工や保存の目的で，食品に添加，混和，浸潤その他の方法によって使用されるもの．**天然香料**：動植物から得られたものまたはその混合物で，食品に着香の目的で使用されるもの．**器具**：器具とは，飲食器，割ぽう具，その他の食品または添加物の採取，製造，加工，調理，貯蔵，運搬，陳列，授受または摂取の用に供され，かつ，食品または添加物に直接接触する機械，器具その他のものをいう．ただし，農業および水産業における食品の採取の用に供される機械，器具その他のものはこれを含まない．**容器包装**：食品又は添加物を入れ，又は包んでいる物で食品または添加物を授受する場合，そのまま引き渡すもの．**食品衛生**：食品，添加物，器具，容器包装を対象とする飲食に関する衛生をいう．

以上のほか，営業，営業者，登録検査機関に対して，それぞれ定義されている．

【第 2 章（第 5 条～第 14 条）　食品及び添加物】

第 5 条で，「販売用食品及び添加物の取り扱いを，清潔で衛生的であること」と規定し，第 6 条の中で「腐敗若しくは変敗したもの又は未熟なもの，有毒若しくは有害物質を含有又は付着しているようなもの，病原微生物によって汚染されているか又はその疑いのあるもの，さらに不潔，異物の混入又は添加その他の理由で人の健康を損なうおそれのあるもの」までを含め，販売を禁止する場合の範囲を明確にしている．そしてさらに，第 7 条で新開発食品の販売の禁止措置についても規定している．

第 10 条では，病肉等の販売等の禁止について規定されており，さらに輸入食肉及び臓器，家きん（鶏，あひる及び七面鳥並びに厚生労働省令で定めるその他の物をいう．）の肉及び臓器並びに厚生労働省令で定めたこれらの製品は，輸出国政府機関発行の証明書がないと輸入できない」こととなっている．しかし，当該国の政府機関から電気通信回線を通じて，厚生労働省に送信された場合はこの限りではない．

第 12 条の添加物等の販売等の制限では，厚生労働大臣が薬事・食品衛生審議会の意見を聴いて定める場合を除いては，「添加物（天然香料及び一般に食品として飲食に供されている物であって添加物として使用されるものを除く．）並びにこれを含む製剤及び食品はこれを販売し，又は販売の用に供するために，製造し，輸入し，加工し，使用し，貯蔵し，若しくは陳列してはならない」こととなっている．

次に，第 13 条では，「厚生労働大臣は，公衆衛生の見地から，薬事・食品衛生審議会の意

見を聴いて販売の用に供する食品若しくは添加物の製造，加工，使用，調理若しくは保存の方法につき基準を定め，又は販売の用に供する食品若しくは添加物の成分につき規格を定める」と規定している．これを受け，「食品，添加物等の規格基準」が定められ，この規格・基準に合わないものについては，製造，輸入，加工，使用，調理，保存，販売を禁止している．

　さらに第 14 条では農薬等については，食品に残留する成分である物質の限度を定めるため必要と認めた場合は，農林水産大臣に対し，資料の提供，協力を求めることができるとしている．

【第 3 章（第 15 条〜第 18 条）　器具及び容器包装】

　第 15 条は，営業上使用する器具及び容器包装は，清潔で衛生的でなければならないこと．第 16 条は，有毒有害な器具又は容器包装の販売等の禁止を規定している．次に，第 18 条では，食品・添加物等規格基準と同様，器具，容器包装もしくはこれらの原材料について規格を定め，製造方法につき基準を設けた．さらに，今回の食品衛生法の改正により食品用器具，容器包装に用いられる物質についても，あらかじめ安全性を評価し，評価された物質以外の使用を規制するポジティブリスト制度が導入された（第 18 条第 3 項）．

【第 4 章（第 19 条〜第 20 条）　表示及び広告】

　第 19 条は器具又は容器包装の表示の基準，第 20 条は虚偽の表示その他の禁止，よりなる．

　すなわち，第 19 条では，「内閣総理大臣は，一般消費者に対する器具又は容器包装に関する公衆衛生上必要な情報の正確な伝達の見地から，消費者委員会の意見を聴いて，規格・基準の定められた器具，容器包装に関する表示につき，必要な基準を定めることができる」とし，「その規準に合う表示がなければ，これを販売し，販売の用に供するために陳列し，又は営業上使用してはならない」こととなっている．

　なお，第 20 条は虚偽表示の禁止で，このような表示制度は，消費者が食品を選択する場合の，食品衛生上の情報を提供することにあるといえよう．

　食品に対する表示義務は，このほか日本農林規格等に関する法律（JAS 法），健康増進法，計量法，不当景品類及び不当表示防止法によるものもある．

　次に，第 5 章には，第 21 条として「食品添加物公定書」の作成義務を厚生労働大臣および内閣総理大臣に負わせている．第 6 章は，監視指導に関する条文である．

【第 7 章（第 25 条〜第 30 条）　検査】

　第 25 条では，「第 13 条の規定で規格の定められた食品あるいは添加物，そして第 18 条で同じく規格の定められた器具，容器包装で政令で定められたものは，厚生労働大臣，都道府県知事，若しくは登録検査機関の行う検査を受け，合格表示が付されたものでなければ，販売し，販売の用に供するために陳列し，又は営業上使用してはならない」としている．

　また，「販売の用に供し，営業上使用する食品，添加物，器具又は容器包装を輸入しようとする者は，厚生労働大臣又は登録検査機関の検査を受けることを命ずることができる（第 26 条）」こととなっている．

　第 28 条では，このような報告徴収，検査および収去について，第 29 条では食品等の衛生検査施設について，第 29 条 3 では，都道府県等の食品衛生検査施設に関し必要な事項が規定されている．第 30 条では食品衛生監視員についての規定がある．

　食品衛生監視員の資格については，食品衛生法施行令第 9 条で次のように規定されている．

① 都道府県知事の登録を受けた食品衛生監視員の養成施設において，所定の課程を修了した者．

② 医師，歯科医師，薬剤師，または獣医師．

③ 学校教育法（昭和22（1947）年法律第26号）に基づく大学，若しくは高等専門学校，旧大学令（大正7（1918）年勅令第388号）に基づく大学又は旧専門学校令（明治36（1903）年勅令第61号）に基づく専門学校において，医学，歯学，薬学，獣医学，畜産学，水産学または農芸化学の課程を修めて卒業した者．

④ 栄養士で2年以上食品衛生行政に関する事務に従事した経験を有する者．

【第8章（第31条〜第47条）登録検査機関】

食品衛生法に基づく食品等の検査は，厚生労働大臣の指定する検査機関（指定検査機関）によって行われてきた．平成15（2003）年の食品衛生法の改正により，厚生労働大臣の登録を受ければ検査機関（登録検査機関）となることができ，民間検査機関の参入が可能となり，検査体制の強化が図られた．

【第9章（第48条〜第61条）営業】

今回の食品衛生法の改正で，HACCPに沿った衛生管理の制度化が図られた．第51条では，「厚生労働大臣は，営業施設の衛生的な管理その他公衆衛生上必要な措置について，厚生労働省令で，次に掲げる事項に関する基準を定めるものとする」とされた．食品衛生上の危害の発生を防止するためにとくに重要な工程を管理するための基準を定め，その基準に従って，原料の入荷から製品の出荷に至る工程に応じた衛生管理計画を策定し，遵守することが規定された．

【第10章（第62条〜第80条）雑則】

食中毒が発生した場合，「その患者若しくはその疑いのある者を診断し，又はその死体を検案した医師は，直ちに最寄りの保健所長にその旨を届け出る」ことが義務づけられている（第63条）．

そして，それを受けた保健所長は都道府県知事（以下，知事）に，知事は厚生労働大臣に報告しなければならないことになっている．また，「知事，保健所を設置する市の市長又は特別区の区長は，原因究明上必要と認めるときは，死体を遺族の同意を得て解剖できる」こととなっている（第64条）．

次に，第67条では，食品衛生推進員についての規定がある．これは食品衛生の向上を目的としたもので，「都道府県等は，食中毒の発生防止，地域における食品衛生の向上を図るため，飲食店事業者に対し，必要な助言その他の活動を行うように努める．都道府県等は，飲食店事業者等の食品衛生の向上に関する自主的活動を促進するために，社会的信望があり，食品衛生の向上に熱意と識見を有する者のうちから，食品衛生推進員を委嘱することができる」と規定している．

第68条は，おもちゃ，営業以外の食品供与施設への準用に関する規定で，「厚生労働大臣の指定するおもちゃ，野菜・果実・飲食器の洗浄の用に供される洗浄剤，営業以外の施設で継続的に多数の食品を供与する場合，例えば特定給食施設などに関するもの」が対象である．

【第11章（第81条〜第89条）罰則】

この法律に違反した場合の罰則などの規定がある． （巻末付表1参照）

2 食品安全基本法

1 食品安全基本法とは

食品安全基本法

国内での BSE（牛海綿状脳症）発生や度重なる食品偽装表示等を契機として，食品安全行政の全面的見直しが行われ，食品の安全性を確保するため平成 15（2003）年 5 月食品安全基本法が制定された．この法律は，食品の安全性の確保に関する基本理念を定めたものであり，関係者の責務や役割を明らかにしている．

この法律では，「食品の安全性の確保は，このために必要な措置が国民の健康の保護がもっとも重要であるという基本的認識のもとに講じられることにより，行われなければならない」としている．食品供給行程の各段階における適切な措置，国際的動向および国民の意見に配慮しつつ，必要な措置が，科学的知見に基づき講じられることにより，国民の健康への悪影響を未然に防止することを定めている．また，国の責務，地方公共団体の責務，食品関連事業者の責務（食品の安全性の確保に一義的な責任を有することを認識して必要な措置を講ずる，正確かつ適切な情報の提供，国などが実施する施策に協力），消費者の役割が定められている．

食品安全基本法では，食品の安全性を確保する基本的な方策として「リスク分析」を導入し，「リスク評価（食品健康影響評価），リスク管理，リスクコミュニケーション」について明文化している．なお，リスク評価については内閣府に置かれた食品安全委員会が担っている．

2 安全性確保のための手段と手法

食品の安全性確保の手段として国際的に提唱されているのがリスクアナリシス（リスク分析）である．

リスクアナリシスとは，食品中に含まれる危害要因を摂取することによって人の健康が危害に曝される可能性がある場合に，その発生の防止またはそのリスクを最小限に抑えることを目的に行われる手法をいう．

リスクアナリシス（リスク分析）は，リスクアセスメント（リスク評価），リスクマネージメント（リスク管理），リスクコミュニケーション（リスク情報の共有および相互の意見交換）という 3 つの要素からなっている．

（1）リスクアセスメント（リスク評価）

食品中に含まれる危険因子がどのようなものかを見極め，摂取する頻度，摂取量によって，どのくらいの確率でどの程度健康への影響が起こりうるかを科学的に評価する．リスク評価（食品健康影響評価）は内閣府食品安全委員会がリスク管理機関からの要請に基づき（または食品安全委員会が自ら）行っている．

一般に化学物質のリスク評価は，28 日，90 日および 1 年間反復投与毒性試験，催奇形性，繁殖性，発がん性，抗原性，変異原性などの試験を行い，毒性の現れない最大の濃度（無毒性量）を求め，一般にその 1/100 量を 1 日摂取許容量（acceptable daily intake；ADI）と

し，これがリスクマネージメント上の判断のための指標となっている．

　一方，微生物学的リスクアセスメントは，病原体数と発症率との用量反応関係を数学的に予測するもので，その手法と適用については現在，国際機関で検討されている．

（2）リスクマネージメント（リスク管理）

　厚生労働省，農林水産省などのリスク管理機関が，リスク評価の結果に基づいて，その他の科学的・社会的要因等を考慮し，リスクを低減するための適切な措置を決定，実施している．

　食品衛生法に基づく食品，添加物の規格基準の設定（食品に残留する農薬等の基準の策定など）やその基準が守られているかの監視などがリスク管理に当たる．

（3）リスクコミュニケーション

　リスクアセスメント，リスクマネージメントの過程において，すべての関係者（リスク評価者，リスク管理者，消費者，事業者，研究者，その他関係者）の間でリスクに関する情報を共有し，相互に意見を交換することをいい，リスク評価の結果およびリスク管理の決定事項の説明も含まれている．

（4）食品安全委員会

　食品安全基本法の施行に伴い，平成15年7月1日に内閣府に食品安全委員会が設置された．本委員会には分野別に16の専門調査会が設置され，のべ約200人の委員で構成されている．委員の任命は内閣総理大臣が行う．

　主な業務は，食品中に含まれる可能性のある病原菌や添加物，農薬などの危害要因が人の健康に与える影響について評価を行うことや，リスクコミュニケーション，緊急時対応などである．

食品安全委員会

公式YouTube
チャンネル

食品の安全性に
関する用語集

広報誌
『食品安全』

（5）消費者委員会

　平成21（2009）年に消費者安全法が制定され，消費者庁が設置されたことにより，内閣府に設置される第三者機関として，委員10人以内で構成される消費者委員会が発足した．

　所管事務は，消費者の利益の保護および増進に関する基本的政策を調査審議し，内閣総理大臣，関係各大臣または消費者庁長官に建議し，あるいは諮問に応じ基本的政策などに関する重要事項を調査審議する．さらに消費者安全法の規定により，内閣総理大臣に対し，必要な勧告を行うことなどである．

3 食品一般の規格・基準

　食品衛生法第13条によって規定され，現在，食品一般・食品別の規格基準の対象には，

食品一般のほか，清涼飲料水など 23 の区分があり，これらの規格基準には，成分規格などがあるが，これらの詳細は**巻末付表 2** に示した．

　次に成分規格に定められている項目には，微生物学的項目と化学的項目とがあり，理解しやすいように分類，整理すると，**表 3-1** のようになる．食品の暫定的規制値等は**巻末付表 6**に記載した．

　これら規定されている微生物学的項目は，大腸菌群では，食品が糞便由来の感染症の病原体や食中毒菌に汚染されている可能性，および不潔な取り扱いを受けたか否かを判断すること，食肉製品では 63℃30 分間またはこれと同等以上の加熱殺菌が必要であることを示している．

　腸球菌は大便汚染の指標，緑膿菌および *Escherichia coli*（*E. coli*：大腸菌）も汚染の指標，細菌数は食品の腐敗や変敗の有無，さらに食中毒発生の危険性の推定，*E. coli* 最確数（most probable number；MPN）は大腸菌の菌数を確率論的に算出して，最確数として算出した数値，黄色ブドウ球菌は，食肉製品では製造時における手指および器具からの汚染の指標，サルモネラ属菌は，食肉製品では関連性の高い食中毒菌の指標，クロストリジウム属菌は，食肉製品では加熱後の適正冷却の指標である（**表 3-2**）．

　なお，食品製造用の水には，一般細菌および大腸菌群の微生物学的基準とカドミウムほか，18 項目の化学的基準がある．

　規定されている化学的項目は，ヒ素，鉛，カドミウムなどの有害元素は容器などからの汚染，スズは缶詰容器からの溶出，亜硝酸根は食品添加物発色剤由来，水分活性はその食品が腐敗しやすい状態にあるかどうかの判定．ホウ素化合物は寒天原料のテングサなどに存在する天然のホウ素化合物由来，カドミウムはイタイイタイ病との関連，シアン化合物はバター豆など製あん用の豆類に天然由来で存在する青酸配糖体（リナマリン）の存在，酸価および

表3-1　食品の規格・基準一覧

●成分規格の定められているもの
　食品一般，清涼飲料水，粉末清涼飲料，氷雪，氷菓，生食用食肉，食鳥卵，食肉製品，鯨肉製品，魚肉ねり製品，いくら，すじこ，たらこ，ゆでだこ，ゆでがに，生食用鮮魚介類，生食用かき，寒天，穀類，米（玄米及び精米），豆類，生あん，即席めん類，冷凍食品，容器包装詰加圧加熱殺菌食品
●製造基準の定められているもの
　食品一般，清涼飲料水，粉末清涼飲料，氷雪，氷菓，食鳥卵，食肉製品，鯨肉製品，魚肉ねり製品，生あん，豆腐，容器包装詰加圧加熱殺菌食品
●保存基準の定められているもの
　食品一般，清涼飲料水，粉末清涼飲料，氷菓，食肉・鯨肉（生食用冷凍鯨肉を除く），生食用食肉，食鳥卵（鶏の液卵に限る），血液・血球・血漿，食肉製品，鯨肉製品，魚肉ねり製品，ゆでだこ（冷凍），ゆでがに，生食用鮮魚介類，生食用かき，豆腐，即席めん類，冷凍食品
●調理基準の定められているもの
　食品一般，清涼飲料水，食肉・鯨肉（生食用冷凍鯨肉を除く），生食用食肉
●使用基準の定められているもの
　食鳥卵，豆類
●加工基準の定められているもの
　食品一般，生食用食肉，血液・血球・血漿，ゆでだこ，ゆでがに，生食用鮮魚介類，生食用かき，野菜，ばれいしょ，冷凍食品
●製品の管理が定められているもの
　油脂で処理した菓子（指導要領）

過酸化物価は油脂の酸敗判定の意味である（**表3-3**）.

　次に加工基準には，放射線照射の規定がばれいしょに対して定められている．この目的は発芽防止，すなわち，有毒物質ソラニンの生成の抑制ということである.

　保存基準には，食品を保存する場合の温度が規定されているが，温度別に分類すると，下記のようになる.

　4℃以下：血球，血液，血漿，生食用食肉，非加熱食肉製品（肉塊のみを原料とし水分活性0.95以上のもの），特定加熱食肉製品（水分活性0.95以上）.

　10℃以下：清涼飲料水（ミネラルウォーター類，冷凍果実飲料，原料用果汁以外），紙栓をつけたガラスびんに収められたもの，食肉・鯨肉（生食用食肉，生食用冷凍鯨肉を除く），食肉製品（加熱食肉製品，非加熱食肉製品（肉塊のみを原料としpH 4.6未満またはpH 5.1未満かつ水分活性0.93未満のものを除く），特定加熱食肉製品（水分活性0.95未満），鯨肉製品，魚肉練り製品，ゆでだこ，ゆでがに，生食用鮮魚介類，生食用かき.

表3-2　微生物学的基準の定められているもの

●大腸菌群：陰性
　　清涼飲料水，粉末清涼飲料，氷雪（融解水），氷菓，加熱食肉製品，鯨肉製品，魚肉ねり製品，ゆでだこ（冷凍），ゆでがに（冷凍），冷凍食品
●腸球菌，緑膿菌：陰性
　　清涼飲料水
●細菌数：
　　100/m*l*以下：清涼飲料水（原水），氷雪（融解水）
　　3,000/g以下：粉末清涼飲料
　　10,000/m*l*以下：氷菓（融解水）
　　50,000/g以下：生食用かき
　　100,000/g以下：ゆでだこ（冷凍），ゆでがに（冷凍），冷凍食品（無加熱摂取冷凍食品，加熱後摂取冷凍食品（凍結直前加熱），生食用冷凍鮮魚介類）
　　1,000,000/g以下：未殺菌液卵（鶏卵）
　　3,000,000/g以下：冷凍食品（加熱後摂取冷凍食品（凍結直前加熱以外））
●*E. coli*：陰性
　　食肉製品（乾燥食肉食品，加熱食肉製品），冷凍食品
●*E. coli*最確数：
　　100/g以下：食肉製品（非加熱食肉製品，特定加熱食肉製品）
　　230/100 g以下：生食用かき
●黄色ブドウ球菌：
　　1,000/g以下：食肉製品（非加熱食肉製品，特定加熱食肉製品，加熱食肉製品）
●サルモネラ属菌：陰性
　　食肉製品（非加熱食肉製品，特定加熱食肉製品，加熱食肉製品），殺菌液卵（鶏卵25 g中）
●クロストリジウム属菌：
　　1,000/g以下：食肉製品（特定加熱食肉製品，加熱食肉製品）
●腸炎ビブリオ：陰性
　　ゆでだこ，ゆでだこ（冷凍），ゆでがに，ゆでがに（冷凍）
●腸炎ビブリオ最確数：
　　100/g以下：生食用鮮魚介類，生食用かき（むき身のもの），生食用冷凍鮮魚介類
●腸内細菌科菌群：陰性
　　生食用食肉
●リステリア・モノサイトゲネス
　　100/g以下：非加熱食肉製品

表3-3　化学的基準の定められているもの

●ヒ素, 鉛, カドミウム
　　検出しない：粉末清涼飲料
●スズ
　　150 ppm 以下：清涼飲料水, 粉末清涼飲料
●亜硝酸根
　　0.070 g/kg 以下：食肉製品, 鯨肉製品（鯨肉ベーコン）
　　0.050 g/kg 以下：魚肉ねり製品（魚肉ソーセージ, 魚肉ハム）
　　0.005 g/kg 以下：いくら, すじこ, たらこ
●水分活性
　　0.87 未満：食肉製品（乾燥食肉製品）
●ホウ素化合物
　　1 g/kg 以下（H_3BO_3 として）：寒天
●カドミウムおよびそのカドミウム化合物
　　0.4 ppm 以下（Cd として）：穀類, 米（玄米及び精米）
●シアン化合物
　　不検出：豆類（ただし, サルタニ豆, サルタピア豆, バター豆, ペギア豆, ホワイト豆, ライマ豆は 500 ppm 以下 HCN として）, 生あん
●含有油脂
　　酸価3以下, または過酸化物価 30 以下：即席めん類（めんを油脂で処理したものに限る）
　　酸価が3を超え, かつ過酸化物価が30を超えない, 酸価が5を超え, または過酸化物価が50を超えない：油脂で処理した菓子（指導要領）
●動物用医薬品の残留
　　乳および牛, 豚, 羊, 馬, 鹿, 鶏, あひる, 七面鳥, 山羊, その他の陸棲哺乳類, その他の家きん（筋肉, 脂肪, 肝臓, 腎臓, その他の食用部分）, 食鳥卵, 魚介類, はちみつ
●残留農薬
　　穀類, 豆類, 果実類, 野菜類, いも類, きのこ類, オイルシード, ナッツ類, 種実類, 茶, ホップ, 香辛料, 加工食品, ミネラルウォーター類
●パツリン
　　0.050 ppm 以下：清涼飲料水（リンゴの搾汁及び搾汁された果汁のみを原料とするもの）

　8℃以下：食鳥卵（鶏の液卵に限る）.

　−15℃以下：清涼飲料水（冷凍果実飲料, 冷凍した原料用果汁）, 食肉・鯨肉（凍結品）, 冷凍食肉製品, 鯨肉製品（冷凍製品）, 魚肉ねり製品（冷凍製品）, ゆでだこ（冷凍）, ゆでがに（冷凍）, 生食用かき（冷凍品）, 冷凍食品, 生食用食肉（凍結させたもの）, 食鳥卵（冷凍したもの）.

　−18℃以下：血液, 血球, 血漿（冷凍）.

　なおこのほか保存基準の中で, 氷菓, 食肉・鯨肉, 血液・血球・血漿, 食肉製品, 鯨肉製品, 魚肉ねり製品, ゆでだこ, ゆでがに, 生食用鮮魚介類, 生食用かき, 冷凍食品については, 容器包装の規定, 即席めん類には直射日光を避けて保存することの規定がある. その理由は, 油脂の酸化が日光によって促進されることを防ぐためである.

　次に, 食品一般に対しての基準には, 成分規格と製造, 加工, 調理基準ならびに保存基準がある.

　成分規格では, 食品は, <u>抗生物質</u>又は化学的合成品たる抗菌性物質を<u>含有してはならない</u>. ただし, 成分規格が定められている場合は除くとされている.

　製造, 加工調理基準では, 「食品を製造加工する場合, 例外を除いて放射線照射の禁止. 生

乳または生山羊乳あるいは，血液，血球または血漿を用いて食品を製造する場合の殺菌条件」
がある．

保存基準では，「飲食用以外の氷雪に対する大腸菌群の規定，食品を保存する場合或はその
目的で，抗生物質を使用しないこと或いは食品に放射線を照射しないこと」の規定がある．

4　乳・乳製品の規格・基準

対象となっているものは，①原料乳，飲用乳，乳飲料，②乳製品，③発酵乳，乳酸菌飲料，
④常温保存可能品である．

①の原料乳の場合は，生乳および生山羊乳，飲用乳の場合は，牛乳など7品目，乳飲料の
場合は乳飲料そのものが基準の対象となっており，これらに対し，比重，酸度（乳酸），無脂
乳固形分，乳脂肪分，細菌数，大腸菌群，製造の方法の基準，すなわち殺菌法（除原料乳），
そして保存の方法（除原料乳）の基準が定められている．

②の乳製品の場合は，クリームなど22品目（平成30（2018）年に乳児用液体ミルクであ
る調製液状乳が追加）に対して，酸度（乳酸），乳固形分，乳脂肪分，糖分，水分，細菌数，
大腸菌群，リステリア・モノサイトゲネス，製造の方法の基準，保存の方法の基準（クリー
ム，濃縮乳，脱脂濃縮乳）が定められている．

③の発酵乳，乳酸菌飲料の場合は，無脂乳固形分，乳酸菌数または酵母数，大腸菌群，製
造の方法の基準，すなわち製造に使用する水は飲用適の水を使用すること，および殺菌の規
定が定められている．

④の常温保存可能品の対象は，牛乳など6品目が対象であり，これらに対してアルコール
試験，酸度および細菌数の規定が定められている（巻末付表3）．

5　食品添加物・器具および容器包装・おもちゃ・洗浄剤の規格・基準

（1）食品添加物

食品衛生法第13条によって，添加物の規格を定めることができると規定され，それぞれ
の添加物について，含量および定量法，確認試験，純度試験などの規格，また必要に応じて，
製造方法，保存方法，使用方法，使用量といった基準が定められている．使用した場合の表
示基準，さらに食品添加物として認める場合の指定基準などがある．

指定基準を除く規格・基準は，食品添加物公定書に収載されている（第8章食品添加物参
照）．

（2）器具および容器包装

食品衛生法第3章器具及び容器包装で，基準・規格が設定されている（第9章食品の器具・
容器包装参照）．

その内容は，①原材料一般の規格，②原材料の材質別規格，③用途別規格，④製造基準か
ら成り立っている．

①の原材料一般の規格では，原材料として金属，一般（器具・容器包装），ポリ塩化ビニ

ル，紙

②の原材料の材質別規格では，ガラス，陶磁器，ホウロウ引き，合成樹脂，ゴム，金属缶がそれぞれ対象となっている．

合成樹脂の場合は，合成樹脂一般を対象として，カドミウムおよび鉛含有量に対する材質試験，溶出試験として，4％酢酸を浸出用液とし，60℃30分間放置した場合の重金属，水を浸出用液とし，同条件による溶出物の過マンガン酸カリウム消費量の規定があり，個別規格としては，ホルムアルデヒドを製造原料とするものがある．例えばメラミンやユリア樹脂を対象としたもののほか，ポリ塩化ビニルほか11種類の樹脂について，製造時に使用された添加剤，揮発性物質，モノマーなどの材質試験およびn-ヘプタン，20％エタノール，水，4％酢酸を浸出用液とし，各所定温度・時間でのホルムアルデヒド，フェノール，蒸発残留物など，各樹脂に固有の試験項目の溶出量が細かく規定されている．

なお，浸出用液としてn-ヘプタンを用いる場合は，油脂および脂肪性食品，20％エタノールは酒類を想定している．

次に，ゴムの場合は，哺乳器具を除く場合と，哺乳器具，例えばゴム製の乳首を考えた場合の2種類に大別され，カドミウム等の材質試験，水等の浸出用液を用いた場合のフェノールなどの溶出量が規定されている．

③の用途別の場合は，食品の種類として，レトルト食品のような容器包装詰加圧加熱殺菌食品，清涼飲料水，氷菓および食品一般を対象とし，器具・容器包装の種類について，耐圧縮試験などの物理的な試験項目が設けられている．

④の製造基準では，銅製または銅合金製の器具および容器包装，器具・容器包装一般などについて規格が設けられている．

（3）おもちゃ

食品衛生法におもちゃの規定があることは奇異に感ずるが，乳幼児がおもちゃを取り扱って健康を損なうことがあってはならないことから，おもちゃの種類を規定し，それらから溶出する恐れのある物質を対象に，溶出試験が規定されている．

なお，製造基準に規格のある着色料とは，化学的合成品にあっては，食品衛生法施行規則別表第1掲載品目のもの，すなわち食品添加物として指定されている着色料のことをいう．

（4）洗　浄　剤

食品衛生法の規格・基準にある洗浄剤とは，台所用洗浄剤のことであって，成分規格と使用基準が定められている（第9章 食品の器具・容器包装と台所用洗浄剤参照）．

これらの規格のなかで，香料と着色料に化学的合成品とあるのは，食品衛生法施行規則別表第1掲載品目，すなわち食品添加物香料および着色料と，このほかインダントレンブルーRSほか指定された色素3種のことである．また，生分解度とは洗浄剤が河川に放流された場合，微生物で分解される程度のことである．

6　残留基準

（1）農　　薬

人類は農耕生活を始めて以来，農作物を病害虫や雑草から守るための努力を常に行ってき

た．病害虫の有効な防除方法がなかった時代には，例えば日本では，享保年間に稲にウンカによる大被害が発生して多くの餓死者が出た．また，外国では1845年にアイルランドで人々の主食であるジャガイモに疫病が大発生し，悲惨な飢饉が生じている．しかし，科学の進歩による農薬の登場は画期的なものであり，農作物の安定供給に大きな役割を果たしてきた．現在，国内で登録されている農薬は500種類以上にのぼり，その中で農作物の生産に使用されているものは殺虫剤，除草剤，殺菌剤など約350種類とされ，世界では800種とも1,000種ともいわれている．ヒトにとって病気の治療，予防に医薬品がなくてはならないように，野菜や果実などの農作物を害虫や細菌から守るうえで農薬は不可欠なものとなっている．

❶有機塩素系農薬

1938年，DDTの殺虫性の発見がその後の有機合成農薬の幕開けとなった．有機塩素系農薬は炭素，水素，塩素からなる化合物で，狭義には有機合成農薬の端緒となったDDT，BHC，ディルドリン等の殺虫剤を指す．有機塩素系殺虫剤は化学的に非常に安定でかつ脂溶性が高いため，農作物への残留や環境汚染が社会問題となり，1960年代後半より先進諸国ではその使用が規制あるいは禁止され，汚染レベルは改善されている．しかし，残留性が強いことから，現在でも農産物から検出されている．

❷有機リン系農薬

現在，世界でもっとも広く利用されている農薬で，炭素，水素およびリンが結合した構造からなる．1945年にパラチオンが開発され，急速に普及したが，人畜に対する毒性が強いことから，現在では毒性の低いマラチオン，フェニトロチオン（別名スミチオン，MEP）などが使用されている．有機リン剤は，動物の神経の刺激伝達に関与するコリンエステラーゼの活性を阻害する．その結果，アセチルコリンが蓄積し，副交感神経の興奮が起こる．しかし，環境や動物の体内で分解されやすく，蓄積性はないことから農作物への残留が問題となることは少ない．

❸N-メチルカーバメート系農薬

オキサミル，メソミル，アルジカルブ等のN-メチルカーバメート系農薬は，分子内に窒素原子を有している．その作用により殺虫剤，除草剤，殺菌剤などとして使用されるが，主として殺虫剤として用いられる．コリンエステラーゼを阻害することにより，殺虫効果を示す．人畜毒性は一般的に低いことが知られている．

（2）動物用医薬品・飼料添加物等

牛，豚などの畜産動物やブリ，マダイなどの養殖魚は生き物であり，生理に反した過密飼育下では病気にかかりやすくなっている．したがって，高い生産性を得るためには畜水産動物を疾病から守る必要があり，このために用いられる医薬品を「動物用医薬品」と呼ぶ．動物用医薬品は「薬機法」により規制されており，使用目的により（1）抗菌性物質（抗生物質と合成抗菌剤），（2）ホルモン剤および（3）寄生虫用剤の三つに分類される．

一方，治療を目的としたものではなく，飼料効率の改善や成長促進を目的に飼料に混ぜて用いられる薬剤を「飼料添加物」と呼び，「飼料の安全性の確保及び品質の改善に関する法律（飼料安全法）」により規制されている．

このように畜水産動物の疾病の予防および治療を目的に多くの動物用医薬品や飼料添加物等の薬物が使用されている．しかし，使用した薬物の畜水産物への残留が食品衛生上問題と

なっており，動物用医薬品などの適正な使用が求められている．そこでわが国では，生産段階において「薬機法」および「飼料安全法」により動物用医薬品や飼料添加物の適正使用を義務づけ，畜水産物中に薬物が基準値を超えて残留することがないように規制している．さらに，と畜処理あるいは水揚げされて畜水産物となった段階では「食品衛生法」により残留規制が行われ，畜水産物の安全性確保が図られている（図3-1）．

　なお，薬剤耐性菌の出現を抑制するため，飼料添加物に用いられてきたバージニアマイシン，硫酸コリスチン，リン酸タイロシンやオキシテトラサイクリン，クロルテトラサイクリンについては，2018〜2019年にかけて飼料添加物としての指定が取り消されている．

（3）ポジティブリスト制度

　従来，食品衛生法第13条に基づく農薬の残留基準は，昭和43（1968）年にキュウリ，トマト，ブドウ，リンゴについて，BHC，DDT，パラチオン，ヒ素，鉛の残留基準が定められ，その後，輸入農作物からわが国で登録されていない農薬，あるいは残留基準の設定されていない農薬が検出されるようになり，見直しが行われ，農薬250品目について基準値を超える場合に限って食品の販売を禁止するネガティブリスト制度が実施されていた．

　しかし，平成15（2003）年5月の食品衛生法の改正により残留基準の設定されていない農薬，飼料添加物，動物用医薬品が残留する食品の販売等を原則禁止するポジティブリスト制

COLUMN　もし病害虫が異常発生したら

　イネに発生するイモチ病，ウンカやイナゴによる食害（蝗害）が異常発生したらどうなるだろうか．このほか低温，長雨，日照りなどの異常気象が起こったら穀物の不足によってたちまち食べる物が無くなり，飢饉となる．

　現実に享保，天明，天保年間の飢饉では多くの餓死者が出ている．明治，大正，昭和にも凶作のため飢饉に見舞われたが，さすがにこの頃になると穀物の備蓄が行われ，餓死者が出ることは無くなっている．

　飢饉はわが国ばかりでなく，外国でも発生している．中でも1845〜1861年にアイルランドでジャガイモの疫病が大流行し，約100万人が餓死，150万人が米国に移住したといわれている．

　異常気象による農作物の不作はいかんともしがたいが，病害虫を防除するために農薬の使用がある．農薬を使用しなかったときの農作物の減収率は，水稲24％，小麦36％，ばれいしょ33％，腐乱病などの病気や虫害に弱いりんごでは97％，きゅうり61％などで，また農作物の雑草による減収率は，水稲41％，小麦13％，ばれいしょ9％などとなっている（日本植物防疫協会：病害虫と雑草による農作物の損失．2008．より）．

　まったくの無農薬で農作物が収穫できれば，これにこしたことはないが，自給率を少しでも高めるために，必要最少限の農薬を使うことは止むを得ないといえよう．

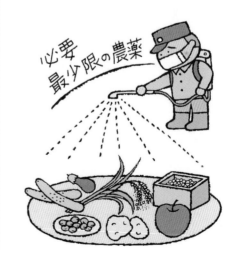

必要最少限の農薬

度が導入されることとなり，平成18（2006）年5月より施行され，農薬，動物用医薬品等を合わせ799品目に残留基準が設定された（**巻末付表4，5**）.

この場合の食品とは，生鮮食品，加工食品，輸入食品を含むすべての食品であり，農薬，飼料添加物および動物用医薬品について，厚生労働大臣が人の健康を損なうおそれがないことが明らかであるとして指定する農薬等（2023年8月現在77種）はポジティブリスト制度の対象外とする．それ以外については食品の成分に関わる規格（残留基準）が定められているものについては，残留基準を超えて農薬等が残留する食品の販売などを禁止すること，残留基準が定められていないものについては一律基準として0.01 ppmを超える食品の販売を禁止することとなった.

農薬については，殺虫剤，殺菌剤，除草剤，植物成長調整剤，殺虫殺菌剤，発育抑制剤などがあり，食品としては穀類，豆類，核果果実，かんきつ類果実，仁果果実，熱帯産果実，ベリー類果実，果実，あぶらな科野菜，いも類，うり科野菜，きく科野菜，きのこ類，せり科野菜，なす科野菜，ゆり科野菜，野菜，オイルシード，ナッツ類，種実類，茶，ホップ，香辛料，加工食品，ミネラルウォーター類が対象となっている．なお，残留基準には現在登録が削除されたパラチオンやDDTのようなものも含まれ，また輸入品に対してもこの基準が適用される.

一方，国内で新たに化学物質を農薬として製造，販売しようとする者は，農薬取締法に基づく農薬の登録を受けなくてはならないが，農薬取締法では，登録保留基準により，農薬の登録時に対象作物ごとに農薬の使用時期，使用量，使用回数等を規定し，国内で生産される食品が農薬残留基準を超えないように指導している.

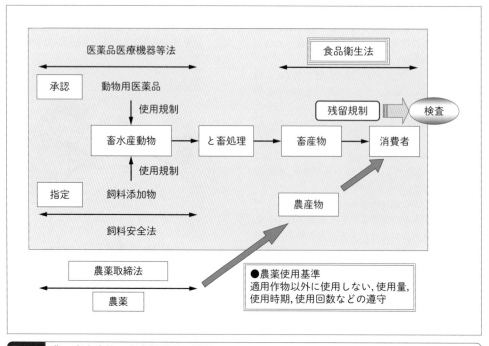

図3-1 農・畜水産物の安全性確保の概要

7 食品の暫定的規制値等

PCB, 水銀（総水銀, メチル水銀）, アフラトキシン, 貝毒（麻痺性貝毒, 下痢性貝毒）について暫定的規制値が設定されている.

PCB については, 魚介類〔遠洋沖合魚介類, 内海内湾（内水面を含む）魚介類. いずれも可食部〕, 牛乳（全乳中）, 乳製品（全量中）, 育児用粉乳（全量中）, 肉類（全量中）, 卵類（全量中）および容器包装を対象に, 水銀については, 総水銀, メチル水銀について魚介類を対象に, アフラトキシンについては食品全般を対象に, 貝毒としては麻痺性貝毒については貝類全般（可食部）および二枚貝等捕食生物（可食部）を対象に, 下痢性貝毒については貝類全般（可食部）を対象に設定されている（なお, デオキシニバレノールについては小麦を対象に暫定的規制値（1.1 ppm）が設定されていたが, 2022 年 4 月に暫定的規制は廃止され, 小麦に対し 1.0 mg/kg とする規格基準が設定された）.

8 コーデックス（Codex）

Codex〔Codex Alimentarius Commission；国際食品規格委員会（CAC）, 通称コーデックス委員会〕は FAO（国際連合食糧農業機関）と WHO（世界保健機関）が合同で, 国際貿易上重要な食品について, 国際的な食品規格（Codex 基準）を策定するための組織として昭和 38（1963）年に設立した政府間組織であり, 現在 188 カ国および 1 加盟機関（EU）が参加している.

Codex には, 一般問題部会, 個別食品部会, 地域調整部会の下部組織がある（図 3-2）.

Codex の諮問機関として FAO/WHO 合同食品添加物専門家会議（Joint FAO/WHO Expert Committee on Food Additives；JECFA）や FAO/WHO 合同残留農薬専門家会議（Joint FAO/WHO Meeting on Pesticide Residues；JMPR）, FAO/WHO/IAEA 合同食品照射専門家会議（Joint FAO/WHO/IAEA Expert Committee on Food Irradiation；JECFI）がある. これらの専門家会議はコーデックス委員会とは独立した機関であり, 専門家が個人として参加している. JECFA は食品添加物, 食品汚染物および残留動物医薬品の, JMPR は食品中に残留する農薬の安全性評価を行っている.

Codex は, リスク管理機関であり, JECFA や JMPR はリスク評価機関である.

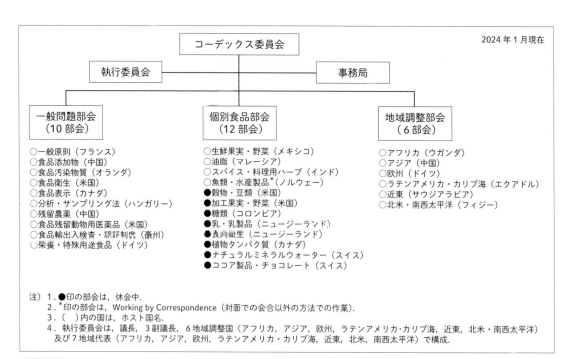

コーデックス委員会

執行委員会　　　　　　　　事務局

一般問題部会
（10 部会）

○一般原則（フランス）
○食品添加物（中国）
○食品汚染物質（オランダ）
○食品衛生（米国）
○食品表示（カナダ）
○分析・サンプリング法（ハンガリー）
○残留農薬（中国）
○食品残留動物用医薬品（米国）
○食品輸出入検査・認証制度（豪州）
○栄養・特殊用途食品（ドイツ）

個別食品部会
（12 部会）

○生鮮果実・野菜（メキシコ）
○油脂（マレーシア）
○スパイス・料理用ハーブ（インド）
○魚類・水産製品*（ノルウェー）
●穀物・豆類（米国）
●加工果実・野菜（米国）
●糖類（コロンビア）
●乳・乳製品（ニュージーランド）
●食肉衛生（ニュージーランド）
●植物タンパク質（カナダ）
●ナチュラルミネラルウォーター（スイス）
●ココア製品・チョコレート（スイス）

地域調整部会
（6 部会）

○アフリカ（ウガンダ）
○アジア（中国）
○欧州（ドイツ）
○ラテンアメリカ・カリブ海（エクアドル）
○近東（サウジアラビア）
○北米・南西太平洋（フィジー）

注）1．●印の部会は，休会中.
　　2．*印の部会は，Working by Correspondence（対面での会合以外の方法での作業）.
　　3．（　）内の国は，ホスト国名.
　　4．執行委員会は，議長，3副議長，6地域調整国（アフリカ，アジア，欧州，ラテンアメリカ・カリブ海，近東，北米・南西太平洋）
　　　及び7地域代表（アフリカ，アジア，欧州，ラテンアメリカ・カリブ海，近東，北米，南西太平洋）で構成.

図3-2　コーデックス委員会の組織図

（農林水産省ホームページより）

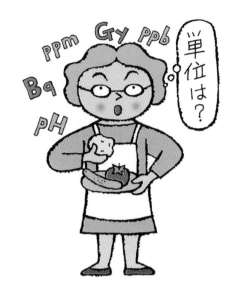 COLUMN 単位のはなし

　分析機器の進歩によって食品中の微量の化学物質が正確に測定できるようになり，ppm，ppb あるいは ppt といった単位が使われている．

　ppm，ppb，ppt とは，ある物質の濃度や存在比率などを示す単位で，ppm は parts per million の略．parts は部分，per は「…」について．million は 100 万．つまり，百万分のいくつかに当るかを示している．同様に ppb の b は billion 10 億．ppt の t は trillion 1 兆の略である．

　しかし，これらの単位は判りにくいので例えてみると，1 ppm は 1,000 m のうちの 1 mm．100 万円のうちの 1 円．1 ppb は 10 億円のうちの 1 円．1 ppt は 1 兆円のうちの 1 円ということになる．

　また，これらの単位を換算すれば 1 ppm は 1 kg または 1 l 中の 1 mg，1 ppb は 1 kg または 1 l 中の 1 μg（マイクログラム），1 ppt は 1 kg または 1 l 中の 1 ng（ナノグラム）となる．

　また，μ（マイクロ，mikro）とは 1/1,000,000 g ＝10^{-6}g＝1 μg，n(ナノ，nano)とは 1/1,000,000,000 g＝10^{-9}g＝1 ng，さらに p（ピコ，piko）は 10^{-12}g＝1 pg のことである．

　次にばれいしょの加工基準にあるコバルト 60 のガンマ線吸収線量としてグレイ（Gy）という単位が用いられている．グレイとは放射線のあたった物質がどれだけエネルギーを吸収したかを表す意味で吸収線量のことである．これに対し，食品の放射能規制値に規定されている Bq（ベクレル）とは，放射能の強さを表す単位のことで，一定時間内に何個の原子核が壊変するかを表したものである．

　さらに，化学実験で用いられる pH（英語ピーエイチ，ドイツ語ペーハー）とは，水素イオン指数の略で，溶液中の水素イオン H^+ の濃度を水素イオン濃度といい，難かしくいえば 1 l 中の水素のグラムイオン数の逆数の常用対数をとり pH の記号で示している．

　簡単にいえば，水素イオン濃度 pH とはある液体が酸性かアルカリ性であるかを示している．そして，pH が 7 より少ない場合は酸性，大きい場合はアルカリ性ということである．以前は，種々の地衣類から得られる紫色色素を濾紙に浸ませ，塩化水素またはアンモニアで赤色または青色とし乾燥して作ったリトマス試験紙を用いて液性を判別していたが，現在では水素イオン電極を用いた pH メーターで正確に pH が測れるようになった．因みに大部分の食品は pH 2～7 である．

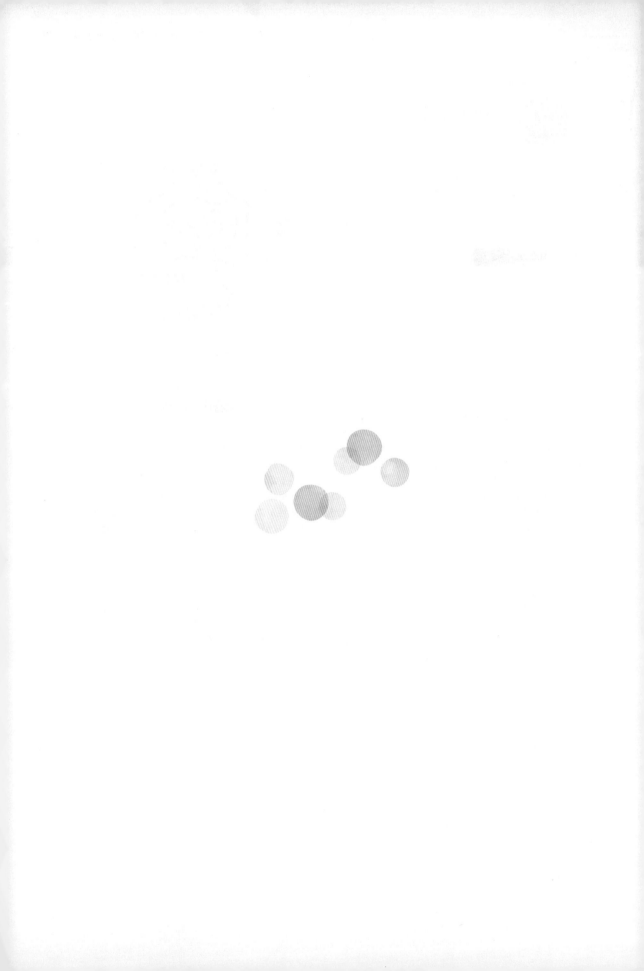

第 **4** 章

. . . .

食品と微生物

1 食品中の微生物

　微生物はヒトの生活に関与する土壌，水，空気などの自然環境に多くの種類と量が存在するが，なかにはヒトの生活に有益な働きをする有用微生物と，ヒトの生活に有害な働きをする有害微生物（病原菌，腐敗菌など）とがある．

　食品衛生で対象とする微生物は主に後者である．

1 微生物の分類学上の位置と性状

　食品衛生に関係する微生物は，細菌，カビ，酵母およびウイルスで，単細胞性のものと，多細胞性であってもほとんど組織分化の認められない下等生物群があり，これを原生生物として独立させ，動物界，植物界から分ける考え方が有力である．

（1）細　　菌

❶形態と大きさ

　細菌は形態により 3 大別され，形態が球状のものを球菌（coccus），棒状のものを桿菌（bacillus），らせん状のものをらせん菌（spirillum）と呼んでいる．大きさは，球菌類は一般に直径 0.5～1.0 μm，桿菌類は一般に 0.5～1.0 μm×2.0～4.0 μm である．発育時期，栄養条件などにより多少異なる．

❷微細構造と染色性

　細菌細胞は最外層より細胞壁，細胞質膜に覆われた細胞質と核があり，この 3 つの構造はすべての細菌に共通して有する．菌種により，鞭毛，芽胞などの器官をもつ．

　（a）細　胞　壁

　細胞壁成分の違いを利用して，色素を用いて細菌を染め分けることができる．グラム染色による分類が一般的で，グラム染色により，陽性菌と陰性菌とに分けられる．グラム染色性は細菌の分類上，非常に重要な性状となっている．

　食品衛生と関係するグラム陽性菌には，球菌としてブドウ球菌，腸球菌があり，桿菌では芽胞形成菌にウェルシュ菌，ボツリヌス菌，炭疽菌，枯草菌，セレウス菌などがあり，芽胞非形成菌にリステリア菌，結核菌，真菌などがある．グラム陰性菌では球菌はあまり食品とは関係ないが，桿菌では非常に数が多く，赤痢菌，チフス菌，サルモネラ，病原大腸菌，エ

ルシニア，プロテウスなどがある．

(b) 細胞質膜と細胞質

細胞壁の内側に細胞質膜があり，その中に半透性の細胞質が含有される．

(c) 鞭　毛

細菌の種類によって，運動するものとしないものとがある．運動する細菌は鞭毛をもち，この鞭毛の数や菌体についている位置はそれぞれの菌種個有のものなので，細菌の同定・分類に用いられる．鞭毛はたんぱく質からなり，抗原性をもち，H抗原といわれる．

(d) 芽　胞

バシラス属やクロストリジウム属の菌は，生活環境が悪く，栄養不足や乾燥などの悪条件に合うと，細胞の中に抵抗力の強い芽胞という耐久体をつくり，自己保存をはかる（有芽胞菌）．これに対し，赤痢菌，サルモネラなどグラム陰性菌は芽胞をもたない（無芽胞菌）．

芽胞は厚い殻で覆われているため，乾燥，熱，消毒薬に対して抵抗力が強い．

また，芽胞は生活環境がよくなり，栄養分が与えられると発芽し，もとの細菌の形になり，分裂増殖を行う（栄養体）．

（2）真菌類（カビ，酵母）

真菌は5万種以上存在するといわれ，食品と非常に関係が深く，発酵食品（パン，チーズ，みそ，しょう油など）や医薬品（抗生物質，ビタミンなど）にはいろいろなカビや酵母が利用されている．一方，ヒトに病原性を示す真菌類はごく一部で，その中には食品中に発がん性物質を産生するカビもある．そして単細胞で存在する真菌類を酵母という．真菌は従属栄養生物であるため，増殖には多くの栄養素を必要とする．

真菌の多くは，偏性好気性で，発育至適温度は25〜30℃，至適水素イオン濃度（pH）は4.5〜6.0の範囲，水分活性はカビが0.8以上，酵母が0.88以上で，細菌の0.94以上に比べて，水分活性は低くても発育できる．

② 細菌の増殖と発育条件

（1）発育と増殖曲線

1個の細菌細胞が分裂して2個になる．この分裂に要する期間を1世代といい，世代時間は細菌の種類により異なる．発育環境の条件がよければ，サルモネラや大腸菌などでは，約20分くらいで1回の分裂を終えるが，腸炎ビブリオなどでは分裂時間は速く，約10分以内が1世代時間となる．細菌を液体培地に少量接種し，温度条件などを整えると，増殖を開始する．その時の生菌数の経時的変化は図4-1に示すが，これを増殖曲線という．

（2）細菌の発育条件

微生物の増殖に絶対に必要な要件に，栄養，水分，温度があげられ，これを増殖の3要素といい，そのなかの1つでも欠けると，細菌は増殖できなくなる．そのほかに細菌の種類によって，酸素，酸化還元電位，塩濃度，浸透圧などが発育因子としてあげられる．

❶栄　養　素

細菌の種類によって，発育に必要な栄養素の要求性に違いがみられる．細菌には有機物を必要としない無機物だけで増殖できる独立栄養菌（無機栄養菌）と，無機物のほかに有機物を必要とする従属栄養菌（有機栄養菌）とがある．病原菌や腐敗菌は従属栄養菌に属し，そ

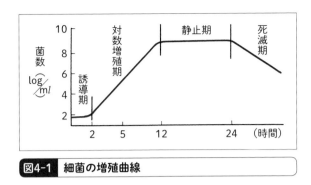

図4-1 細菌の増殖曲線

の増殖に必要な栄養素は，炭素源，窒素源，無機塩類，ビタミン類などである．

❷水　分

　細菌の生存と増殖のためには，適度の水分が必要である．すなわち，菌体の75〜85％は水分であり，菌体内で起こる代謝反応は水分の存在下で行われるため，水分の一定量を保持しなければならない．また，発育増殖に必要な栄養素は水に溶けた状態で吸収されるので，水分の存在は不可欠なものである．

　食品中の水分は，その存在形態によって微生物が利用できる水（自由水；free water）と，できない水（結合水；bound water）とに分けられる．この微生物が利用できる水分の割合を示す方法として，水分活性（water activity；Aw）が用いられる．

　食品中の自由水が多くなればAwは1.0に近づき，微生物が増殖しやすくなる．

❸温　度

　細菌の増殖はかなり幅広い温度域をもっているが，そのなかで，それぞれの細菌の発育増殖にもっとも適した温度を発育至適温度といい，その至適温度によって，高温細菌，中温細菌，低温細菌の３つのグループに大別される．

　ヒトに病原性を示す細菌の多くは，中温細菌に属し，人間の体温である37℃付近が増殖の至適温度といえる．

　高温細菌は最低発育温度25〜45℃，最高発育温度70〜80℃付近，至適発育温度50〜60℃のもので，ヒトに対する病原性はほとんどない．

　中温細菌は最低発育温度5〜10℃，最高発育温度45℃付近にあり，至適発育温度は20〜40℃である．一般の細菌，カビ，酵母のほとんどがこれに含まれ，自然界での分布も広く，種類も多い．食品微生物に関連するものは大部分がここに入る．

　低温細菌は，最低発育温度0〜5℃，最高発育温度25〜30℃，至適発育温度10〜20℃である．なお，至適発育温度が20℃以下にあるものを，とくに好冷細菌といっている．低温細菌には水中細菌，土壌細菌が多く，これらに汚染した食品を冷蔵保存しても，好冷細菌や低温細菌は徐々に増殖を始め，1〜2週間で食品を腐敗に導くことになる．

　また，病原菌のなかにもエルシニア菌，リステリア菌，ボツリヌスE型菌などのように，5℃でも発育・増殖可能なものがある．

❹酸素と酸化還元電位

　細菌は，その種類によって酸素に対する需要が異なるので，この点を利用して，次の４つ

に分類される.

（a）好気性菌

呼吸により空気中の酸素を利用してエネルギー代謝を行い,発育・増殖する細菌である（シュードモナス,アクロモバクター,アルカリゲネスなど）.

（b）嫌気性菌

酸素がない状態でのみ増殖できる菌群で,酸素は発育増殖の障害となり,酸素の存在下では細菌は増殖できないか,または死滅する（ウェルシュ菌,ボツリヌス菌など）.

（c）通性嫌気性菌

酸素があってもなくても増殖できるが,あったほうがより活発に増殖できる菌群である（大腸菌,赤痢菌,サルモネラ,腸炎ビブリオなど）.

（d）微好気性菌

ごく微量の酸素（酸素濃度約5%）が存在するやや嫌気的状態のもとで増殖する菌群である（カンピロバクターなど）.

❺水素イオン濃度（pH）

細菌の発育増殖には環境のpHが非常に大切である.一般的には細菌が増殖できるpH域は5.0～9.0であるが,病原細菌はpH7.0～7.6の中性で,カビや乳酸菌などはpH6.0～6.6の酸性側で,コレラ菌や腸炎ビブリオはpH8.2～8.6の弱アルカリ性で発育する.

❻塩濃度と浸透圧

細菌は菌体内に細胞成分である有機物を高濃度に溶解した細胞質をもち,半透膜に近い性質を帯びた細胞質膜で覆われ,内部は一定の浸透圧を有している.

多くの病原細菌の発育至適塩濃度は0.5～0.8%で,1.5%以上になると生存できなくなる.しかし,なかにはブドウ球菌の増殖のように高濃度の食塩を必要としないが,高濃度の食塩の存在にも耐えられる性質をもつ細菌（塩濃度0.5～10.0%）もあり,このような細菌を耐塩菌という.

また,腸炎ビブリオなどは,食塩無添加の状態では発育できないが,発育至適塩濃度が2～3%でもっともよく増殖する.このような増殖可能な塩濃度が1～8%の間のものを好塩菌という.

2 食品衛生微生物の由来

食品の多くは,その生産段階での環境下で存在する微生物によって汚染されている.

これらの微生物には,土壌由来,水由来,家畜の腸内容由来など,原料由来によって,それぞれ特有のミクロフローラ（微生物叢）をもち,生産加工の工程で汚染され,さらに流通,消費の段階で空中浮遊菌や調理人の手指汚染菌によって二次汚染を受け,食品の腐敗や経口感染症あるいは食中毒を引き起こす原因となる.そのため,これらの微生物汚染は食品衛生学上もっとも重要視されている.

1 自然界における微生物分布

食品は原料の生産から,加工・流通の各工程で,一次汚染または二次汚染に関係する食品

ごとの優位的微生物が存在する．その由来と食品の種類との関係は，**図4-2** に示すとおりである．

（1）土壌由来微生物

通常，土壌中には多くの種類の微生物が存在し，その種類は土壌の水分，酸素量，pH，有機物量，温度などによって異なる．食品への汚染経路は野菜，果実などに付着したものや，土，ほこりなどとともに食品工場内に持ち込まれることが多い．

一般に土壌 1 g 中には生菌数として $10^3 \sim 10^7$ 個程度の細菌，カビ，酵母が含まれる．細菌のなかでもっとも多いのは，バシラス属やクロストリジウム属に属する有芽胞菌で，腐敗細菌として重要である．

（2）水由来微生物

河川，湖水，養殖池などの淡水域には10℃以下でも増殖する低温細菌が多いが，これらの水域には土壌，ヒト・動物の糞尿，下水なども流れ込むため，淡水特有のミクロフローラ以外に，病原菌の汚染もみられる．また，これらの水は地下に浸透し，井戸水として汲み上げられ利用される．このような場合は，汚染源として重視される．とくに川魚料理店などでは淡水魚や使用井戸水などからサルモネラのような病原菌の汚染を受け，食中毒を起こした事例がみられる．

一方，海水には約3％の食塩が含まれているため，多くの好塩性を示す海洋細菌が存在する．そのなかでも病原菌としてもっとも重要なのは腸炎ビブリオである．腸炎ビブリオは日本の沿岸海水中に広く分布し，海水温が 15〜20℃以上になると海水中に現れ，夏には海水 1 l 当たり $10^4 \sim 10^5$ の菌数に達する．

しかし，外洋海水や15℃以下の海水からは検出されず，沿岸海水では冬期は海泥中に生息する．また，食中毒菌の1つであるビブリオ・コレラ non O1 やビブリオ・ミミカスなどは食塩濃度が 1〜1.5％でよく増殖するため，河口付近の淡水と海水が入り混じる汽水域に，生

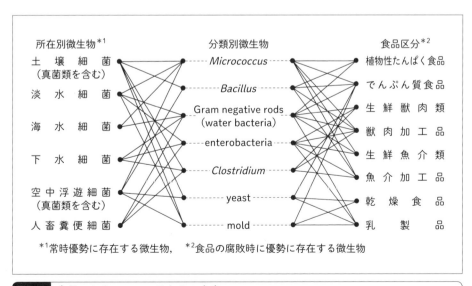

図4-2　**食品のミクロフローラとその由来**

（相磯和嘉（編），清水　潮：食品微生物学．医歯薬出版，1978．）

息し，増殖する．

　魚市場では海産魚や貝類の洗浄，乾燥防止などに沿岸海水を使用するため，二次汚染を起こし，食中毒の原因の引き金となる場合が多い．

（3）ヒト・動物由来微生物

　ヒトや動物に由来する微生物の出所は，腸管内に由来する糞便系の微生物と，鼻咽頭粘膜に付着する呼吸器系の微生物および皮膚付着微生物の3系統がある．まず，糞便中には1g当たり10^{10}～10^{11}の細菌が含まれ，食品の糞便汚染指標菌として大腸菌群やエシェリキア・コリが使われ，その食品の取り扱いの良否および加熱処理の適正さを判断する指標とされている．

　食中毒菌を保菌するヒト・動物から食品が汚染され，食中毒の発生をみることが多く，腸内細菌としては，サルモネラ，病原大腸菌，ウェルシュ菌，カンピロバクターなどがその主要なもので，用便後の手指汚染が食品への二次汚染源となる場合が多い．

　呼吸器系および皮膚由来菌のなかで，食中毒に関係するものは黄色ブドウ球菌と考えられる．黄色ブドウ球菌は健康なヒトの鼻前庭や咽頭粘膜にも高率に存在し，とくに風邪などに罹患した場合はほとんどが本菌の保菌者となるので，飛沫や皮膚からの汚染を防止するように心がける必要がある．また，健康なヒトの皮膚には表皮ブドウ球菌が常在するが，手指に怪我をしたり，化膿創をもつヒト，あるいは水虫などで表皮が剥離しているヒトからは高率かつ多量の黄色ブドウ球菌が検出され，ブドウ球菌食中毒の原因となる恐れがあるので，食品製造者としては排除されなくてはならない．

（4）空中微生物

　空中に浮遊する微生物のほとんどが，土壌，ほこり，被服からの微生物で，これらが風にのって工場内に飛散したものである．空中落下菌にはバシラス属，クロストリジウム属などの芽胞形成菌や球菌類，カビ，酵母などの真菌類の胞子が多い．これらの微生物は低水分，乾燥，加熱などにも耐え生残する菌群なので，食品工場では加工，調理，包装，貯蔵などの各工程での二次汚染菌となり，食品の品質を劣化させる．

第 **5** 章
・・・・・・・・・・

食品の変質と防止

食品は，たんぱく質，脂質，糖質などさまざまな成分からできている．これらの成分は，加工，保存などにより徐々に変化し，ときには食品を美味にする場合もあるが，大部分は品質の劣化変質の方向に進む．

食品の変質原因は大別すると，微生物による場合，化学作用による場合，さらに温度，水分，光線などの物理作用による場合などに分類することができる．これらは単独で起こることはなく，ほとんどの場合，これらの原因が重複しているが，食品衛生の立場からはとくに微生物および化学的な変質が重要視される．

1 微生物による変質・腐敗

① 変質の機序

（1）死後硬直

水分の多い食品を室温に放置しておくと，時間の経過とともに外観的にも内容的にも，もとの食品と異なる状態となり，次第に可食性を失うようになる．この際，その食品にたんぱく質やその他の窒素化合物を多く含む場合，微生物の酵素作用によって分解し，悪臭物質や人体に有害な物質が生成される．この現象を腐敗と呼んでいる．これに対し，糖質に微生物が作用する場合を発酵と呼んで区別している．酒，みそ，しょう油などのように多くの醸造食品は，発酵により得られたものである．

食品が腐敗に至るまでの過程を生鮮食品である魚の場合で考えてみると，生命を失うと数時間ののちに，必ず死後硬直という現象が起こる．そして，硬直を起こすまでの時間と硬直状態の続く時間は，魚介類ではその種類，漁獲の方法，水揚げ後の状態によってそれぞれ異なり，死後数分から十数時間で死後硬直し，硬直の持続時間は5℃で5〜22時間といわれる．また，ウシ，ブタのような大型動物の場合，死後硬直は12〜24時間を要し，硬直の持続時間は4〜10日間といわれる．

死後硬直の原因は，生命のある場合は，筋肉中のたんぱく質のミオシンがアデノシン三リン酸（ATP）と結合しており，筋肉が収縮した場合，ミオシン-ATP の結合は，酵素作用によってミオシンが ATP と分離し，ATP はアデノシン二リン酸（ADP）となる．一方，ATP と分離したミオシンはたんぱく質のアクチンと結合し，粘性が強く収縮性のあるアクトミオシンとなって，筋肉の収縮が起こる．

生命の存在している場合は，グリコーゲンの分解により生じたエネルギーとクレアチンリン酸の分解で生じたリン酸により再び ATP を生じるが，死後は ATP の再合成は行われず ATP の一方的な分解だけが起こり，アクトミオシンが形成されたままなので，硬直が生じる．

（2）自己消化

生物の死後硬直状態では筋肉は酸性を呈するが，時間の経過に伴い，組織中に存在する酵素作用でたんぱく質が徐々に分解し，筋肉はしだいに柔らかくなる．

この状態になると揮発性塩基窒素が増加し，酸性域から中性域に移り始め，次に自己消化現象が始まる．この現象も，例えば魚類の場合，種類によって相違があり，比較的酵素作用の強いサバのような魚にあっては速く，カレイのような海底に棲息する魚にあっては遅い．サバの生き腐れといわれるのは，このような理由によるものである．

しかし，自己消化を起こしても腐敗細菌で汚染されなければ腐敗しないので，この現象を利用すると呈味成分が増加し旨味をもつ食品が得られる．と殺後の畜肉をある日数冷蔵保存して熟成させた食品（熟成肉）や塩辛のように食塩を加え腐敗を防止しながら自己消化，熟成を行わせた食品が製造されている．

（3）腐敗生成物

一般的に微生物には，それぞれに増殖に必要な水分，温度，栄養素，pH などの条件（至適条件）がある．したがって，環境が至適条件となれば，増殖は促進される．

腐敗に関与する微生物は，細菌，真菌などであるが，このような微生物にはたんぱく質分解酵素，脱アミノ酵素，脱炭酸酵素など多くの酵素が含まれているので，腐敗の進行によって，酸化，還元，合成，分解など，種々の化学反応が繰り返され，しだいに簡単な物質へと分解され，インドールなどの含窒素化合物，酢酸などの脂肪酸，メタンなどの炭化水素，メルカプタン，硫化水素などのイオウ化合物，アンモニア，各種アミンなどのほか，二酸化炭素，水素など，多くの腐敗生成物が生じる．

②鮮度の判別

鮮度の判別は，腐敗生成物を化学的に測定する方法，食品に付着している生菌数を測定して判別する方法，人間の五感によって判別する官能的方法に分けることができる．

化学的な方法として多くの方法が古くから知られているが，現在，主として実施されているのは，どのような腐敗過程でも普遍的に生成するアミン類，アンモニアなどを一括して揮発性塩基窒素量として測定する方法などである．

（1）揮発性塩基窒素量による判別

この方法の原理は，食品をトリクロル酢酸のような除たんぱく剤とともにホモジナイズし，濾過後，濾液を一定量にして試験溶液を調製する．

測定は試験溶液の一定量をガラス製コンウェイユニットの外室に入れ，これをアルカリ性とし，発生した各種の揮発性アミンやアンモニアを内室にいれたホウ酸溶液に吸収させ，水平ビュレットを用い硫酸によって滴定し，揮発性塩基窒素量を求めるものであり，食品衛生検査指針のような公定分析書にも収載されている．

この方法は試料の少ない場合や，一度に多数の検体を測定できる利点がある．揮発性塩基

窒素の判定は次のような基準によっているが，<u>サメ肉</u>の場合は尿素含有量が多いので，鮮度のよい場合でも<u>アンモニア</u>が存在していることがある．すなわち，魚種ならびに部位によって測定値が大きく異なるものもあるので，注意が必要である．

| きわめて新鮮な魚肉：5〜10 mg% | 初期腐敗の魚肉：30〜40 mg% |
| 普通の新鮮な魚肉：15〜20 mg% | 腐敗した魚肉：50 mg% |

（2）K値による判別

　魚肉中の ATP 関連化合物の消長を酵素化学的に測定し，鮮度を判別する方法である．魚の死後，筋肉中の ATP は，次のように酵素的に代謝・分解される．

ATP ⟶ ADP ⟶ AMP（アデノシン一リン酸）⟶ イノシン酸 ⟶ イノシン ⟶ ヒポキサンチン

　したがって，鮮度が良好な場合は ATP，ADP，AMP（アデノシン一リン酸）などが多いが，鮮度の低下とともにイノシンおよびヒポキサンチン量が増加する．すなわち<u>K値とは，上記6成分の合計量に対するイノシンおよびヒポキサンチン量の合計量の割合</u>であり，次式によって示される．

$$K値（\%）=\frac{イノシン＋ヒポキサンチン}{ATP＋ADP＋AMP＋イノシン酸＋イノシン＋ヒポキサンチン}×100$$

　K値は，死後直後の魚（活魚および洗い）：0〜10%以下，さしみおよびすし種用：20%以下，市販の鮮魚：15〜35%，煮魚用：40%以下，かまぼこ等の練り製品の加工原料用：60%以下，初期腐敗：60%以上，である．

　日本農林規格（JAS）が制定した測定方法では，破砕した検体に過塩素酸希釈液を加え，ATP 関連物質分解酵素を失活させるとともに ATP 関連物質を抽出し，高速液体クロマトグラフで含有量を測定して K 値を算出する．その他，検体を除たんぱくののち，遠心分離し，上澄み液の pH を調整して，イオン交換カラムクロマトグラフィーを行い，それぞれ異なる溶出液によってイノシンおよびヒポキサンチン，次いで AMP，イノシン酸，ADP および ATP を溶出，分光光度計を用いて波長 250 nm の吸光度を測定し，算出する方法もある．<u>K値の測定は，鮮度の判定に有効な方法である</u>が，揮発性塩基窒素の測定に比べ長時間を要する．

　K値のほか，腐敗生成物として，トリメチルアミンやヒスタミンなどの不揮発性アミンを測定する方法，あるいは pH の変化から腐敗の進行状況を把握する pH 値測定法などがある．

（3）生菌数の測定

　細菌学的な方法として，生菌数の測定がある．一般的に食品の腐敗に関与する細菌としては，多くは腐敗の初期に分離される枯草菌（*Bacillus subtilis*）など，芽胞をつくる好気性菌や，大腸菌，プロテウス・ブルガリス（*Proteus vulgaris*）などの通性嫌気性の無芽胞の桿菌，さらにはクロストリジウム・スポロゲネス（*Clostridium sporogenes*）などの嫌気性菌がある．

　しかし，これらの細菌がいつもすべての食品に繁殖しているわけではなく，食品とそこに増殖する細菌の種類の間には相関関係があると考えられる．また，食品成分により腐敗に達したときの生菌数が異なる，一定の培養日数を要するなどの欠点もある．しかし，細菌学的

な判定は腐敗の重要な指標である．一般的に日常食べている食品には $10^3 \sim 10^6$/g 程度の生菌が生息しているが，$10^7 \sim 10^8$/g に達した食品は初期腐敗に入ったものとみなされる．

（4）官能的判別

嗅覚，視覚，味覚，触覚，聴覚などのいわゆる五感によって腐敗を新鮮な場合との変化で判別するものである．すなわち，嗅覚ではアンモニア臭，アミン臭など新鮮な場合と違った異臭や刺激臭，視覚では退色，変色，光沢の変化など，味覚では異味，そして触覚では弾力性の消失，特殊な例として聴覚を利用した打缶検査など新鮮な場合と違った変化を知ることができるが，検査値として表すことはできない．以上のような変化の感知には個人差があり，客観的な基準がないことが欠点である．

2 化学的変質・油脂の酸敗

食品の化学的変質には，酵素による食品の褐変や油脂の酸敗があげられる．

例えば，リンゴの皮をむいた場合にみられる食品の褐変は品質の低下をまねくが，食品衛生的にはとくに有害ではない．このように食品の褐変は食品の安全性に影響することはない．

これに反し油脂の酸敗は，食品の劣化ばかりでなく，摂取することによりしばしば食中毒を発生させている．

1 酸敗の機序

繰り返し使用された食用油や，ポテトチップス，揚げせんべい，かりんとうなどの油を含んだ菓子類あるいは魚の干物などを空気中に長時間放置すると，色調の変化，刺激臭・異臭の発生を起こし，やがて食用に適さなくなる．この変化は，空気中の酸素による油脂の酸化に基づくもので，一般に油脂の酸敗または変敗と呼んでいる．

油脂の酸敗は，油脂を構成するトリグリセライド（トリアシルグリセロール）の不飽和脂肪酸が酸素によって酸化されることが原因である．その反応機構は複雑で速度は酸化の進行時期により一様ではない．すなわち，最初はきわめて緩慢で，油脂を構成するトリグリセライドからペルオキシラジカルを生ずるが，この時期を誘導期といい，誘導期を過ぎるとペルオキシラジカルが不飽和脂肪酸から水素ラジカルを引き抜いて，連鎖反応が起こり，ヒドロペルオキシドの生成量が急速に増加する．このとき，鉄，銅などの金属が存在するとヒドロペルオキシドが分解され，新たなラジカルを生成したり，種々のケトン，アルデヒド，遊離酸，炭化水素，過酸化物などを生成して重合反応を起こし，人体に有害となる．

2 酸敗の促進因子および酸敗の防止

油脂の酸敗の原因は酸素であり，その酸敗を促進する因子としては，熱，水分，鉄，銅などの金属，さらに短波長の光線などがある．

熱の場合，揚げ物に使用される油が 160～180℃ 付近ないしはそれ以上の高温で使用されると，空気と接している油の表面に酸素による熱酸化が起こり，分解物や重合物を生ずる．

また，揚げ物の素材から出た水分が油と反応し，グリセライドが加水分解され，遊離脂肪酸を生ずる．すなわち，揚げ油の発煙，泡立ちあるいは鍋に付着物があるのは，油脂が変化

した遊離脂肪酸や重合物が原因である.

　光線は，385 nm 付近の紫外部と 450～550 nm の可視部の領域が油脂の劣化に関与している[1,2)].

　光線の影響をなくすためには，食品を冷暗所で保存することが必要であるが，アルミ箔などで食品を包装して光線を遮断することや，プラスチック包材の中に紫外線遮断剤を含ませることも有効である.

　鉄，銅などは触媒作用によって酸敗を促進する.

　酸素の影響をなくすためには，真空包装，不活性ガスによる置換，食品添加物の酸化防止剤使用，さらには脱酸素剤の利用がある.

　油脂の酸敗を防止するためには，原因となるこれら促進因子の影響をなくす必要がある.

　真空包装では，油脂の酸敗を防止できるほか好気性微生物の増殖を防ぐことができるが，逆に嫌気性菌の増殖に注意が必要である.

　不活性ガスによる置換には窒素ガスが用いられ，例えば缶入り調製粉乳，包装ポテトチップスなどに実用されている．二酸化炭素の利用も可能であるが，二酸化炭素は食品中の水分に溶解し酸味を呈することがあるので，あまり利用されていない.

　菓子類など固体の食品に使用される脱酸素剤は，密封された包装材内の酸素を吸収することで食品の酸化を防ぐ．鉄の酸化を利用する鉄系と，糖やレダクトン類の酸化を利用する有機系がある.

③ 油脂の酸敗の判別

　油脂で処理した菓子（油脂分 10 ％以上）については，指導要領のなかで「製品中に含まれる油脂の酸価[※1]が 3 を超え，かつ過酸化物価[※2]が 30 を超えないこと，及び，製品中に含まれる油脂の酸価が 5 を超え，または過酸化物価が 50 を超えないこと」に適合するものを販売するようにすることとしている.

　また，食品衛生法に基づく食品，食品添加物等規格基準のなかで，「即席めん類（めんを油脂で処理したものに限る）は，めんに含まれる油脂の酸価が 3 を超え，または過酸化物価が 30 を超えるものであってはならない」としている.

　酸敗の判別には古くから多くの方法が知られているが，この規定にもあるように，酸敗の判別には酸価および過酸化物価が測定される．酸敗が進行すればこれらの値が大きくなる.

　　※1　酸価（AV）＝　油脂中の遊離脂肪酸量：油脂 1 g 中に含まれている遊離脂肪酸を中和するのに要する水酸化カリウムの mg 数

　　※2　過酸化物価（POV）＝　油脂中の過酸化脂質量：油脂 1 kg 中の過酸化物によりヨウ化カリウムから遊離されるヨウ素のミリ当量数

なお，精製油の酸価は非常に低く，市販食用油ではほとんどのものが 1.0 以下である.

　過酸化物価は，油脂中の過酸化物量を表す値で，その価が 50 を超えるとその油脂を含んだ食品は異臭を発するようになり，食用としては不適である.

　このほかの判定法としては，カルボニル価の測定などがある.

油脂の酸敗による食中毒

① 古くは，昭和39（1964）年7〜9月頃，関西において発生した即席めん類による食中毒がある．当時の即席めん類は，めんを油で揚げていたため，使用した油脂が酸敗を起こしていたことが原因で，患者数69人，主症状は下痢，嘔吐，腹痛，倦怠感，頭痛などであり，原因食品の油脂の酸価は7〜28，過酸化物価565〜805と異常に高い値を示していた．

（桐ヶ谷忠司ほか：食品衛生学雑誌，**23**：J-219〜220, 1982.）

② 近年の事例としては，平成18（2006）年10月，異臭（油臭）がした黒糖駄菓子を摂食し，2日後に腹部に違和感を覚え，その後，嘔吐，下痢を呈し，油脂変敗が原因と考えられた有症事例がある．酸価は6，および過酸化物価は710であった．

（安井玉樹ほか：大分県衛生環境研究センター年報，**37**：33〜38, 2009.）

③ 平成20（2008）年，ポテトチップスを喫食して，気分が悪くなった例がある．本件ではポテトチップスの酸価は9.4，過酸化物価は430の値を示した．油脂の変敗による強いクレヨン臭があったことから，喫食量が少なく，食中毒の発生までにはいたらなかった．

（茅島正資ほか：東京都健康安全研究センター研究年報，**60**：213〜220, 2009.）

4 酸敗油脂の毒性

油脂が酸化されると，成分中の高度不飽和脂肪酸含有量や栄養価が低下する．さらに生成した過酸化物は毒性が強く，動物に投与すると，肝臓，腎臓，肺臓などの肥大，組織の変性や壊死を起こす．

酸敗による食中毒では，下痢，腹痛，嘔吐などの症状を呈する．なお，最近では生体膜構成脂質の過酸化と老化やがん発生との関連が問題とされ，これに関連し，食品中の脂質過酸化物の摂取も同様な作用を示すという説もある．

なお，食品の規格基準（**巻末付表2**）には即席めん類および油脂で処理した菓子（指導要領）の過酸化物価および酸価の規定がある．

5 トランス型不飽和脂肪酸（トランス脂肪酸）

植物油脂を原料とし水素添加により固化した油脂（ショートニング，マーガリンなど）には，脂肪酸の二重結合がシス（*cis*；天然）型ではないトランス（*trans*）型が含まれている．FAO/WHO合同委員会は，トランス脂肪酸の過剰な摂取は，HDLコレステロールを減少させ，LDLレステロールを増やし，冠動脈性心疾患にかかるリスクを高めると報告している．

WHOでは集団におけるトランス脂肪酸の平均摂取量は最大でも1日当たりの摂取エネルギー量の1%未満と勧告しているが，わが国での1日当たりの摂取量は，平均1.56gで，摂取エネルギー量の0.7%と推計されている．日本でも栄養成分表示にトランス脂肪酸を含めること，「含まない」の表示等について消費者庁が平成23（2011）年2月に指針を公表している．

3. 変質の防止

　食品の変質原因は，微生物の発育，酵素すなわち化学作用，そして温度，水分などによる物理作用の 3 種類に分類することができる．これらの原因を排除し，食品の変質を防止することは，食品を貯蔵するうえで重要なことである．

　実用される変質防止方法としては，冷蔵，冷凍，脱水，加熱，紫外線および放射線照射，食品添加物，塩蔵，糖蔵，酸貯蔵，くん煙，真空包装，そしてガス置換包装などがある．これらの諸方法は，温度，脱水（すなわち乾燥），水分活性，水素イオン濃度（pH），ガス分圧，光線，放射線および化学物質の作用に基づくもので，これらの単独あるいは複合作用によって食品の変質が防止される．

1 冷蔵・冷凍法，チルド法

　冷蔵は，食品を低温に保ち，食品内の化学反応や微生物の活動を阻止，または抑制する方法である．

　食品の化学反応，すなわち酵素作用には酵素によってそれぞれ異なる pH や温度などの至適条件があり，一般的に低温にすればその働きは弱くなり，−10℃以下ではほとんど作用がなくなる．また，微生物にも増殖に必要な至適温度がある．ほとんどの微生物は，−10℃以下となれば増殖を続けることはできなくなる．しかし，低温でよく発育する菌（低温細菌）も存在するため，冷蔵庫内保存を過信してはならない．

　現在，食品の規格基準によって清涼飲料水，食肉・鯨肉，加熱食肉製品，鯨肉製品，魚肉ねり製品，ゆでだこ，生食用かき，ゆでがに，生食用鮮魚介類の保存基準では，いずれも10℃以下で保存することと規定されている．

　一方，冷凍は食品の長期間の貯蔵を目的として行われる方法で，一般に−5℃前後で細菌の増殖が抑えられ，−10℃ではほとんど増殖しなくなるが，冷凍したからといって細菌が死滅しない場合もあるので，注意する必要がある．

　食品中の酵素作用も低温で水分のない状況では，常温に比べかなり不活発となる．

　冷凍の方法としては，空気凍結法，送風凍結法，金属板接触凍結法，浸漬凍結法などが知られている．冷蔵の場合と同様，食品の規格・基準によって冷凍食肉製品および冷凍食品の保存基準は−15℃以下で保存することと規定されている．

　チルド法とは，上記の冷蔵と冷凍の中間帯で食品を保存することを意味し，おおむね5〜−5℃までの温度帯を示すことが多いが，1〜−1℃をチルドの温度帯であるとする意見もある．いずれにしても，この温度帯は多くの微生物の繁殖が抑えられるとともに，冷凍による組織の破壊が最小限に抑えられ，品質の保持にすぐれ，生鮮食品を冷凍することなく比較的長期保存する目的で用いられる．このチルドの温度域の中で，0℃以下の温度域をスーパーチリング，−1℃程度での保存を氷温貯蔵，−3℃程度での保存をパーシャルフリージングと呼ぶこともある．

　近年，食材中の細胞内の水が氷になるときの氷の結晶を細胞（20〜30 μm）よりも小さくし，細胞の組織破壊を防ぎ，可能な限りドリップ量を少なくすることで，食材の新鮮さ，旨

味を保ちながら長期保存できる凍結方法がいくつか提案され実用化されている．すなわち，磁場を利用した，①CAS冷凍法（セルアライブシステム：凍結温度−40〜−50℃），②プロトン凍結法（凍結温度−35〜−40℃），③エタノールを凍結液に用いた急速冷凍法（凍結温度−25〜−33℃），④高電圧静電誘導エネルギー法（凍結温度−25〜−50℃）などがある．

② 脱 水 法

　水分含有量の多い食品は，微生物汚染によって変質を受けやすい．脱水すなわち乾燥は食品から水分を除去し，微生物の増殖や活動に必要な水分（自由水）をその必要とする限度以下までに除去して，微生物の増殖や活動を阻止または抑制し，輸送や貯蔵に適した形態にすることであり，操作が簡単であったため，昔から食品の貯蔵に広く用いられている．

　従来の乾燥食品は乾燥前の食品とは色調，風味などの点で異なったものが多かった．しかし，凍結乾燥，真空乾燥が開発されて以来，このような欠点が改良され，乾燥前の状態に近いものに復元できるようになってきている．なお，水分活性と微生物の関係は，その種類によって相違する．

　すなわち，カビは細菌よりも低い水分活性でも発育し，種類によっても異なるが，もっとも低い水分活性で増殖可能なアスペルギルスの類は，約0.60程度でも生育できる．

　細菌の場合は，水分活性が約0.90以下になるとほとんどの細菌の増殖は阻止される．しかし，細菌の芽胞は乾燥に強く，無限の抵抗力を有し，乾燥のみではほとんど死滅しない．したがって，食品が吸水して一定水分活性以上となれば芽胞は発芽し細菌は増殖する．なお，酵母は細菌に次いで抵抗力をもっている．食品の乾燥は，水分活性を低下させることが目的である．

　食品の乾燥方法は，大別して自然乾燥と人工乾燥に分類され，自然乾燥は干しガキなどの農産物や干し魚などの製造に利用され，日干し，陰干しなどの方法がある．人工乾燥では，加圧，常圧および真空乾燥の方法があり，なかでも常圧乾燥は多くの食品に利用され，熱風，被膜，泡沫，噴霧（スプレードライ）などの方法のほか，シリカゲルなどの乾燥剤を利用する方法，赤外線や高周波を利用する方法などがある．真空乾燥は気圧が低いと沸点が下がるという原理を利用する方法で，低温での水分除去が可能なことから，熱に対して不安定な成分を有する食品の乾燥に利用される．

③ 加 熱 法

　加熱法は食品を加熱し，食品中に存在する微生物を死滅させ，酵素を不活性化することにより食品を貯蔵する方法であり，代表的なものとして缶・びん詰がある．一般的に微生物は低温には強いが高温に弱く，約70℃30分程度の加熱で死滅する．しかし，芽胞状態のものでは熱抵抗性が強く，120℃30分以上加熱しないと死滅しない．

　その方法としては，低温殺菌と高温殺菌とに大別される．低温殺菌は通常60〜70℃で数分ないし数十分加熱する方法で，乳・乳製品などの規格・基準，製造の方法の基準において，例えば牛乳の場合，殺菌法が63℃30分，またはこれと同等以上の殺菌効果を有する方法で加熱殺菌すると規定されているなど，熱に対して不安定な食品に応用される．高温殺菌は100℃以上の高温で加熱する方法で，栄養成分の減少があっても保存性を高めることを目的

としたもので，缶詰などの殺菌に利用される.

[4] 紫外線による方法

　直射日光に強い殺菌力があるのは，太陽光線中に含まれる紫外線のためである. とくに波長 250～280 nm の紫外線は殺菌作用が強く，紫外線殺菌灯は波長 254 nm の紫外線を発生する. 紫外線殺菌の特徴は，すべての細菌に対して有効であり，使用方法も簡便なことである. また，効果は直接的，速効的で，空気や水の殺菌，食品容器の殺菌など表面の殺菌に適しているが，陰の部分や内部に透過しない. また，短波長の紫外線は眼の角膜，結膜の表層で吸収され，角膜炎や結膜炎を起こすので，作業者は直接眼や皮膚に光が当たらないよう適切な防護対策が必要である.

　なお，紫外線殺菌の機構は，照射を受けた細胞内の DNA の遺伝子コードが破壊され，正常に増値できなくなり，死滅（不活性化）するものと考えられている.

[5] 放射線による方法

　放射線には，殺菌，殺虫および成長抑制などの働きがあり，このような処理を施した食品を照射食品と呼んでいる. すなわち，主としてコバルトの放射性同位元素（^{60}Co）を利用し，透過性の強い γ 線を食品に照射し，各種の腐敗菌や食中毒菌，病原虫などを殺滅する方法で，包装したままで殺菌ができる，あるいは無熱殺菌ができるなどの特徴から，現在，食品への放射線照射は 57 カ国以上で 200 品目以上が許可されている.

　香辛料は，カビ毒を産生するカビや食中毒菌で汚染されている場合があることから殺菌処理は欠かせない. 香辛料の放射線殺菌は熱の発生がほとんどなく，精油などの香気成分に影響を受けることがない. また，放射線は透過力があることから包装したものでも殺菌が可能である. また薬品による殺菌のように薬品が対象物に残留することがない. このため香辛料だけでなく，生薬，穀類，乾燥野菜，果実，キノコ，冷凍水産物，酵素などに対して，世界の国々で放射線照射が行われている.

　また，食肉，魚介類などは，サルモネラ，腸炎ビブリオ，カンピロバクターなどの食中毒菌で汚染されている場合があるが，放射線殺菌は少ない線量で殺菌が可能である. さらに寄生虫制御にも有効とされている. オレンジ，パパイアのような果実では，地中海ミバエなどが寄生していることがあり，その卵を除去するため放射線照射が実用化され，輸入国への害虫の侵入を防ぐために実施されている.

　そのほか，病人食さらには宇宙食の滅菌などで実用化されている.

　照射食品の安全性については，毒性学的，微生物学的，栄養学的適合性さらには誘導放射能など，種々の面から各国で研究された結果に基づいて，世界保健機関（WHO），国際連合食糧農業機関（FAO），および国際原子力機関（IAEA）が 1980 年に 10.0 キログレイ以下の放射線を照射した食品については安全であると結論を出した. わが国では，殺菌の目的ではなく発芽抑制のために，ばれいしょにのみ放射線を照射することが認められている（**巻末付表 2**）.

⑥ 食品添加物

添加物のなかで食品の変質防止に関係のあるものとしては，殺菌料，保存料，防カビ剤，被膜剤および酸化防止剤などがある．添加物は化学的合成品であることから，化学的作用による微生物の増殖の抑制，あるいは殺滅，あるいは空気中の酸素による油脂の酸化防止などにより，食品の変質を防止することが目的である（第8章食品添加物参照）．

❶ 殺 菌 料

殺菌料は食品の腐敗原因となる微生物および病原菌を殺滅する目的で添加される添加物で，亜塩素酸水，亜塩素酸ナトリウム，オクタン酸，過酢酸（製剤を含む），1-ヒドロキシエチリデン-1，1-ジホスホン酸（HEDP），過酸化水素，次亜塩素酸水（強酸性，弱酸性および微酸性），次亜塩素酸ナトリウム，次亜臭素酸水，二炭酸ジメチルが指定されている．二酸化ジメチルを除き，いずれも使用制限がある．

❷ 保 存 料

保存料は微生物の増殖を抑制し，腐敗に至るまでの時間を延長する働きがあり，安息香酸やパラオキシ安息香酸のエステル類，ソルビン酸類，デヒドロ酢酸ナトリウム，プロピオン酸類，亜硫酸ナトリウムなどの亜硫酸化合物と二酸化硫黄，ピロ亜硫酸カリウム，同ナトリウムなどが指定されている．さらに，発酵乳から分離された34個のアミノ酸からなるペプチドを主成分とする抗菌成分ナイシンが指定され，いずれも使用基準がある．

❸ 防カビ剤

防カビ剤は柑橘類などの貯蔵や輸送中に発生するカビの発生を抑えることが目的で，アゾキシストロビン，イマザリル，オルトフェニルフェノール，同ナトリウム，ジフェニル，ジフェノコナゾール，チアベンダゾール，ピリメタニル，フルジオキソニル，プロピコナゾールが指定され，すべて使用基準がある．

❹ 被 膜 剤

収穫後の果実，果菜の長期間の鮮度を保持するために，表面にワックスの被膜をつくり，それらの呼吸作用を適当に制限し，水分の蒸発を抑え，腐敗菌の侵入を防止することを目的として使用される．

オレイン酸ナトリウム，モルホリン脂肪酸塩，酢酸ビニル樹脂が指定され，いずれも果実，果菜の表面を対象とし，被膜剤以外の用途には使用してはならない旨の使用基準がある．

❺ 酸化防止剤

還元性のある物質やフェノール性水酸基のある化合物で，食品の褐変や油脂の酸化による食品の変質を防止するために使用される添加物である．食品の褐変現象はとくに安全性の点で問題となることはないが，食品中の油脂が空気中の酸素によって酸化され，有害物を生成することが問題である．現在，水溶性と脂溶性の酸化防止剤が指定され，いずれも使用基準が定められている．脂溶性酸化防止剤には，ジブチルヒドロキシトルエン（BHT），dl-α-トコフェロール，ブチルヒドロキシアニソール（BHA），没食子酸プロピルが，水溶性酸化防止剤には，亜硫酸ナトリウムなどの亜硫酸化合物4種類と二酸化硫黄のほか，エチレンジアミン四酢酸塩類，エリソルビン酸，同ナトリウムなどがある．

7 塩蔵・糖蔵・酸貯蔵

　塩蔵は，食塩の浸透作用によって食品中の水分を脱水し，細菌の生活に必要な自由水を減少させ，同時に食塩の浸透圧により増殖を阻害することで食品の変質を防止することが目的であるが，このほか，酸素の溶解度が減少するために，好気性微生物の発育が阻止される，あるいは酵素作用を阻害する働きもある．簡便なことから，古くから食品の貯蔵や変質防止に利用されている．

　一般的に通常の細菌では，食塩濃度が10％以上に達すれば発育が阻止され，増殖することができなくなる．しかし，酵母やカビ類は一般に食塩耐性が強く，しょう油などに繁殖する酵母はこれらに相当する．

　糖蔵は塩蔵と同様に，食品に糖を加えることによって浸透圧を高め，水分活性を低下させ，微生物の発育を阻止する方法である．一般的に微生物は糖濃度が50％以上になると，増殖が阻止される．しかし，酵母やカビのなかには高濃度の糖分に耐えるものもあり，長期間の貯蔵でカビが発生することもある．

　酸貯蔵には主に酢酸が利用されるが，酸性の果汁も利用されることがある．一般に微生物の増殖や死滅は，pHによって著しく影響を受ける．細菌の場合はpH4.5以下，酵母ではpH2.5程度，カビはpH1.5程度まで発育できるといわれている．

　酸類の殺菌作用は，主として水素イオンによる細胞たんぱく質の凝固によるものと考えられている．酢漬けは変質防止だけでなく，調味法としても利用される．

8 くん煙

　乾燥や塩蔵などとともに，古くから主として塩漬け食肉や魚の変質防止に利用されている．くん煙は，乾燥させたカシ，クヌギなどの堅木を不完全燃焼することにより発生した煙の成分で，食品の表面に浸透付着させて乾燥する．煙に含まれる各種のアルデヒド，有機酸，ケトン，フェノール，アルコールなどの殺菌および酸化防止作用により，食品に貯蔵性をもたせたものである．しかし，木材の不完全燃焼により，ベンゾ(a)ピレンのような発がん性を有する多環芳香族炭化水素を生成し，これらが微量にくん製食品に含まれることもある．

　くん煙方法としては調味を目的とした温くん法および保存を目的とした冷くん法がある．

　なお，くん煙処理は長時間を要する場合もあるので，これを短縮するために，木材の乾留液に食品を浸漬後，乾燥させる方法（液くん）がある．

9 真空包装

　食品をプラスチック容器や袋に入れ，その容器内の圧力をその食品の蒸気圧，あるいはその近くまでの減圧下の条件で密封する包装のことであり，油脂の酸敗を防止できるほか好気性微生物の増殖を防ぐこともできる．しかし，容器中の酸素を除去することにより嫌気的条件となるため，嫌気性菌の増殖にとっては好条件となる．昭和59（1984）年に発生した真空包装された，からしレンコンによるボツリヌス食中毒はその典型的な例である．

10 ガス置換包装

　気密性のプラスチック包装材料を用い，包装食品中の空気（酸素）を除去し，窒素あるい

は炭酸ガスなどの不活性ガスを封入して包装することをいう．ガスパック，ガス封入包装ともいう．

　臭い，香り，褐変しやすいもの，あるいは油脂を含み酸化しやすい食品，例えば削り節や，ポテトチップスのような油菓に実用化されている．一般には窒素ガスが利用されているが，炭酸ガスの場合は食品によってガスが溶解し味が変化することがある．

参考文献

1) 小関聡美，北上誠一，加藤　登，新井健一．魚介類の死後硬直と鮮度（K 値）の変化．In：海—自然と文化：東海大学紀要海洋学部；2006；4（2）：31-46.
2) 士屋博隆，中村文子，坂元　寿，吉田企世子．油脂の酸化劣化に関与する光波長と包装材の遮光性について．日本包装学会誌 1996；5（4）：259-66.
3) 日ト兵爾，深沢　輝，松尾　登．油脂含有食品の酸化変性に関する研究　即席ラーメンの光線と温度による影響について．栄養と食糧 1969；22（8）：582-6.
4) 食品安全委員会．ファクトシート「トランス脂肪酸」　平成 22 年 12 月 16 日
5) 株式会社アピー．http://www.abi-net.co.jp/cas/mechanism.html
6) 弓削公正．プロトン凍結法．In：特集　食肉・水産加工品製造技術の近況．プロトン凍結による地域活性と商品開発．ジャパンフードサイエンス 2012；10：45-9.
7) 株式会社菱豊フリーズシステムズ．http://www.proton-group.net/product/proton_explanation.html
8) デイブレイク株式会社．急速冷凍法．http://toumin.net/ls/company.html
9) 株式会社サンテツ技研．http://www.depak.jp/product/defrost/p1.html
10) 高度情報科学技術研究機構．照射食品の安全性と利用の動向(08-03-02-07)，2013 年 2 月更新．http://www.rist.or.jp/atomica/data/dat_detail.php?Title_Key=08-03-02-07
11) 農林水産省，日本農林規格（JAS）．魚類の鮮度（K 値）試験方法—高速液体クロマトグラム法（JAS 0023）

第 **6** 章

••••••••••

食 中 毒

1 1 食中毒の概要

　われわれの日常生活に必要不可欠なものとして，衣食住がある．このなかで，「食」はヒトの身体をつくり，エネルギーの源となって生命と健康を保っている．しかし，このような大切な食物であっても，その取り扱いが悪いと食中毒や感染症，その他のいろいろな病気の原因となり，健康を害するばかりか，生命までも奪われることがある．

1 食中毒の定義

　一般に食中毒とは，「食品に食中毒起因菌が付着・増殖しているか，有害物質が混入または存在している食品をヒトが摂取することによって起こる比較的急性の胃腸炎症状を主徴とする健康障害」のことをいっている．このように日本の食中毒という言葉は food poisoning からきたもので，特定疾病(しっぺい)を指すものではなく，類似症候群の総称であるが，諸外国では飲食物に起因する疾病または感染症，あるいは毒物による健康障害を含めて food-borne disease と表現し，食中毒もこのなかに含め，広義に取り扱われている．しかし，わが国での行政上の解釈としては，食品衛生法のなかで，「食品，添加物，器具若しくは容器包装に起因して発生する衛生上の危害又は事故を食中毒」として，包括的に取り扱っている．

　同じ飲食物による健康障害でも食品中の異物によって起こる物理的障害，さらに栄養障害などは食中毒のなかには入らない．要は食品のもつ本来の正常な官能的性状に異常がないにもかかわらず，その食品を摂取したことによって生じる急性の胃腸炎症状を呈する疾病をいうが，なかにはボツリヌス菌食中毒，フグ中毒，有害元素による中毒，アレルギー様食中毒など，胃腸炎症状以外の症状を呈するものも含まれ，複雑である．

　わが国で発生する食中毒は大多数が細菌性およびウイルス性のものであるが，同じ経口的に摂取される細菌やウイルスでも，経口感染症とは区別される．しかし，平成 18（2006）年 2 月感染症法および平成 11（1999）年 4 月食中毒事件票の改正に伴い，3 類感染症に分類された経口感染症の 5 種（コレラ，細菌性赤痢，腸管出血性大腸菌感染症，腸チフス，パラチフス）については，それが飲食を原因として発生したものについては食中毒として扱われるようになった．

　細菌性食中毒と経口感染症の相違点をみると，細菌性食中毒のほとんどは発症菌量が多

く，二次感染（伝染性）は特別の場合を除いて起こらず，患者は終末感染者となる．これに対し，経口感染症は発症菌量は少なく，二次感染が容易に起こり，ヒトと病原菌との間に感染サイクルが起こるため，家族内感染や集団感染が起こりやすい．

②　食中毒病因物質の分類

　食中毒の分類には，とくに統一されたものはなく，研究者によって多少考え方の違いがある．現在，わが国でもっとも一般的な分類は**表6-1**のとおりである．

　食中毒は厚生労働省の食中毒統計の病因物質により，細菌性，ウイルス性，化学性，自然毒，寄生虫に大きく分けられる．

　細菌性食中毒は，その発病機序から感染型と毒素型（食品内毒素型）に分けられるが，感染型はさらに感染侵入型と感染毒素型（生体内毒素型）とに分けられる．

　また化学性食中毒は，有害な化学物質を誤って摂取したり，不注意な取り扱いによって食品中に混入したりして発生する．自然毒食中毒は植物性と動物性とに分けられ，いずれも有毒なものの鑑別不十分あるいは有毒部位を誤って食して発生する．

　しばしば弁当のおかずに利用される魚の加工品で発生する食中毒の原因は有害アミンのヒスタミンであるが，これはモルガン菌（*Morganella morganii*）という腐敗細菌によって産生されるため，細菌と化学物質の両者が関与する特殊な食中毒であるというところから，独立させて分類されているものもある．ここでは代謝産物が原因ということで化学性に分類した．なお，厚生労働省がまとめている食中毒統計上でも化学物質による食中毒の範疇（はんちゅう）に入れられている．また，平成24（2012）年食品衛生法施行規則一部改正によりクドア，サルコシスティス，アニサキス，その他の寄生虫（クリプトスポリジウムなど）が病因物質に計上されることになった．

表6-1　食中毒病因物質の分類

食中毒	細菌性食中毒	感染型	感染侵入型（細菌が組織や細胞に侵入して発病するもの）：サルモネラ属菌，カンピロバクター，エルシニア，組織侵入性大腸菌，赤痢菌，チフス菌，パラチフスA菌，リステリア・モノサイトゲネスなど
			感染毒素型（生体内毒素型＝腸管内で細菌が増殖または芽胞を形成するときに産生する毒素によって発病するもの）：腸炎ビブリオ，ウェルシュ菌，毒素原性大腸菌，腸管出血性大腸菌，下痢型セレウス菌，コレラ菌など
		毒素型（食品内毒素型＝あらかじめ食品中で産生された毒素を経口摂取して発病するもの）：ブドウ球菌，ボツリヌス菌，嘔吐型セレウス菌など	
	ウイルス性食中毒：ノロウイルス，サポウイルス，A型肝炎ウイルスなど		
	化学性食中毒：酸敗油脂，農薬，有害元素，ヒスタミン，その他の化学物質など		
	自然毒食中毒	動物性自然毒：フグ毒，麻痺性および下痢性貝毒，シガテラ毒魚など	
		植物性自然毒：毒キノコ，アルカロイド含有植物（ジャガイモ，チョウセンアサガオ，トリカブトなど），青酸配糖体含有植物（青梅，ビルマ豆など）など	
	寄生虫による食中毒：アニサキス，クドア，サルコシスティス，その他		

2.1 食中毒の発生状況

　厚生労働省では，全国の食中毒事件調査報告書をもとに，食中毒統計資料を作成している．平成9（1997）年から患者数1人の食中毒事件の散発事例が多数報告されるようになったことを受け，平成10（1998）年度の食中毒統計からは，これまでの統計の継続性を重視しつつも，散発事例の解析を進めるため，患者数1人と患者数2人以上の事例を分けて集計するようになった．また，食中毒統計にウイルス性食中毒が新たに加えられ，病因物質としてノロウイルス以外のウイルスなどは，その他のウイルスに分類されるようになった．

食中毒統計資料

　また，平成11（1999）年から感染症法が施行されたことを契機に，3類感染症のうち飲食に起因して発症する可能性のあるコレラ，細菌性赤痢，腸管出血性大腸菌感染症，腸チフスおよびパラチフスの原因菌を食中毒事件票の病因物質に追加することにより，食品媒介感染症対策の一元的な原因究明を果たすよう食中毒事件票などの一部改正がはかられた．同時に原因物質などを具体的に例示するため食中毒統計作成要領にも一部改正が行われ，その他の細菌の項にリステリア・モノサイトゲネスが追加されるとともに，病因物質に寄生虫としてクドア，サルコシスティス，アニサキスが例示され，その他の寄生虫に，クリプトスポリジウム，サイクロスポーラの原虫類および肺吸虫，旋毛虫，条虫などもあげられた．なお，実際の食中毒発生件数および患者数は，症状が軽くて医師の診察を受けないケースが相当数あるものと考えられ，実数はさらに多いものと推測される．

1 年次別発生状況

　表6-2に平成30（2018）年以降の年次別患者規模別食中毒発生状況を示す．

　過去5年間における年間の発生件数は720〜1,300件，患者数は0.7〜1.7万人で推移している．

　なお，1事件当たりの患者数が500人を超える大規模食中毒の中で，とくに患者数1,000人を超えた事件は平成12（2000）年の大阪府で起こったY乳業の乳加工品によるブドウ球菌を原因とする13,420人が最高で，その後はほとんどが1,000人以下であった．しかし，平成18（2006）年以降，患者数が1,000人を超す事件が全国で数件発生し，平成26（2014）年には浜松市内の学校給食で提供された食パンによるノロウイルス食中毒（患者数1,271人），令和2（2020）年には埼玉県で海藻サラダによる病原大腸菌O7H4食中毒（患者数1,522

表6-2 年次別患者規模別食中毒発生状況

年次	総件数（患者数）	患者数1人の件数	患者数2人以上の件数	死者数
平成30年（2018）	1,330（17,282）	508（38.2%）	822（61.8%）	3
令和元年（2019）	1,061（13,018）	372（35.1%）	689（64.9%）	4
令和2年（2020）	887（14,613）	435（49.0%）	452（51.0%）	3
令和3年（2021）	717（11,080）	377（52.6%）	340（47.4%）	2
令和4年（2022）	962（ 6,856）	594（61.7%）	368（38.3%）	5

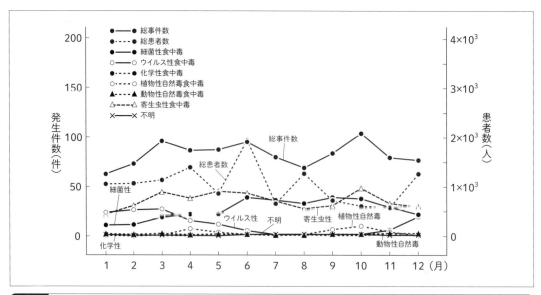

図6-1 月別・病因物質別発生状況 （平成30～令和4（2018～2022）年の平均）

人），令和3（2021）年には倉敷市で給食弁当によるノロウイルス食中毒（患者数2,545人）の発生が報告された．従来，病因物質はほとんど細菌性のものであったが，ノロウイルスによる食中毒などウイルスを原因とする食中毒および寄生虫を原因とする食中毒の報告が増加してきている．

②月別発生状況

食中毒の月別発生状況の特徴として，以前は細菌性食中毒の多発により6～9月の4か月間に集中し，食中毒は夏季に多発するものと考えられてきたが，近年は，寄生虫による食中毒件数が細菌性食中毒以上の発生割合を示し，また，ウイルス性食中毒の冬季多発性なども関係して，食中毒全体の月別発生状況は以前とは大きく異なり，食中毒総事件数および総患者数の年間発生状況は月別の変化がほとんど認められなくなっている（**図6-1**）．

図6-1のように平成30～令和4（2018～2022）年の5年間における，個々の病因物質別の発生状況を見ると，細菌性食中毒発生件数はやはり高温の6～10月で年間発生件数の60％，ウイルス性食中毒は低温の1～3月および12月で67％，植物性食中毒は若芽およびキノコの発生時期と重なる4月，5月と9～11月で多発傾向を示し，その5か月で83％の発生が見られる．そのほか寄生虫による食中毒の発生状況は季節性が見られず年間を通じ認められている．

③原因食品別発生状況

原因食品別発生状況を過去5年間（平成30～令和4（2018～2022）年）の平均数で図示すると，**図6-2**のようになる．

事件数の多い順にみると，魚介類および加工品がもっとも多く（33.3％），ついで複合調理食品（5.3％），肉類および加工品（4.2％），野菜および加工品（3.7％）などである．一方，

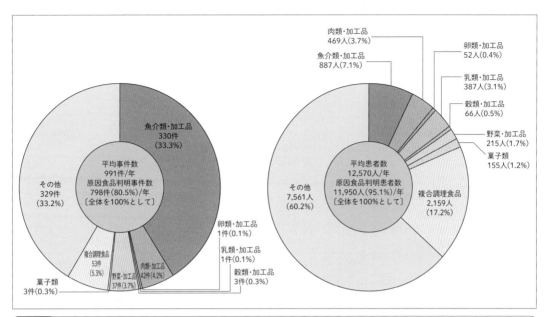

図6-2　**原因食品別発生状況**（平成30〜令和4（2018〜2022）年の平均）

患者数の多い順でみると複合調理食品がもっとも多く（17.2%），ついで魚介類および加工品（7.1%），肉類および加工品（3.7%），乳類および加工品（3.1%）が続いている．

④ 病因物質別発生状況

　過去5年間（平成30〜令和4（2018〜2022）年）における病因物質の判明した事件数，患者数および死者数を**表6-3**に示した．そしてそれらの平均事件数および平均患者数の割合を**図6-3**に示した．

　5年間の平均発生件数をみてみると，細菌性によるものが33%（カンピロバクター22%），ノロウイルスによるもの14%，寄生虫によるもの43%（アニサキス42%），自然毒によるもの6%，化学物質によるもの1.2%であった．一方，平均患者数では，細菌性によるものが48%（カンピロバクター10%，その他の病原大腸菌15%，ウェルシュ菌13%），ノロウイルスによるものが41%，寄生虫によるものが4%，化学物質によるもの1.7%，自然毒によるもの1.2%であった．この数字から，その他の病原大腸菌（340人/件），ウェルシュ菌（63人/件），ノロウイルス（36人/件）による食中毒は，1件当たりの発生患者数が多いことがわかる．

⑤ 原因施設別発生状況

　過去5年間（平成30〜令和4（2018〜2022）年）の原因施設の判明した事件数の平均を**図6-4**に示した．原因施設の判明したものは，平均事件数で783件，平均患者数で12,095人であった．原因施設別にみると，事件数，患者数ともに飲食店がもっとも多く，事件数468件，患者数5,715人，ついで事件数では，家庭143件，販売店66件，事業場32件，仕出屋22件，旅館18件，学校13件と続く．患者数では，飲食店5,715人，仕出屋2,439人，事業場

52

表6-3 病因物質別発生状況

			平成 30 年	令和元年	令和 2 年	令和 3 年	令和 4 年
総数		件 数	1,330	1,061	887	717	962
		患者数	17,282	13,018	14,613	11,080	6,856
		死者数	3	4	3	2	5
判明総数	病因物質	件 数（%）	1,306（98.2）	1,044（98.4）	872（98.3）	705（98.3）	953（99.1）
		患者数（%）	16,665（96.4）	12,742（97.9）	14,262（97.6）	10,930（98.6）	6,754（98.5）
		死者数（%）	3（100.0）	4（100.0）	3（100.0）	2（100.0）	5（100.0）
細菌	総数	件 数	467（35.1）	385（36.3）	273（30.8）	230（32.1）	258（26.8）
		患者数	6,633（38.4）	4,739（36.4）	9,632（65.9）	5,638（50.9）	3,545（51.7）
		死者数	—	—	—	1（50.0）	1（20.0）
	サルモネラ属菌	件 数	18（1.4）	21（2.0）	33（3.7）	9（1.1）	22（2.3）
		患者数	640（3.7）	476（3.7）	861（5.9）	318（2.9）	698（10.2）
		死者数	—	—	—	1（50.0）	—
	ブドウ球菌	件 数	26（2.0）	23（2.2）	21（2.4）	18（2.5）	15（1.6）
		患者数	405（2.3）	393（3.0）	260（1.8）	285（2.6）	231（3.4）
		死者数	—	—	—	—	—
	ボツリヌス菌	件 数	—	—	—	1（0.1）	1（0.1）
		患者数	—	—	—	4（0.0）	1（0.0）
		死者数	—	—	—	—	—
	腸炎ビブリオ	件 数	22（1.7）	—	1（0.1）	—	—
		患者数	222（1.3）	—	3（0.0）	—	—
		死者数	—	—	—	—	—
	腸管出血性大腸菌（VT産生）	件 数	32（2.4）	20（1.9）	5（0.6）	9（1.3）	8（0.8）
		患者数	456（2.6）	165（1.3）	30（0.2）	42（0.4）	78（1.1）
		死者数	—	—	—	—	1（20.0）
	その他の病原大腸菌	件 数	8（0.6）	7（0.7）	6（0.7）	5（0.7）	2（0.2）
		患者数	404（2.3）	373（2.9）	6,284（43.0）	2,258（20.4）	200（2.9）
		死者数	—	—	—	—	—
	ウェルシュ菌	件 数	32（2.4）	22（2.1）	23（2.6）	30（4.2）	22（2.3）
		患者数	2,319（13.4）	1,166（10.0）	1,288（8.8）	1,916（17.3）	1,467（21.4）
		死者数	—	—	—	—	—
	セレウス菌	件 数	8（0.6）	6（0.6）	1（0.1）	5（0.7）	3（0.3）
		患者数	86（0.5）	229（1.8）	4（0.0）	51（0.5）	48（0.7）
		死者数	—	—	—	—	—
	エルシニア・エンテロコリチカ	件 数	1（0.1）	—	—	—	—
		患者数	7（0.0）	—	—	—	—
		死者数	—	—	—	—	—
	カンピロバクター・ジェジュニ/コリ	件 数	319（24.0）	286（27.0）	182（20.5）	154（21.5）	185（19.2）
		患者数	1,995（11.5）	1,937（14.9）	901（6.2）	764（6.9）	822（12.0）
		死者数	—	—	—	—	—
	ナグビブリオ	件 数	—	—	—	—	—
		患者数	—	—	—	—	—
		死者数	—	—	—	—	—

表6-3 つづき

			平成 30 年	令和元年	令和 2 年	令和 3 年	令和 4 年
細菌	コレラ菌	件　数	—	—	—	—	—
		患者数	—	—	—	—	—
		死者数	—	—	—	—	—
	赤痢菌	件　数	1（ 0.1）	—	—	—	—
		患者数	99（ 0.6）	—	—	—	—
		死者数	—	—	—	—	—
	チフス菌	件　数	—	—	—	—	—
		患者数	—	—	—	—	—
		死者数	—	—	—	—	—
	パラチフスA菌	件　数	—	—	—	—	—
		患者数	—	—	—	—	—
		死者数	—	—	—	—	—
	その他の細菌	件　数	—	—	1（ 0.1）	—	—
		患者数	—	—	1（ 0.0）	—	—
		死者数	—	—	—	—	—
ウイルス	総数	件　数	265（ 19.9）	218（ 20.5）	101（ 11.4）	72（ 10.0）	63（ 6.5）
		患者数	8,876（ 51.4）	7,031（ 54.0）	3,701（ 25.3）	4,733（ 42.7）	2,175（ 31.7）
		死者数	—	1（ 25.0）	—	—	—
	ノロウイルス	件　数	256（ 19.2）	212（ 20.0）	99（ 11.2）	72（ 10.0）	63（ 6.5）
		患者数	8,475（ 49.0）	6,889（ 52.9）	3,660（ 25.0）	4,733（ 42.7）	2,175（ 31.7）
		死者数	—	1（ 25.0）	—	—	—
	その他のウイルス	件　数	9（ 0.7）	6（ 0.6）	2（ 0.2）	—	—
		患者数	401（ 2.3）	142（ 1.1）	41（ 0.3）	—	—
		死者数	—	—	—	—	—
寄生虫	総数	件　数	487（ 36.6）	347（ 32.7）	395（ 44.5）	348（ 48.5）	577（ 60.0）
		患者数	647（ 3.7）	534（ 4.1）	484（ 3.3）	368（ 3.3）	669（ 9.8）
		死者数	—	—	—	—	—
	クドア	件　数	14（ 1.1）	17（ 1.6）	9（ 1.0）	4（ 0.6）	11（ 1.1）
		患者数	155（ 0.9）	188（ 1.4）	88（ 0.6）	14（ 0.1）	91（ 1.3）
		死者数	—	—	—	—	—
	サルコシスティス	件　数	1（ 0.1）	—	—	—	—
		患者数	8（ 0.0）	—	—	—	—
		死者数	—	—	—	—	—
	アニサキス	件　数	468（ 35.2）	328（ 30.9）	386（ 43.5）	344（ 48.0）	566（ 58.8）
		患者数	478（ 2.8）	336（ 2.6）	396（ 2.7）	354（ 3.2）	578（ 8.4）
		死者数	—	—	—	—	—
	その他の寄生虫	件　数	14（ 0.3）	2（ 0.2）	—	—	—
		患者数	6（ 0.0）	10（ 0.0）	—	—	—
		死者数	—	—	—	—	—
化学物質	総数	件　数	23（ 1.7）	9（ 0.8）	16（ 1.8）	9（ 1.3）	2（ 0.2）
		患者数	361（ 2.1）	229（ 1.8）	234（ 1.6）	98（ 0.9）	148（ 2.2）
		死者数	—	—	—	—	—

表6-3 つづき

			平成 30 年	令和元年	令和 2 年	令和 3 年	令和 4 年
自然毒	総数	件 数	61 (4.6)	81 (7.6)	84 (9.5)	45 (6.3)	50 (5.2)
		患者数	133 (0.8)	172 (1.3)	192 (1.3)	88 (0.8)	172 (2.5)
		死者数	3 (100.0)	3 (75.0)	3 (100.0)	1 (50.0)	4 (80.0)
	植物性	件 数	36 (2.7)	53 (5.0)	49 (5.5)	27 (3.8)	34 (3.5)
		患者数	99 (0.6)	134 (1.0)	127 (0.9)	62 (0.6)	151 (2.2)
		死者数	3 (100.0)	2 (50.0)	2 (66.7)	1 (50.0)	3 (60.0)
	動物性	件 数	25 (1.9)	28 (26.4)	35 (3.9)	18 (2.5)	16 (1.7)
		患者数	34 (0.2)	38 (0.3)	65 (0.4)	26 (0.2)	21 (0.3)
		死者数	―	1 (25.0)	1 (33.3)	―	1 (20.0)
その他		件 数	3 (0.2)	4 (0.4)	3 (0.3)	1 (0.1)	0 (0.0)
		患者数	15 (0.1)	37 (0.3)	19 (0.1)	5 (0.0)	45 (0.7)
		死者数					

注）病因物質別の件数，患者数，死者数の％は病因物質判明総数を 100.0 として算出した.
空白欄は食中毒総計数が不掲載，―は食中毒統計数として無計上のもの.

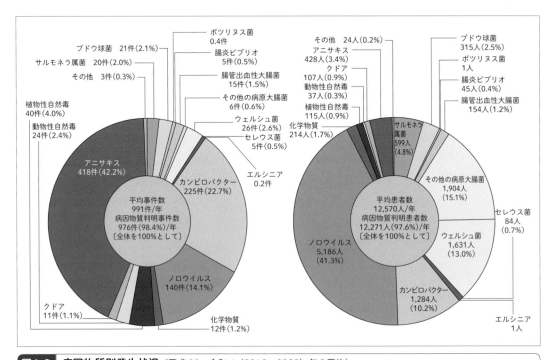

図6-3 病因物質別発生状況（平成 30〜令和 4（2018〜2022）年の平均）

1,189 人，旅館 825 人，製造所 797 人，学校 514 人，家庭 224 人，病院 144 人，販売店 104 人の順であった.

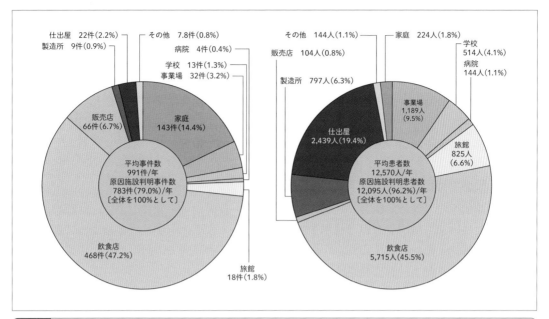

3　細菌性食中毒

1　発症機序による分類

　細菌性食中毒は，発症機序から感染型と毒素型（食品内毒素型）の 2 つに大別されるが，感染型はさらに感染侵入型と感染毒素型（生体内毒素型）に分けられることもある.

　感染侵入型食中毒は，食品を汚染あるいはその後増殖した細菌が食品とともに腸管内に入り，定着増殖し，さらに腸管上皮細胞や組織内に侵入して急性胃腸炎を起こす. サルモネラ属菌，カンピロバクター・ジェジュニ/コリ，エルシニア・エンテロコリチカ，腸管組織侵入性大腸菌，赤痢菌，チフス菌，パラチフス A 菌，リステリア・モノサイトゲネスはこのタイプの代表的な細菌である.

　感染毒素型食中毒は，感染侵入型と同様，食品を介して腸管内に達した細菌が定着増殖するが，その過程で産生した毒素が主因となって急性胃腸炎を起こす. 腸炎ビブリオ，ウェルシュ菌，下痢型セレウス菌，腸管出血性大腸菌，コレラ菌などがこのタイプの代表的な細菌である.

　以上，感染型食中毒の発症には，いずれのタイプも生きた細菌の摂取が必須であるが，感染が成立するか否かは摂取した菌数や菌のもつ病原性，宿主の感受性などさまざまな要因が関連して一律ではない. 一般的には腸管出血性大腸菌のような病原性が強いとされる細菌ほど，また幼少児や高齢者といった感受性の高い宿主ほど少量菌で感染が成立するとされている. しかし，いずれの場合も原因となる食品を加熱などによって殺菌処理すれば，本中毒が発生することはない.

　毒素型食中毒は，あらかじめ食品中で細菌が産生した毒素を摂取して起こる食中毒で，食

品内毒素型食中毒ともいわれる．ブドウ球菌やボツリヌス菌，嘔吐型セレウス菌がこのタイプの代表的な細菌である．

毒素には，耐熱性と易熱性とがあり，ブドウ球菌の産生する毒素（エンテロトキシン），嘔吐型セレウス菌の産生する毒素（嘔吐毒：セレウリド）は，耐熱性で100℃30分の加熱でも破壊されない．したがって，加熱して細菌を死滅させても毒素はそのまま残り，食中毒の発生は防止できない．一方，ボツリヌス菌の産生する毒素は易熱性で，80℃30分間の加熱，あるいは煮沸で破壊されるので，食べる前に加熱することで中毒の発生は防止される．

②毒素型食中毒起因菌の毒素産生要因

ブドウ球菌やボツリヌス菌などに起因するいわゆる食品内毒素型食中毒は，前述のようにそれらが食品内で増殖する過程で産生された毒素そのものを摂取することによって初めて食中毒が起こる．したがって，これらの毒素型食中毒は，食品内での菌の増殖と毒素の産生を許す条件が満たされなければ発生することはない．

菌が増殖し，毒素を産生するには，菌がまず食品に混入することが必須であるが，次の段階としては，食品の種類やそれをとりまく種々の環境因子が重要な要因となる．すなわち，湿度（水分活性），温度，酸素分圧（酸化還元電位），水素イオン濃度（pH），栄養条件，保存料（食品添加物）の有無，共存微生物の有無などであり，これらが互いに重なって影響を及ぼす．さらに，時間的な因子も重要で，無視できない．

（1）湿度（水分活牲）

微生物の繁殖には水分は欠かせないが，どの程度の量を必要とするかは，微生物の種類によって一律ではない．

食中毒などの原因となる細菌類の多くは，好湿性微生物に属し，水分活性（Aw）の値として，0.90以上でないと発育できない．毒素の産生もほぼこの発育Aw値に準じるものである．

（2）温度

温度も発育や毒素産生に大きく影響するものの1つである．

ブドウ球菌の場合は，発育温度域が5～47.8℃（至適温度30～37℃），また毒素の産生域は5～46℃（至適温度40℃）で，18℃の培養では3日間くらいで毒素の産生がみられるという．

他方，ボツリヌス菌では，発育至適温度は毒素のタイプや他の性状によっても一律ではないが，全体的には28～42℃ぐらいで，発育最低温度も3.3～10℃と幅がある．毒素の産生も3.3～21℃以上と幅がある．

（3）水素イオン濃度（pH）

細菌類の増殖や毒素の産生は，湿度や温度などと同様，食品のpHによってもかなり影響を受ける．

ブドウ球菌の発育pH域は4.5～9.8（至適pH4.5～7.6）であり，毒素はpH4.5以下の酸性条件下では産生されず，中性付近でよく産生されるといわれる．ボツリヌス菌の場合も，発育pH域は4.6～9.0（至適pH6.0～8.0）ぐらいで，毒素の産生はブドウ球菌と同様，一般的にpH4.5以下の酸性度の強い食品では起こらないとされている．

（4）酸素分圧（酸化還元電位）

　ボツリヌス菌のような嫌気性菌の場合は，通性嫌気性菌であるブドウ球菌とは異なり，食品そのものや食品のおかれた環境の酸素分圧が増殖に大きく影響し，ある一定の低い酸素分圧のもとでないと増殖できず，毒素も産生されない.

　一方，真空パックのような包装は，好気性，通性嫌気性の一般微生物の増殖を抑制し，油脂の酸化を防止するため，食品の保存期間を延長させる利点があるが，嫌気性菌の増殖には好都合な環境となり，もしそのなかに芽胞などが混入し発芽・増殖すれば，毒素を産生して中毒を起こすことになる. 熊本県で発生した真空包装の「からしレンコン」によるボツリヌス菌食中毒などはその典型的な例である.

（5）その他の要因

　このほか，食品中に添加される亜硝酸塩，ソルビン酸などの食品添加物や食塩などの塩類も，各種食中毒菌の増殖や毒素産生に多少なりとも影響する.

　ブドウ球菌やボツリヌス菌は，一般に食品中に共存する腐敗・変敗細菌など，他の菌との競合に弱く，相互の菌数の量的関係にもよるが，それらの汚染が多いような食品では，増殖や毒素の産生が抑えられることが多いとされている. しかし，加熱処理などにより夾雑菌が死滅したり減少した場合には，菌の発育に適した食品であれば当然増殖が起こり，毒素を産生して食中毒の原因となりうる.

③ 感染型食中毒

（1）サルモネラ属菌（サルモネラ）食中毒

　サルモネラ属菌（*Salmonella*）による食中毒は，食中毒のなかでももっとも古い歴史をもっており，Gärtner によって 1888 年に報告されたのが最初である. わが国でこの菌が食中毒の原因として注目されたのは，昭和11（1936）年，浜松市で発生した有名な大福餅中毒事件であり，これを契機として，わが国のサルモネラ属の研究は急速な進歩を遂げた.

　サルモネラ属菌は，腸内細菌科のサルモネラ属に分類される通性嫌気性，グラム陰性の無芽胞性桿菌で，多くは周毛性の鞭毛をもち，運動性を示す一群の細菌である（**写真 6-1**）.

　本菌は，哺乳類，鳥類，爬虫類などに広く分布する人畜（獣）共通の病原菌で，血清型と

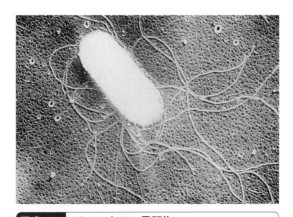

写真 6-1　サルモネラの電顕像

発生例 サルモネラ食中毒

① うなぎ錦糸弁当によるサルモネラ属菌による食中毒

令和2（2020）年9月，長野県上田市の商業施設で販売された「うなぎ錦糸弁当」を食した12人が体調不良を訴えているとの報告があり調査した結果，患者は当該弁当を喫食した97人中82人で，下痢（99%），発熱（71%），腹痛（68%），頭痛（41%），潜伏期間は6時間から61時間（平均28時間）であった．

患者の共通食は飲食店Aで調理し，商業施設で販売されたうなぎ錦糸弁当であることが判明．製造室に保管されていた錦糸卵およびきゅうりの浅漬け，喫食後弁当空容器，患者便，調理従事者便から *Salmonella* Narashino が検出され，患者の症状，潜伏期間がサルモネラ属菌食中毒と一致し，原因物質を *S.narashino* と特定した．

材料のうなぎおよび鶏卵は全て調理済で汚染状況の確認はできなかったが，うなぎ下処理用の木製まな板は適正な消毒が行われていなかったこと，まな板，包丁は用途別に使用されていたが収納する際，交差汚染を防ぐ保管方法がとられていなかったなどが認められた．また，錦糸卵の調理では放熱工程がなく，提供する錦糸卵を一度に調理したことにより品温低下に時間がかかり *S.narashino* の増殖を招いたことが推測された．さらに，錦糸卵は販売日の前々日に調理されていた．

本事例から，器具の適切な消毒，保管，能力に応じた作業内容，提供食数の重要性が認識された．

（塚田滉巳：食品衛生学雑誌，**62**：J-109〜110，2021.）

② 平成26（2014）年8月，群馬県前橋市内の老人保健施設，グループホーム，デイサービスの入所者，利用者，調理従事者が，同一給食施設で調理されたオムレツまたは「やまかけ」を摂食した60人のうち14人が下痢（100%），発熱（92%），腹痛（21%），嘔吐（21%），頭痛（14%），悪寒（14%），倦怠感（14%）の食中毒症状を呈した．

検査の結果，「オムレツ」と「やまかけ」からサルモネラ・エンテリティディス（以下 *S.E*）が検出されたことから，これらを原因食とし，原材料（卵）汚染および加熱不足によると推察した．

調査の結果，*S.E* に汚染された卵をボウルに割卵した際に他の卵全体が汚染されたこと，また加熱不十分なオムレツが室温（記録33℃）に保管されていたことにより，*S.E* が増殖したことによるものと推察された．「やまかけ」は，山芋をすり下ろし，ボウルに入れ調味液を加えた後に泡立て器で混ぜ食前1時間半前頃からおたますくって小鉢に盛りつけ室温で保管していた．

使用した調理器具（ボウル，泡立て器，おたま）はオムレツとすべて共通しており，これらは前日オムレツ調理後，中性洗剤による洗浄のみで殺菌が行われず厨房内に露出保管されていた．

（黒岩尚隆：食品衛生学雑誌，**56**：J-169，2015.）

しては，これまでに約2,500種が報告されているが，これらのうち，チフス菌（*S. Typhi*）とパラチフスA菌（*S. Paratyphi A*）は，3類感染症であるチフス症（腸チフス，パラチフス）の原因菌である．しかし，飲食物を原因とする場合は食中毒としても扱われる．

食中毒原因菌としてわが国で検出頻度の高い血清型は，*S. Enteritidis*（ゲルトネル菌または腸炎菌とも呼ぶ），*S. Typhimurium*（ネズミチフス菌），そのほか *S. Infantis*, *S. Thompson*, *S. Saintpaul*, *S. Braenderup* などがある．欧米諸国と同様，1989年以降はとくに *S. Enteritidis* が卵関連食中毒多発に伴い急増し，検出頻度の第1位を占めるに至っている．こうした背景もあって，厚生労働省統計によるわが国におけるサルモネラ食中毒の発生数も1989年以降は，それ以前に比べて著しく増加した．しかし，この増加も1999年をピークに減少

に転じ，最近ではピーク時の 1/20 程度まで減少，それに伴い *S. Enteritidis* の検出割合も低下してきている．増加原因の 1 つであった患者 1 人の事件も著しく減少をみている．

　このサルモネラ食中毒は，多数の生菌を一度に摂取することによって起こる感染型食中毒の代表的なもので，潜伏期間は，摂取菌量や個人の感受性によっても異なるが，一般的に 12〜24 時間，平均 12 時間ぐらいである．主な症状は，下痢，腹痛，発熱，吐き気，嘔吐で，下痢は水様で，ときに粘液や血液が混ざったりすることもある．

　発熱は急激で，39℃以上にのぼることもある．経過は比較的に短く，主要症状は 1〜数日で軽快し，多くは 1 週間以内に回復する．しかし，新生児や乳幼児では成人に比し感受性が高く，少量の菌でも感染が成立し，敗血症を起こすなど症状が重いことがある．また，接触感染により施設内流行を起こすこともある．なお，通常，一部のヒトでは病後長期にわたり菌を排出し，保菌者として感染源になる場合があるので注意を要する．

　本菌の病原巣は，ヒト，家畜，家禽，齧歯類（かきん）（げっし）などで，ヒトへの感染はこれら保菌動物の腸内容物や糞便を介して，直接あるいは間接的に汚染された食肉や，それらから調理器具などを介して，二次汚染された食品の生食や調理が不十分な状態での摂取によって起こる．レバ刺し，焼き肉，焼き鳥などがその代表的なものである．このほか，卵およびその加工品も感染源として重要で，生卵をそのまま使用する自家製のマヨネーズ，とろろ汁や，ババロア，ティラミスなどのケーキ類，また調理不十分な卵料理などによる事故例が報告されている．これは，従来ではほとんど認められなかったサルモネラ属菌，とくに *S. Enteritidis* に汚染された鶏卵（卵殻内汚染卵）が広く出回ってきたことによるもので，おそらく海外から輸入されたサルモネラ属菌を保菌した採卵鶏を介して，全国的に広がったものと考えられる．

　他方，サルモネラ属菌を保菌した愛玩動物（イヌやネコ，カメなど）から幼児へ感染が起こることもあり，この種のペット媒介感染症も予防対策上無視できない．

（2）下痢原性大腸菌食中毒

　大腸菌（*Escherichia coli*）は，サルモネラ属菌と同様，腸内細菌科に属するグラム陰性，無芽胞性桿菌で，ヒトや動物の大腸内に常在しているが，ある一部の菌では腸管に感染して食中毒の原因になるものがあり，それらは常在菌と区別して一般に下痢原性大腸菌（腸管病原性あるいは病原大腸菌と呼ぶこともある）と呼んでいる（**写真 6-2**）．

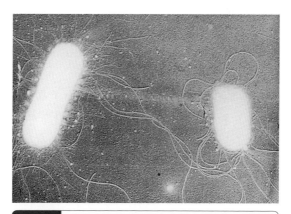

写真 6-2　病原大腸菌（腸管出血性大腸菌）の電顕像

　本菌が世界的に注目されるようになったのは, 昭和20 (1945) 年に Bray が英国で流行した乳幼児下痢症の原因となることを報告して以来で, その後, 多くの研究により, 乳幼児だけでなく成人にも胃腸炎を主徴とする食中毒を起こすことが明らかとなった. また, 食中毒の原因となる大腸菌の病原性についても研究が進み, 現在ではその発病機序の違いにより, 6種のタイプに分けられている.

①　腸管病原性大腸菌: Enteropathogenic E. coli (EPEC)

②　腸管組織侵入性大腸菌: Enteroinvasive E. coli (EIEC)

③　腸管毒素原性大腸菌: Enterotoxigenic E. coli (ETEC)

④　腸管出血性大腸菌 (ベロ毒素産生性大腸菌, 志賀毒素産生性大腸菌とも呼ぶ): Enterohemorrhagic E. coli (EHEC), Verotoxin-producing E. coli (VTEC) または Shigatoxin-producing E. coli (STEC)

⑤　腸管凝集性大腸菌: Enteroaggregative E. coli (EAggEC)

⑥　びまん付着性大腸菌: Diffusely adherent E. coli (DAEC)

　このうち ETEC と EHEC は感染毒素型であり, EAggEC と DAEC も病原性は不明であるが, 腸管内でエンテロトキシンや分泌性毒素を産生し発症すると考えられている.

　これら病原大腸菌のヒトへの感染源としては家畜が重要で, 多くはこれら保菌動物の糞便を介して汚染された肉類や, それらから二次汚染された食品によって感染が起こるが, ときに飲料水などの汚染による水系感染の起こることも報告されている.

❶腸管病原性大腸菌 (EPEC)

　最初に認識された下痢原性大腸菌で, 当初は O44, O55, O111 といった特有の血清型に属する一群の細菌を指していた. しかし, その後 EIEC など新たな病原大腸菌が発見され, それらとの区別が問題視されるようになった. そして, 最近の研究では従来と同じ特有の血清型菌のなかでも培養細胞への特異的な局所付着性を有し, かつ EIEC, ETEC, EHEC のいずれにも該当しないものに限って, EPEC とするのが一般的になった.

　本菌に感染した場合の典型的な症状は, 下痢と腹痛で, 発熱や嘔吐が認められることもある. 下痢は水様性で, 便中に粘液・血液の混じることはまれである. 一般的に幼・小児では感受性が高く, ときに新生児室など施設内での接触感染により集団発生することも報告されている.

❷腸管組織侵入性大腸菌 (EIEC)

　赤痢菌と同様, 大腸に感染した菌が粘膜上皮細胞内に侵入後, そこで増殖し, 順次細胞を破壊して赤痢様の疾病を起こす一群の大腸菌で, ①の EPEC に次いで, 1960 年代にその存在が明らかにされた菌である.

　O28, O124 などある特有の血清型をもち, 病原性の面だけでなく, O 抗原のうえでも赤痢菌と密接な関係を有するものが多い. 本菌食中毒の主要な臨床症状は, 下痢, 腹痛, 発熱, 裏急後重 (しぶり腹) などである. 下痢は, 通常水様性であるが, ときに血性下痢を呈し, 重症時には便中に粘液や多核白血球を混じ, 赤痢と間違われることもある.

❸腸管毒素原性大腸菌 (ETEC)

　この菌は, 1960 年代後半になって初めてその存在が明らかにされた菌である. 発見当初は発展途上国の熱帯地域における小児にみられるコレラ様下痢症や, これらの地域に旅行する

人がよく罹患する旅行者下痢の原因菌として注目されたが，その後本菌は世界各地に分布し，集団食中毒などの原因になることが判明した．

　本菌は，腸管に感染し，増殖する際に代謝産物として下痢の原因毒素を産生するのが特徴である．この毒素には，コレラ菌の産生する下痢原性毒素と同じ作用をもち，60℃10分の加熱で失活する易熱性毒素（heat-labile enterotoxin；LT）と，それとは作用機序を異にし，100℃30分の加熱でも活性を失わない耐熱性毒素（heat-stable enterotoxin；ST）の2種があり，下痢はこの毒素の直接作用により引き起こされる電解質の代謝異常により発症する．

　下痢性状は水様性で，コレラ様の激しい脱水を伴う重症のものから軽症なものまでさまざまであるが，通常，粘血便は認められず，発熱を呈することもまれである．

❹腸管出血性大腸菌（EHEC）

　1982年，米国でビーフハンバーガーを原因食品として集団下痢症事件が発生し，その原因菌として，それまで知られていなかった新しいタイプの大腸菌O157：H7が分離されたのが最初である．本菌は，その典型的臨床像が出血性大腸炎であることから腸管出血性大腸菌と呼ばれる．その後の検討で，本菌はベロ毒素（志賀毒素とも呼ぶ）という病原毒素を産生することが確認されたことから，本毒素を産生する菌をベロ毒素産生性大腸菌あるいは志賀毒素産生性大腸菌と総称することもある．

　本菌による疾病は，生菌の経口感染によって引き起こされる出血性大腸炎（急性胃腸炎）と，重症化した際に起こる溶血性尿毒症症候群（hemolytic uremic syndrome；HUS），血栓性血小板減少性紫斑病（thrombotic thrombocytopenic purpura；TTP）あるいは脳炎などの腸管外の病気に分けられる．出血性大腸炎は，菌に感染後1日〜十数日後に発症するもので，その臨床像は激しい血性下痢を伴う重症のものから，軽症あるいは無症状のままに終わるものまでさまざまである．典型的な症例では大量の新鮮血を伴う血性下痢と激しい腹痛がある．このほか吐き気，嘔吐なども一部の患者に認められるが，38℃以上の高熱を呈する例はまれである．

　本菌のなかでもO157：H7菌は一般に病原性が強く，少量菌（数百個）でも感染が起こり，感受性の高い幼・小児，高齢者や，免疫不全などの基礎疾患をもつヒトではその症状も一般に重症で，2週間〜数カ月の入院加療を必要とする症例も数多く報告されている．また，後述するHUSを併発して死に至る例も少なくないので，注意を要する疾患である．

溶血性尿毒症症候群（hemolytic uremic syndrome；HUS）

　本疾病は，溶血性貧血，血小板減少，急性腎機能障害を主徴とする症候群を指すものであり，出血性大腸炎の罹患後，数日〜十数日後に続いて起こることが多い．これまでの報告では，本症の罹患年齢は幼・小児に高いとされている．予後は比較的良好であるが，無尿例や痙攣，脳症などを併発した症例では重篤に経過するので，十分な注意が必要である．

　本症の感染源としては，家畜，とくにウシが重要で，欧米における原因の判明した食中毒の多くは，ビーフハンバーガーや未殺菌牛乳など畜牛に関連して起こっている．わが国においても，畜牛関連のハンバーグ，牛たたき，ローストビーフなどが問題となるほか，かいわれ大根，はくさいの浅漬けといった野菜類など種々の食品による事故例も報告されている．

　なお，腸管出血性大腸菌による感染症はその重要性に鑑み，感染症法で3類感染症に指定されており，食中毒とは別に毎年4,000人前後の患者が報告されている．

発生例 共通セントラルキッチンを有する複数の焼き肉店で発生した腸管出血性大腸菌 O157 による食中毒

　令和 3（2021）年 6〜7 月に，滋賀県栗東市，草津市，彦根市において複数の施設で下痢および腹痛を呈し，潜伏時間は平均 91〜144 時間の患者 10 人の発生が報告された.

　10 人の患者の便から腸管出血性大腸菌 O157（VT1, VT2）が検出された. 遺伝子解析の結果 7 人は 21c009，1 人は近年の 21c009p であった. 他 1 人は実施できなかった.

　これらの施設は同系列の焼き肉チェーン店で，当該施設で使用している食材等は関係会社が運営するセントラルキッチンで加工された後，搬入されていた. 低温調理された牛肉を使用したユッケや，不十分な加熱が疑われる牛肉を使用した肉寿司等が提供され，複数の患者はこれら加熱不十分の肉を喫食していた. さらに患者に共通する食事はこれらの施設の食事のみであった.

　セントラルキッチンでの調理方法は真空パックした牛肉および内臓を 64℃や 70℃の湯をホースで流しながら漬けて置くという方法で，中心部の温度の測定や細菌検査は実施されていなかった. また，作業スペースが狭く汚染区域と非汚染区域の区分が適切ではなかった. さらに，従事者は食肉を切り取ったあと手袋を交換することなく作業に従事していることなどから腸管出血性大腸菌による 2 次汚染がおこる可能性があった.

　当該施設に対し，適切な衛生管理計画を作成し HACCP の考え方を取り入れた衛生管理の実施をするよう指導が行われた.

（宮川周平：食品衛生学雑誌，63：J-31〜32, 2022.）

腸管毒素原性大腸菌 O159 食中毒

　平成 29（2017）年 9 月，千葉県船橋市保健所に，大学の研修施設で行われた実習に参加し，宿泊した学生・教員 173 人のうち 44 人が，下痢等（100％），腹痛（89％），倦怠感（59％），発熱（48％），頭痛（41％）吐き気（28％）等の症状を呈した. 潜伏時間は 13〜85 時間で 37〜48 時間の患者発生がもっとも多かった.

　調査の結果，患者便 22 検体中 13 検体，調理従事者便 3 検体中 1 検体から腸管毒素原性大腸菌 O159 が検出され，潜伏時間が本菌の特徴と一致したこと，患者の共通食が当施設で提供された食事であることから，当該施設を原因とする食中毒と断定. 原因食品は，検食が保存されていなかったことから特定することはできなかった.

（佐々木裕一郎：食品衛生学雑誌，59：J-128〜129, 2018.）

❺腸管凝集性大腸菌（EAggEC）

　1985 年に，旅行者下痢症から EPEC ではないが EPEC と類似の付着特性をもった菌が分離された. その後詳細な細胞付着実験が行われた結果，新しい付着パターンを示すことがわかり 1989 年から EAggEC と呼ばれている. 開発途上国では，乳幼児の持続性水様下痢と関連する. 旅行者下痢症の原因菌でもある. AAF/I 線毛により宿主粘膜に定着した EAggEC は，至近距離からエンテロトキシンを作用させて下痢を惹起すると考えられている. エンテロトキシンは EAST1 と Pet の 2 種類が報告されており，いずれも上皮細胞の膜電位を変化させて持続性水様下痢を惹起する. 30％では血性下痢を認める.

❻びまん付着性大腸菌（DAEC）

　1985 年に，HEp-2 細胞と HeLa 細胞に対する付着性が EPEC の限局性付着とは明らかに

ジビエ（野生鳥獣肉）はよく加熱して

COLUMN

　ジビエとは，狩猟の対象となる食用の野生鳥獣，またはその肉のことで，ヨーロッパでは古くから貴族の料理に供されてきた．

　わが国でも，シカやイノシシなどの野生鳥獣の捕獲数の増加とともに，捕獲した野生鳥獣の食用としての利活用の増加が見込まれており，平成 26（2014）年には厚生労働省により「野生鳥獣肉の衛生管理に関する指針（ガイドライン）」が策定され

た．

　厚生労働省では，生または加熱不十分な野生のシカ肉やイノシシ肉を食べると，Ｅ型肝炎ウイルス，腸管出血性大腸菌または寄生虫による食中毒のリスクがあるとして，ジビエは中心部まで火が通るようしっかり加熱して食べること，また，接触した器具の消毒など，取り扱いには十分に注意することを呼びかけている．

区別できるびまん性付着（diffuse adherence）である菌が示された．先進国では，原因が特定できない腸管病原体の大きな部分を占めると推察されている．非線毛性の Afa-Dr アドヘジンによる付着と分泌性毒素（Secreted autotransporter toxin；Sat）の作用により，粘膜上皮細胞のタイトジャンクションに作用して透過性の亢進が起こると考えられている．血便を伴わない水様下痢を引き起こす．

（3）ウェルシュ菌食中毒

　ウェルシュ菌（*Clostridium perfringens*）はガス壊疽（えそ）の原因としてよく知られていたが，第二次世界大戦後，英国における調査研究が契機となって，食中毒起因菌としても注目されるようになった菌である．わが国でも昭和 34（1959）年頃から注目されるようになり，毎年20 件前後の発生がみられる．概して発生規模（1 事件当たりの患者数）の大きいのが特徴である．

　本菌は嫌気性の芽胞を有する桿菌（**写真 6-3**）で，ヒトや動物の糞便，土壌，下水など広く自然界に分布しており，これらを介して汚染された食品中でエンテロトキシン産生性の菌が著しく増殖すると，食中毒の原因となる．

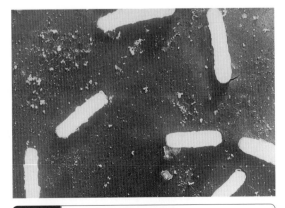

写真 6-3　ウェルシュ菌の電顕像

発生例 ウェルシュ菌食中毒

① 令和3（2021）年12月，長野県長野市および周辺6市町村において「未就学児施設」に通っている園児が胃腸炎症状を呈しているとの通報があった.

患者は市内6園および市外1園に通う園児およびその職員150人で，症状は腹痛81％，下痢94％，嘔吐5％，発熱3％であり，平均潜伏時間は13.9時間であった.

患者は市内の給食施設が調理した給食を喫食し，その他の共通した食事はなかった.

患者便9検体中7検体からウェルシュ菌が検出され，患者の症状はウェルシュ菌によるものと一致，潜伏時間から「鶏と野菜のコンソメ炒め」が原因食品と推定された.

提供形態は「食缶」および「弁当」で，患者の発生は「食缶」での提供によるものであった. 食缶用と弁当用では，加熱調理，冷却までは共通で，その後弁当用は冷蔵庫で保管され，食缶用は，室温（10〜15℃）で一時保管，さらに再加熱し，保温材をのせて出荷された.

「食缶用」での調理工程では，作業手順に規定のない室温での一時保管が行われ，また，再加熱は，20個程度の食缶を一度にスチームコンベクションオーブンに入れ，中心部が75℃に達するまで加熱していたが，中心温度を測定する食缶を定めておらず，不均一かつ不十分な加熱であったと推測され，さらに出荷から喫食まで約4時間あり，保温剤はのせてあったが緩やかに温度が低下し，ウェルシュ菌が増殖したと考えられた.

本件は，HACCPに基づく衛生管理を実施する大規模な給食調理施設での事例であったが，作業手順に規定のない「一時保管」を行い，一般衛生管理から逸脱した食品の取り扱いが判明した.

（羽田陽子：食品衛生学雑誌，**63**：J-109〜110，2022.）

② 令和4（2022）年2月，大分県由布市において，事業所から弁当を喫食した複数人が下痢，腹痛の症状を呈しているとの報告が入った.

調査の結果，喫食者255人中54人（発症率21.2％），潜伏時間は6〜18時間（最多12〜14時間），下痢（96％），腹痛（85％），発熱（2％），裏急後重（2％），倦怠感（2％）等の症状を呈し，患者便10検体中9検体からウェルシュ菌エンテロトキシンが検出（RPLA法）され，エンテロトキシン産生性ウェルシュ菌が分離された.

患者が発生した事業所は集団生活をしており，食事はほとんど共通のため原因食品を統計的に推計することはできなかったが，夕食に提供された弁当のみを喫食し発症した患者が複数存在したことから，当該弁当を原因食品と判断した.

当該弁当の検食を検査した結果，アスパラのアンチョビ炒めから患者便と同様のエンテロトキシン産生性ウェルシュ菌が検出され，原因食品と断定された.

事件の発生原因は，施設の処理能力を超えた大量注文を受け，前日調理した際の冷却工程が不適切であったこと，また，翌日冷蔵庫から取り出し，盛り付け前に再加熱せず，さらに配送まで室温で保管を行ったことも原因菌が大量に検出された原因の一つと考えられた. 自身の施設の処理能力を把握し，受注量をコントロールすることが重要である.

（髙橋尚敬：食品衛生学雑誌，**64**：J-25〜26，2023.）

ウェルシュ菌は，産生する毒素の種類により，A〜E型の5種の型に分類されているが，食中毒の原因となるのは主にA型菌である. 通常のA型ウェルシュ菌の芽胞は熱に弱く，90℃30分あるいは100℃5分の加熱で死滅するが，食中毒の原因となる菌の芽胞の多くは100℃1〜4時間の加熱に耐える耐熱性菌で，エンテロトキシンを産生する.

発生例 ## カンピロバクター食中毒

① 平成30（2018）年11月，宮崎県宮崎市内の飲食店において，レバーたたき（鶏レバー，ハツ）を喫食した114人中76人が発熱（51％），下痢（93％），腹痛（80％）などを発症．潜伏時間でもっとも多かったのは48〜72時間（35人），次いで24〜48時間（14人），72〜96時間（13人）であった．すべての患者に共通する食事は本飲食店で提供された食事のみで，有症者の48人の検便の結果，43人からカンピロバクター属菌が検出され，患者の症状，潜伏時間がカンピロバクター属菌による食中毒の症状と一致したこと，および患者らは当該飲食店で「レバーたたき（鶏レバー，ハツ）」を喫食していたこと，喫食調査の統計解析において，「レバーたたき」に有意性が示されたことから，原因食品と断定された．

本事件の「レバーたたき」には加熱調理用レバーが用いられ，表面を沸騰した湯で10秒間湯煎したのち，刺身に加工されていた．加熱調理用のレバーを用いたため，鶏レバーそのものがカンピロバクター属菌に汚染されていた可能性が高いと考えられた．

事件後，当該飲食店は3日間の営業停止処分とし，店舗の清掃・消毒，調理従事者への衛生講習を実施し，加熱用・生食用に表示に従った提供をするよう指導した．

（島田香菜：食品衛生学雑誌，**60**：J-115〜116，2019.）

② 令和2（2020）年10月，東京都中野区の小学校に通う児童10人が発熱，腹痛，下痢，頭痛のいずれかの症状を呈し，検便の結果，そのうちの4人からカンピロバクターを検出したとの報告が保健所にあった．調査の結果，児童，教職員，調理従事者109人が10月12〜22日にかけて発熱，腹痛，下痢，頭痛のいずれかの症状を呈していたが，入院を要する重症者は認められなかった．

患者の共通食は給食のみで，検食の鶏肉からカンピロバクターが検出された．さらに患者の検便からもカンピロバクターが検出され，カンピロバクターに起因する症状と一致したこと等よりカンピロバクター食中毒と断定．原因食品としてジェットオーブンで焼かれた「おとうふミートローフ」が原因と特定された．

ジェットオーブンの使用についてはメーカーに確認したところ，焼き皿へのひき肉等の生地の厚さを2cm以下に抑える必要があり，それ以上の厚さでは中央部分が加熱不足になること，また高温で焼くと表面が早く焼き固まり食材への熱が伝わりにくくなるとの回答が得られた．当該校のミートローフは2.8〜3cmの厚みがあり，メーカーの想定した厚みを超えていたことが判明．そのことからメニューの一部に加熱不足が生じたと推察．

原因施設に対し，7日間の食事供給停止，衛生教育の実施，適切な温度測定および記録の実施など，再発防止対策を講じるよう指導した．

（相葉実希：食品衛生学雑誌，**62**：J-106〜107，2021.）

ウェルシュ菌食中毒は，食品とともに経口摂取された大量の生菌が腸管内で増殖して芽胞を形成する際にエンテロトキシンを産生し，この毒素の直接作用によって引き起こされる感染毒素型の疾病であり，潜伏期間は平均12時間程度で，主に水様性の下痢，腹痛をもって発病する．吐き気，嘔吐がみられることもあるが，発熱はあまり認められない．概して軽症で，1両日で自然治癒することが多い．

原因食としては，カレーやシチューなどの肉類，またアジの南蛮漬といった魚介類などの動物性たんぱく質食品による発生頻度が高い．これは，ウェルシュ菌芽胞がこうした加熱調理された食品内でも生き残る一方，加熱によって酸化還元電位が低下する肉類のような食品

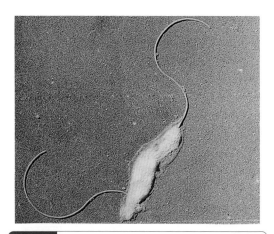

写真6-4 カンピロバクター・ジェジュニの電顕像

では嫌気性菌の増殖に好都合な環境になるためで，これらの食品が適温に放置されると，芽胞が栄養型になって増殖し事故の原因となる．大量に調理した場合に事故が起きやすい．

（4）カンピロバクター・ジェジュニ/コリ食中毒

カンピロバクター（*Campylobacter*）が原因と考えられた最初の食中毒事例は，昭和21（1946）年の米国における汚染牛乳による集団発生であるが，本菌が世界的に注目されるようになったのは，昭和53（1978）年，同じ米国で発生した患者約2,000人を数えた飲料水による水系感染例以降のことである．わが国でも，昭和54（1979）年に東京の保育園で集団発生が初めて確認され，この事件を契機としてその後多くの食中毒事件が報告されるようになった．平成13（2001）年には本菌の発生件数がサルモネラ属菌を上回り，平成15（2003）年以降，常に細菌性食中毒事件の第1位となっており，平成24～令和3（2012～2021）年までの10年間を平均すると，事件数で69.0%，患者数で28.1%（いずれも細菌全体に対する割合）を占めている．

カンピロバクターはサルモネラ属菌と同様，人畜（獣）共通感染症の原因菌で，古くからウシやブタの流産菌としてよく知られていた菌である．ヒトにも食中毒や敗血症などの疾病を引き起こすが，食中毒の原因となるのは，主にカンピロバクター・ジェジュニ（*C. jejuni*）とカンピロバクター・コリ（*C. coli*）の2菌種である．このカンピロバクターは，グラム陰性の微好気性（5%程度の少量の酸素の存在する環境を好んで発育する）のらせん状桿菌で，菌体の両端にそれぞれ1本の鞭毛をもち，コルクスクリュー様の特徴ある運動性を有する（写真6-4）．発育至適温度は35～42℃と比較的高く，25℃以下では発育できない．

本菌はニワトリなどの家禽類，ウシ，ブタなどの家畜や，イヌなどのペットが保菌しており，これらを介してヒトに感染する．とくに鶏肉関連の事故例が多い．

本菌食中毒の潜伏期間は1～7日（平均3日），臨床症状は，下痢，腹痛，発熱が主体で，ときに頭痛，吐き気，嘔吐などがみられることもある．下痢は水様性のほか，とくに小児では赤痢のような粘・血便を呈することも少なくない．また，カンピロバクター感染後，1～3週間経過した後に，一部の患者でギラン・バレー症候群（Guillain-Barré Syndrome；GBS）を発症することが知られている．潜伏期間は本菌では他の食中毒菌に比し，少量菌でも感染

エルシニア・エンテロコリチカ食中毒

発生例

平成26（2014）年5月，宮城県仙台市内の飲食店で提供された昼食を摂取した85人中，16人が腹痛（100%），発熱（88%），下痢（63%），頭痛（50%），吐き気（10%），嘔吐（6%），悪寒（6%），倦怠感（6%）の症状を呈した．潜伏時間は48〜144時間以上で，中でも144時間以上のものが多かった．

検査の結果，患者便，調理従事者便および調理器具からエルシニア・エンテロコリチカ O8が検出されたことから，同菌による食中毒と断定した．調査の結果，調理従事者が，エルシニア・エンテロコリチカに汚染された山水を飲料水や野菜洗浄に使用していたことが判明した．その結果，施設内が汚染され，それらを介して食品が二次汚染されたものと考えられた．

（小林真也：食品衛生学雑誌，**56**：J-54〜56，2015.）

が起こるとされている．

（5）エルシニア食中毒

エルシニア・エンテロコリチカ（*Yersinia enterocolitica*）はサルモネラなどと同じ腸内細菌科に属するグラム陰性の運動性を有する桿菌で，通常の食中毒細菌とは異なり，0〜5℃の低温でも増殖する特徴がある．

本菌は，人畜（獣）共通の感染症の原因となるもので，ヒトへの感染は保菌動物であるブタなど畜肉食品の経口摂取によって起こることが多い．イヌやネコ，ネズミなども保菌しており，感染源となることがある．

本菌食中毒の潜伏期間は2〜3日程度で，主症状は発熱，腹痛，下痢などであるが，とくに成人では，回腸末端炎，腸間膜リンパ節炎，虫垂炎，敗血症など，多彩な病態または病型を引き起こすことも多い．一般的に小児での感染例が多い．

わが国では昭和47（1972）年に静岡県で最初の集団食中毒事件が報告されて以来，いくつかの事例が報告されているが，これまでのところ発生はきわめてまれである．なお，本菌と類縁の仮性結核菌（*Y. pseudotuberculosis*）もときに食中毒様の感染症を起こすことがある．

（6）腸炎ビブリオ食中毒

腸炎ビブリオ（*Vibrio parahaemolyticus*）は，昭和25（1950）年，大阪地方で発生した"シラス干し"による食中毒事件の際に，藤野らによって発見されたのが最初である．

この腸炎ビブリオは，ビブリオ科に属するグラム陰性の通性嫌気性，無芽胞の桿菌で，極単毛をもち，活発に運動するのが特徴である（**写真6-5**）．本菌は元来海水中に生息する海水細菌で，以前病原性好塩菌と呼ばれていたように，3〜5%の食塩の入った培地でよく増殖する．また，本菌は分裂速度が通常の細菌に比べ2倍程度速いのが特徴で，栄養などの環境条件が整えば，約10分（通常の細菌は20〜30分）ぐらいで分裂・増殖する．

腸炎ビブリオはすべての菌がヒトに感染を起こすわけではなく，原則的に神奈川現象と呼ばれる特有の溶血現象を示す菌のみがヒトに病原性を示す．病原性は，ヒト血球を溶血する耐熱性溶血毒（thermostable direct hemolysin；TDH）と，TDHと免疫学的に類似の耐熱性溶血毒類似毒素（TDH-related hemolysin；TRH）によるもので，感染毒素型食中毒に分類

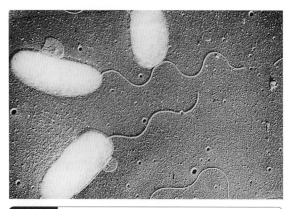

写真 6-5 腸炎ビブリオの電顕像

される.

　本菌食中毒は，サルモネラ属菌と同様，生菌の摂取によって起こる感染型食中毒で，発症までの潜伏期間は平均 12 時間程度である．主要症状は腹痛と下痢で，腹痛はときに上腹部に激烈な痛みを伴い，急性虫垂炎や胃痙攣と間違われることがある．下痢の多くは水様性，ときに粘血便を混じて，赤痢と誤られることもある．このほか一部に発熱，頭痛，吐き気，嘔吐なども認められる．経過は一般的に短く，1〜数日で回復するが，脱水症状が著しく，虚脱状態に陥って死亡するというような重症例も報告されている.

　本菌による食中毒は，昭和 37（1962）年に厚生省（現厚生労働省）の統計に掲載されるようになり，それ以降平成 10（1998）年まで，ほぼ毎年病因の判明した集団食中毒事件の第 1 位を占めていたが，その後減少に転じ，最近では年間 10 件前後を数える程度になっている．本中毒は，多くは 7〜9 月の夏期に集中して発生し，冬期は輸入例を除けばほとんど発生をみない.

発生例 腸炎ビブリオ食中毒

　平成 28（2016）年 7 月，埼玉県所沢市内の飲食店内で調理・提供された弁当を喫食した 24 人中，19 人が下痢（100％），吐き気（78.9％），腹痛（73.7％），倦怠感（57.9％），発熱（52.6％），嘔吐（47.4％），悪寒（47.4％），頭痛（26.3％）の症状を呈した.

　検査の結果，患者便 11 検体中 8 検体から腸炎ビブリオ（血清型 O3：K6）が検出されたことから，本事件の病因物質は腸炎ビブリオと確定した．なお，調理従事者便 2 検体および施設の拭き取り 10 検体から腸炎ビブリオは検出されなかった.

　本事件では，当該弁当に魚介類が使用されていなかったため，二次汚染によるものと推察された．当該施設では，まな板および包丁の使い分けが徹底されておらず，また，調理器具の洗浄消毒方法が不適切であり，さらには手洗い設備は壊れ消毒液の設備がなかったため，二次汚染の可能性はどこにでもあった．当該弁当調理日以前に魚介類の調理をしたか調理従事者の記憶が曖昧であったため，二次汚染がいつどこで起こったかを推測することはできなかった．また，冷蔵・冷凍庫内は食材別に保管されておらず，原料保管時の相互汚染の可能性も否定できなかった.

（峰村由貴恵：食品衛生学雑誌，**58**：J-39〜40，2017.）

　感染源としては，菌の生態とも関連して，<u>近海産の魚介類</u>が圧倒的に多い．夏期の水温が高い時期の海水には腸炎ビブリオが多数存在し，これらの時期に捕獲された魚介類も当然のことながら本菌に汚染される．そして，こうした汚染魚介類を刺身や，たたき，酢の物，すしなどで，生のまま喫食したり，調理不十分のまま喫食することにより感染が起こる．このほか汚染魚介類から，まな板，包丁などの調理器具を介して二次汚染された食品による事故も多く，これまでにキュウリや野菜の一夜漬けなど，多種多様な食品が原因食品として報告されている．

（7）ナグビブリオ食中毒

　ナグビブリオは，non-agglutinable（NAG）*Vibrio*（非凝集性ビブリオ）の略語で，コレラ菌（*Vibrio cholerae* O1 および O139）と同じ生物化学的性質をもっているが，コレラ毒素（Cholera toxin；CT）を産生しない細菌群の俗称である．細菌分類学的には *V. cholerae* non O1・O139 が正式な呼称である．コレラ菌と同様，ビブリオ科に属するグラム陰性の運動性を有する桿菌で，コレラ流行地などの海水や淡水など，水の環境に広く生息している．

　感染源は腸炎ビブリオと同様，これら環境から汚染された魚介類の生食などによりヒトに感染する．潜伏期間は 12〜24 時間程度で，臨床症状は水様下痢（まれに血便），腹痛が主体である．わが国での発生はごくまれであるが，東南アジアなどへの旅行者によって持ち込まれる輸入感染症としては頻度が高く，注目されている．

（8）セレウス菌食中毒（下痢型）

　セレウス菌（*Bacillus cereus*）は，グラム陽性の耐熱性芽胞（100℃，30 分の加熱では死滅しない）と鞭毛を有する桿菌で，腐敗，変敗細菌の1つとして，土壌，ほこり，汚水など自然界に広く分布している．本菌が食中毒の原因となることについては，1950 年に Hauge が報告したのが最初であり，当初，本食中毒は感染型に該当すると考えられていたが，その後の研究により，本食中毒には感染型だけでなく，毒素型（後述）の2つの病型のあることが明らかになった．これらは臨床症状から，感染型は下痢型，毒素型は嘔吐型と分類される．

　下痢型の食中毒はウェルシュ菌と同様，本菌が大量に増殖した食品の喫食により感染するものであり，主にシチューなどの肉類やスープなどを介して，8〜16 時間の潜伏期間ののち，下痢，腹痛をもって発症することが多い．この発症には，感染した生菌が腸管内で増殖する際に産生する毒素（下痢型エンテロトキシン）が関与している．

　下痢型エンテロトキシンは分子量 38,000〜46,000 のたんぱく質で，加熱，トリプシン，プロナーゼなどの酵素や胃酸などにより失活する．このため，食品とともに摂取されたセレウス菌が胃を通過し，小腸で定着・増殖して毒素を産生することにより発症する感染毒素型食中毒に分類される．

　下痢型，嘔吐型いずれのタイプの食中毒も，一般的に軽症で経過し，1 両日で自然治癒することが多い．わが国におけるこれまでの発生は，英国やカナダ，オーストラリアなどと同様，その大半が嘔吐型食中毒で，毎年 5〜6 件程度の発生が報告されている．

（9）リステリア・モノサイトゲネス

　リステリア・モノサイトゲネス（*Listeria monocytogenes*）は通性嫌気性，グラム陽性の無芽胞短桿菌で，1〜4 本の周毛性鞭毛をもち 30℃以下で運動性を示す．発育可能温度域は－0.4〜45℃と幅広く，低温下でも増殖可能で，食塩耐性，乾燥にも強い．

　リステリア・モノサイトゲネスは自然環境や各種動物に広く分布し，健康なヒトからも2〜10％検出される．ペットなどからヒトへ感染する人畜（獣）共通感染症として知られていたが，1953年に妊婦がリステリア乳腺炎にかかっている牛の牛乳を飲み双子を死産したことにより，食品からの感染が確認された．その後1981年にカナダでコールスローサラダによる大規模な食中毒が発生し，リステリアが重要な食品媒介感染症として捉えられるようになった．

　原因食品はそのまま食べる（ready-to-eat）食品で，これまでにチーズ等の乳製品，食肉製品，野菜などが報告されている．潜伏期間は1日〜3カ月で，症状は非侵襲性疾病と侵襲性疾病に大別される．非侵襲性疾病では，悪寒，発熱，下痢，筋肉痛などの食中毒症状である．基礎疾患のある人，妊婦，免疫機能の低下した人，高齢者等では侵襲性疾病も発症する可能性があり，菌血症，髄膜炎，中枢神経系症状などの症状を呈する．また，妊婦では流産，未熟児の出産を引き起こす．本菌は低温下でも増殖するため，保存時は4℃以下として長期間保存を避け，喫食前に加熱（70℃以上）することが重要である．

　欧米諸国ではほぼ毎年のように本菌による食中毒が起きているが，わが国では2001年に北海道でナチュラルチーズを原因とした数十人の事件が唯一判明している事例である．

④ 毒素型食中毒

（1）ブドウ球菌食中毒

　ブドウ球菌は，ヒトや動物の化膿性疾患などの重要な原因菌であるが，それだけでなく，食中毒菌としても重要なものの1つである．本菌は自然環境に抵抗力が強く，健康な皮膚，鼻腔などの粘膜面や糞便，土壌，下水などの自然界に広く分布しているので，食品を汚染する機会も非常に多い．ヒトの化膿創も汚染源として重要である．

　ブドウ球菌は現在多くの種類に分類されているが，そのなかでヒトの食中毒の原因となるのは，主に黄色ブドウ球菌（*Staphylococcus aureus*）と呼ばれる菌である（写真6-6）．

　本菌は，コアグラーゼと呼ばれる酵素を産生する一方，耐塩性を有するのが特徴で，7.5％の食塩の存在下でも増殖可能である．

　ブドウ球菌による食中毒を最初に科学的に証明したのはBarberで，1916年のことである．その後，1930年にDackらによってブドウ球菌が食中毒の原因となることが再確認されたの

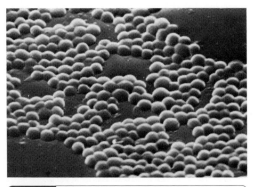

写真6-6　黄色ブドウ球菌の電顕像

> **発生例**　**黄色ブドウ球菌食中毒**
>
> 　令和3（2021）年9月，金沢市の介護老人保健施設において14人の入所者が吐き気や下痢症状を発症しているとの連絡があった.
>
> 　検便を実施した11人中6人の患者便から黄色ブドウ球菌が検出され，患者の主症状が下痢・発熱・嘔気，潜伏時間の平均が6.6時間（5.3～8.5時間）と黄色ブドウ球菌の食中毒症状と一致することから，病因物質は黄色ブドウ球菌と断定.
>
> 　患者14人は同一の施設入所者で，共通食品は給食事業者が当該施設調理室で調理提供する食事のみであり，その「卵グラタン（ミキサー食）」から，検便と同型の黄色ブドウ球菌が検出され，原因食品と断定された.
>
> 　汚染経路は加熱工程後に何らかの原因で黄色ブドウ球菌が具材に混入し，室温および温蔵カート（55℃）に置かれたことにより増殖したと考えられた. なお，従業員検便からは同型のブドウ球菌は検出されず，調理・盛り付けに従事した従業員について，一人の従業員に手荒れがあったが，黄色ブドウ球菌は検出されなかった. このことより汚染経路は判明しなかったが，本件は，調理中および調理後の食品の温度管理の不適切という，食中毒予防の基本を遵守しなかったことが食中毒発生の要因の一つと考えられた. なお，施設の食事提供は，加熱後に細切，ミキサー処理等の操作が加わることがあり食中毒発生リスクが高まる. 加熱，冷却等の重要管理点を確実に管理するなどHACCPの考え方を取り入れた衛生管理を行うことが重要である.
>
> （田中礼子：食品衛生学雑誌，**63**：J-106～107，2022.）

を契機として，世界各地から続々と本菌食中毒例が報告されるようになった. わが国で本菌食中毒が注目されるようになったのは1940年頃からで，1990年代半ば頃まで，腸炎ビブリオ，サルモネラに次いで発生頻度が高かったが，最近では発生数も減少傾向にある.

　ブドウ球菌による食中毒は，ボツリヌス菌食中毒と同様に，この菌が食品中で増殖する過程で産生された毒素を摂取することによって起こる毒素型食中毒の代表的なものであり，原因となる毒素はエンテロトキシン（腸管毒）と呼ばれている.

　本菌による食中毒は，潜伏期間が1～6時間，平均3時間前後で，感染型食中毒に比し，著しく短いのが特徴である. 症状は，初め唾液の分泌が増し，次いで悪心，嘔吐，下痢，腹痛が起こる. 下痢は通常水様性で，発熱することはまれである. また，重症例では，下痢や嘔吐が激しく，脱水症状を呈し，急激に衰弱をきたすこともある. 一般的に経過は短く，1～2日で自然治癒し，予後は良好で，死亡することはほとんどない.

　本菌食中毒の原因食品は，欧米では牛乳，クリームなどの乳製品や，ハム，ソーセージなどの肉類が主体であるが，わが国では欧米諸国と食生活が異なることもあって，植物性の食品，とくにでんぷん質を多く含む弁当類，握り飯といった米飯によるものも多い.

　本菌食中毒の原因物質であるエンテロトキシンは分子量3万前後の単純たんぱく質で，抗原性の違いからA～E型までの5種が知られていたが，近年G型以降の型が次々と発見され，種類が20以上あることがわかってきた. わが国での発生はA型によるものが多い.

　精製された毒素はいずれも熱に比較的易熱性であるが，食品中に産生された毒素は著しい耐熱性を示すのが特徴で，通常100℃60分間の加熱でも安定である. したがって，食品中に

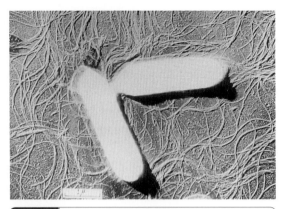

写真 6-7 ボツリヌス菌の電顕像

いったんこの毒素が産生されると，一般的な調理方法では中毒を避けることは困難である．

（2）ボツリヌス食中毒

　ボツリヌス菌（*Clostridium botulinum*）による食中毒は，ブドウ球菌食中毒と並んで毒素型食中毒の代表的なものである（**写真 6-7**）．

　本食中毒は比較的古い歴史をもっており，1896 年，Van Ermengem によって確認されたのが最初である．わが国で問題になったのは，1951 年，北海道でニシンの「いずし」を原因と

発生例　ボツリヌス食中毒

① 乳児ボツリヌス症

　平成 29（2017）年 2 月，都内において乳児ボツリヌス症の疑いがある患者の発生報告があった．

　患者は 5 カ月の乳児で，体調不良により複数の医療機関を受診，その後けいれん等の症状を呈し入院．患者は発症日までの約 1 カ月間，1 日平均 2 回程度，市販の子供用飲料（粉末）にはちみつを混ぜ，離乳食として与えられていた．検査の結果，患者便から A 型ボツリヌス菌および A 型ボツリヌス毒素，血清から A 型ボツリヌス毒素，家庭にあったはちみつ残品から A 型ボツリヌス菌が検出された．

　以上より，原因食品は離乳食として与えられたはちみつによるボツリヌス菌食中毒と判断．事件を受け，患者の住所地を管轄する自治体および東京都はホームページで「1 歳未満の乳児にはちみつを与えてはいけない」旨の周知を行った．　　　　　　　　　（高橋八重子：食品衛生学雑誌，59：J-39〜40，2018.）

② 平成 19（2007）年 4 月，岩手県一関市において，自家製「鮎のいずし」を食べた 1 人が，17 時間後，吐き気，嘔吐，眼症状，呼吸困難の症状を呈し，病院に搬入された．患者の血清からボツリヌス E 型毒素が検出され，ボツリヌス菌による食中毒と断定された．

　「鮎のいずし」を製造し，4〜5 カ月後，数回 1 人で摂食したが異常がなかった．7 カ月後，変敗した部分を廃棄し，残品を摂食し発症した．

　原因究明の結果，いずしの調理工程における原材料の洗浄不足，鰓を除去しなかったこと，長期間，常温保存されていたことから，原材料に付着したボツリヌス菌が増殖し，毒素が産生されたものと考えられた．

（千葉正人：食品衛生学雑誌，49：J-201〜202，2008.）

COLUMN　連続ボツリヌス食中毒事件

　昭和36（1961）年11月，秋田県南外村の農家の主婦が，自家製のサンマのいずしを昼食に食べて，腹痛，腹部膨満，手足のしびれなどの症状を呈して翌朝未明に死亡した．

　この死因が「いずし」によるボツリヌス中毒であることは誰も気がつかなかった．その地方では，家の人が死亡すると，その家にある魚介類を全部食べつくすという習慣があったので，遺族の5人と葬式の準備や弔問客11人の合せて16人が「いずし」を喫食し，全員が発症し12人が死亡した．死亡をまぬがれた4人は，喫食量が少なかったためと考えられている．

　喫食した「いずし」のサンマは，魚の行商人から買い求め，内臓と頭を除去した後，木桶に入った井戸水に漬け，1日1回井戸水を交換し血抜きを11日間にわたって行った．次いで，米飯，麹，野菜，塩を加えて木桶に漬け込み，落し蓋に重石をのせて約1カ月間熟成させた．この熟成期間中にサンマを汚染していたボツリヌス菌が増殖して毒素を産生したものと推定された．

　予防として，①新鮮な魚を用いる．②血抜きに用いる水の温度は10℃以下でpHは5.5以下とし，血抜きの期間は3日以内とすることが重要である．

〔いずしの製造工程図〕

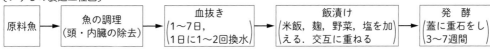

原料魚 → 魚の調理（頭・内臓の除去）→ 血抜き（1～7日，1日に1～2回換水）→ 飯漬け（米飯，麹，野菜，塩を加える．交互に重ねる）→ 発酵（蓋に重石をし3～7週間）

して発生した食中毒以降のことであるが，近年では数年に1件程度の発生をみている．

　ボツリヌス菌は，嫌気性の有芽胞桿菌で，産生毒素の抗原性の違いにより，現在，A～Gの7型に分けられている．これら各型のうち，ヒトに中毒を起こすのは，A，B，E，Fの各型で，CおよびD型は主として水鳥など，鳥類のボツリヌス症の原因となる．ボツリヌス毒素は易熱性で，80℃30分間の加熱，あるいは煮沸で不活化される．

　これまでのわが国における本菌食中毒の疫学的特徴は，発生原因の大部分がE型ボツリヌス菌で，発生地域が北海道や東北地方に集中していること，またその原因食品が「いずし」と呼ばれる生魚の発酵食品あるいはその類似食品によっていたことであるが，昭和44（1969）年に宮崎県で発生した輸入キャビアの缶詰によるB型中毒，昭和51（1976）年の東京におけるA型中毒（原因不明）や昭和59（1984）年の熊本県の「からしレンコン」によるA型中毒のように，従来の原則には当てはまらないような事例もいくつか報告されるようになってきている．外国で問題になる食品は，ソーセージ，ハム，自家製の野菜などの缶・びん詰，肉の缶詰などである．

　ボツリヌス食中毒の潜伏期間は2時間～8日，ふつうは12～36時間で，その症状は吐き気，嘔吐，全身倦怠，疲労感，頭痛などに続いて，腹部膨満感，腹痛，便秘，ときに下痢を訴える．ついで視力が弱くなり，物がかすんで見え，眼球運動の失調のため，物が二重に見えたり，眼瞼の下垂をきたす．眼症状と前後して舌咽神経の麻痺症状が現れ，舌のもつれ，嚥下障害が起こり，声がかすれ，口渇を訴える．顔面神経の麻痺により，蒼白，仮面状となり，横隔膜の麻痺のため呼吸困難に陥る．また，これらの麻痺症状が進行すれば死の転帰をとる．

致命率は約30％と高いが，1962年に抗毒素血清療法が導入されて以降は約4％に低下している．

乳児ボツリヌス症：

主にA型とB型菌によって起こるボツリヌス症の病型の1つで，1976年に米国において報告されたのが最初である．本症は食品中で産生されたボツリヌス毒素の摂食によって起こる上述の古典的な食餌性食中毒とは異なり，はちみつなどに付着したボツリヌス菌芽胞が経口的に摂取され，それが腸管内で発芽，増殖する過程で産生される毒素により発症する．患者は1歳未満の乳児が主で，その大半は6カ月かそれ以下である．乳児ボツリヌス症は4類感染症の対象となっている（平成15（2003）年11月の一部法改正により，名称をボツリヌス症に変更）．

乳児ボツリヌス症の病態は軽症のものから乳児突然死まで多岐にわたる．これまでの米国の調査では，乳児突然死の約5％は本症によるものと推定されている．わが国で最初に確認されたのは昭和61（1986）年，千葉県で発生した事例であるが，それ以降平成29（2017）年までに38件の発生報告（うち1人死亡）がなされている．感染源・感染経路不明の症例がほとんどであるが，死亡例でははちみつ摂取が原因と推定されている（発生例参照）．

（3）セレウス菌食中毒（嘔吐型）

セレウス菌による嘔吐型食中毒は，食品中で菌が増殖する際に産生された嘔吐毒（cereulide：セレウリド）により発生する．一部のセレウス菌が産生するセレウリドは，分子

発生例 セレウス菌食中毒

おから調理品によるセレウス菌食中毒

令和元（2019）年7月，旭川市および1道3市で，宅配業者を介し納品された「味付けおから」の消費者から，異味異臭，喫食後胃腸炎症状を呈した旨の申し出が旭川市保健所に寄せられた．

患者数147人（摂食者数不明）で，平均潜伏時間6時間26分，症状は吐き気（66.7％），嘔吐（72.8％），下痢（60.5％），腹痛（34.7％），発熱（10.9％），倦怠感（6.8％）であった．

有症者は共通して当該製品を喫食しており，有症者の便および消費者宅・配送センターに保管されていた当該製品の残品からセレウス菌が検出されたこと，有症者の潜伏時間，症状がセレウス菌による食中毒と一致することから，セレウス菌食中毒（嘔吐型，下痢型の混合）と断定．

セレウス菌は環境中に広く分布しており，製品の原材料や施設・設備を介し汚染された可能性がある．また，本事例では製造者が，宅配業者からの大量受注対応のため，製造マニュアルを逸脱した能力以上の製造を行っていたことが判明．この結果，当該製品の過熱不足，冷却不良が食中毒の原因となった可能性が高いと考えらえた．

しかし，セレウス菌は一般的な加熱条件で死滅させることは困難であること，当該製品（真空包装品）の賞味期限が製造日＋20日と長く設定されていたこともあり，保存方法の不備，賞味期限がせまっていることによる，菌数の増加の可能性もある．

さらに，当該製品は真空包装されていることから，嫌気性耐熱性芽胞による食中毒の発生の原因となる可能性もあったことから，事業者のHACCPに沿った衛生管理が重要であることについて助言を行った．

（大西広輔：食品衛生学雑誌，61：J-48〜49，2020．）

量 1153.38 の耐熱性ペプチドで，126℃，90 分の加熱処理，pH2，11 の強酸性・アルカリ性，ペプシン，タイロシンでも失活されない．このため，セレウリドで汚染された食品を摂取することによって毒素型食中毒が発生する．

喫食後 30 分～5 時間，平均 3 時間前後の潜伏期間をおいて，吐き気，嘔吐などの症状を発症する．原因食品はチャーハンやピラフ，オムライスといった米飯によるものが大半である．

⑤ その他の細菌性食中毒

細菌性食中毒の主なものは以上のとおりであるが，そのほかに，ビブリオやエロモナス，プレジオモナスの各属による食中毒が昭和 57（1982）年に厚生省（現厚生労働省）から指定を受けている．

これらの食中毒は，いずれも経口的に摂取された生菌が腸管で定着・増殖して発症する感染型食中毒の分類に入るが，その発症機序の詳細はまだ明らかではない．

症状は，感染型食中毒の特徴にそって，多くは平均 12 時間前後の潜伏期間ののち，下痢，腹痛を主訴として発症し，1 両日ぐらいで回復する．下痢は水様性であることが大半で，発熱はあっても一般的に軽度である．

（1）ビブリオ食中毒

この範疇（はんちゅう）に入る食中毒の原因菌としては，ビブリオ・ミミクス，（*Vibrio mimicus*），ビブリオ・フルビアリス（*V. fluvialis*），ビブリオ・ファーニシイ（*V. furnissii*）がある．いずれも水生ビブリオで，沿岸海水，汽水域また河川などの環境に生息，魚介類などを介してヒトに感染する．わが国での発生数は少ないが，熱帯地方では広く分布，感染する機会が多い．

（2）エロモナス食中毒

エロモナス・ヒドロフィラ（*Aeromonas hydrophila*）およびエロモナス・ソブリア（*A. sobria*）の 2 菌種が主として食中毒の原因となる．両菌種とも，淡水，土壌，食品などに広く分布し，魚介類などを介してヒトに感染するが，わが国における集団食中毒例はこれまで数例を数えるのみである．

（3）プレジオモナス食中毒

プレジオモナス・シゲロイデス（*Plesiomonas shigelloides*）が原因菌である．エロモナスと同様，淡水性細菌であり，魚介類などを介してヒトに感染する．わが国ではこれまで数例の集団発生例が報告されているが，その多くは同時に腸炎ビブリオが検出された例である．

⑥ 細菌性食中毒の予防

食中毒は発生後の処置よりも発生予防に万全を期さなければならないことはいうまでもない．食中毒事件の多くは微生物によるものなので，とくにその予防が重要となる．

食中毒の予防策としては，以下に記した（1）細菌による汚染を防ぐこと（つけない），（2）細菌の増殖を防ぐこと（増やさない），（3）細菌を死滅させること（やっつける）の 3 つの原則に従うことが基本で，これらの原則が守られれば細菌性食中毒の発生はほとんど未然に防ぎうる．ただし，食中毒の原因菌のなかには，赤痢菌などと同様，少量の菌でも感染を起こすものがあるので，とくに大規模に食品を提供するような給食施設にあっては，細心の注意を払う必要がある．

（1）細菌による汚染防止

　調理食品が食中毒細菌に汚染されるのは，多くはヒト，動物や昆虫などからの直接汚染か，初めから汚染されている生の食品材料から，調理施設，調理器具などを介しての間接汚染によっているので，以下の点について十分留意する．

　① 調理に従事する者，また製造，販売など食品を取り扱う者は，常に手指の洗浄・消毒の習慣を身につけ，手指を介して食品を汚染することのないように努める．とくに生の肉類，魚介類などの食品を扱った後は，汚染の原因になりやすいので十分注意する．

　② 調理や製造，販売など，食品を取り扱う業務に従事する者については，定期的に検便を行い，保菌者の発見に努め，事故の発生を未然に防ぐようにする．

　③ とくに手指に化膿性疾患のある者や下痢をしている者は，調理，製造などの業務に従事してはならない．それは，手指を介して化膿の原因となる黄色ブドウ球菌が大量に食品中に混入したり，下痢の原因となるさまざまな病原菌が食品に付着したりする可能性があるためである．

　④ まな板，包丁などの調理器具や食器類，ふきんなどは常に清潔にし，できればそのつど熱湯で消毒する．ことに生の肉類や魚介類を扱った後の調理器具は，これを介してサルモネラ属菌，カンピロバクターや腸炎ビブリオなどの交差汚染がしばしば起こるので，注意しなければならない．そのなかでも重要なのはまな板で，大規模調理施設においては，肉用，魚用，野菜用，下処理用など，使用目的に応じて使い分ける必要がある．また，調理された食品と生の食品が調理環境内で接触しないように配慮することも忘れてはならない．

　⑤ ネズミや昆虫の排泄物は，サルモネラ属菌などの細菌を保有しており，食品を汚染したり，その足や体に付着した病原体で食品を汚染することがあるので，食品を露出のまま放置してはならない．また，これらの動物が侵入しないように施設を整備するとともに，これを駆除しなければならない．

　⑥ 調理などに簡易水道や井戸水を使用している場合には，塩素消毒を施すとともに，定期的に水質検査を受け，飲用に適しているかを確認するなど，衛生管理を徹底する．

（2）細菌の増殖防止

　食品を完全に無菌状態に保つことは，缶詰やレトルト食品を除けば実際上不可能に近く，日常用いる食材のなかには，多かれ少なかれ細菌が付着・残存しているものと考えなければならない．したがって，食中毒の原因となる細菌を食品内で増殖しないようにするのは，食中毒の発生を防止するうえできわめて重要なことである．

　そのためには，仕入れた材料は可及的速やかに使用すること，調理した食品はできるだけ早く食べるよう計画的に調理し，調理した食品をそのまま室温に長く放置することのないように心がける．大量に調理する給食などの施設にあっては，施設の能力以上の量を処理することが事故の原因となるので注意する．

　他方，食材をすぐに使用できない場合は，冷凍ないしは冷蔵保存する必要がある．冷凍保存でも菌は死滅しないので，解凍後室温に長く放置すれば菌の増殖が起こる．5～10℃の冷蔵保存では，菌の増殖を完全に阻止することは困難であり，冷蔵庫を過信することは危険である．調理された食品を一時的に冷蔵保存する場合は，大量に調理されたようなものでは温

度が下がりにくく，冷却に時間がかかって，この間に残存した耐熱性の芽胞などの増殖を許すことがあるので，小分けして温度を下げる工夫が必要である．とくに肉類など嫌気状態になりやすい加熱調理食品では，ウェルシュ菌食中毒の原因となることが多いので，注意を要する．また，特殊な場合には，調理後一定の高温度に保った熱蔵庫に保存することもある．一般的に細菌は50℃以上の温度では増殖せず，徐々に死滅する．

（3）細菌の加熱処理

　ブドウ球菌食中毒は耐熱性毒素であるエンテロトキシンによるもので，いったん毒素が食品中に形成されると，加熱調理によっても食中毒は避けられないが，サルモネラ属菌，腸炎ビブリオ，病原大腸菌といった感染型食中毒やボツリヌス中毒は，食前に十分加熱すればこれを防ぐことができる．

　これまでの大規模な施設で発生した事故例は，汚染された生の原材料の直接摂取によるものは少なく，多くは調理されても加熱が不十分な食品によって起こっている．とくに，欧米で腸管出血性大腸菌 O157 食中毒の原因として問題となったビーフハンバーグのような，肉厚で中心部に熱がとどきにくい食品を加熱する場合は，中心温度が少なくとも75℃に達するように設定して，1分以上処理する必要がある．

4 ウイルス性食中毒

（1）ノロウイルス食中毒

　ノロウイルスはカリシウイルス科ノロウイルス属の唯一の種である．1968 年米国オハイオ州ノーウォークの小学校における集団発生で認められ，当初ノーウォークウイルスと呼ばれた．後，2002 年に国際ウイルス命名委員会においてノロウイルス（Norovirus）と命名された．わが国ではノロウイルスを含む小型球形ウイルス（SRSV）として1998 年に食中毒統計の病因物質として追加され，2003 年にノロウイルスと改められた．

　ノロウイルスはヒトの腸管でのみ増殖し，食品中では増殖しない．ヒトの糞便や吐物に排泄されて環境や食品を汚染し，それを経口的に摂取することでヒトに感染する．ノロウイルスは感染力が強く，10〜100 個で感染が成立するとされる．ヒト―ヒト感染もありえる．感染者から直接，または汚染した環境から，接触感染や飛沫感染を受けることもあり，その場合は食中毒ではなく感染症扱いとなる（図 6-5）．

　ノロウイルス食中毒は一年中を通して発生が見られるが，11〜3月の冬季に多発している．潜伏期間は 1〜2 日間で，主な症状は吐き気，嘔吐，水様下痢，腹痛であり，発熱は軽度である．1〜2 日で回復するが，症状が消えた後も長期間，時には 1 か月ほどウイルスの排出が続く．

　本食中毒の発生要因としては，ノロウイルスに汚染されたカキなどの二枚貝を生あるいは加熱不十分で喫食することがあげられる．ノロウイルスは貝の体内では増殖できないが，汚染された水系では中腸線などに濃縮される．酢では不活性化されず，「酢カキ」も原因食品となりうる．その他，食品取扱者や調理者の汚染された手指を介してサラダ，パン，あえ物などさまざまな食品を原因として本食中毒が多発している．乾燥状態や低温でも生存し，過去には，刻みのり等の乾物や井戸水による集団発生も報告されている．

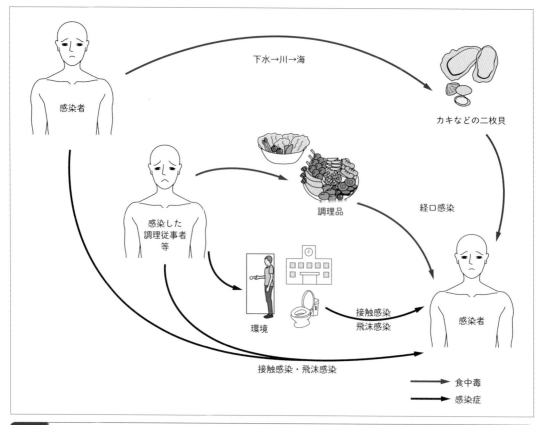

下水→川→海

感染者

カキなどの二枚貝

調理品

経口感染

感染した
調理従事者
等

環境

接触感染
飛沫感染

感染者

接触感染・飛沫感染

食中毒
感染症

図6-5 ノロウイルス感染経路

　予防対策は，加熱と二次汚染防止である．カキなど二枚貝は中心部まで85〜90℃で90秒以上加熱することが望ましい．野菜や果物などの生鮮食品は十分に洗浄する．調理器具などは，次亜塩素酸ナトリウムや亜塩素酸水，熱湯で消毒する．調理者は調理前やトイレ後に十分手洗いし，調理施設では下痢や嘔吐の症状がある場合は直接食品を取り扱う作業は避ける．ノロウイルス食中毒発生原因の多くは調理従事者からの汚染であり，大量調理施設による発生もあり，1事件当たりの患者数が多い．2017年に改正された大量調理施設衛生管理マニュアルではノロウイルス対策が盛り込まれた（188〜190頁参照）．不顕性感染もあることから，とくに冬季には検便を行うことが望ましい．

（2）サポウイルス食中毒

　サポウイルスはノロウイルスと同じカリシウイルス科に属し，感染性胃腸炎の原因となるウイルスである．

　感染経路，症状および予防対策はノロウイルス食中毒の場合と同様である．

　サポウイルスによる食中毒の報告事例は少ない．

5 自然毒食中毒

　動植物固有の天然の有毒成分を自然毒といい，動物性および植物性自然毒に分けられてい

都内複数の学校給食施設で発生したノロウイルス食中毒

　平成29（2017）年2月，都内複数の小学校で食中毒症状が認められたとの報告があった．A施設では，児童1,084人が嘔吐（75.1％），吐き気（69.5％），腹痛（59.6％）等の症状，B施設では児童26人が嘔吐（96.2％），吐き気（69.2％），発熱（65.4％），下痢（53.8％）等の症状，C施設では，児童および教職員81人が嘔吐（80.2％），腹痛（65.4％），吐き気（61.7％），下痢（60.5％）等の症状，D施設では給食センター職員および教員の2人が下痢（100％），嘔吐（100％）等の症状を呈していた．

　A施設患者の検査の結果，複数の児童からノロウイルスが検出された．患者は学校給食センターで調理された給食を食しており，症状および喫食調査の結果，親子丼（きざみのりのせ）の可能性がもっとも高いことが推定され，さらに調理工程から加熱工程のない「きざみのり」が原因である可能性が示唆された．さらに，他施設の小学校の調査の結果からも，加熱処理のないきざみのりが使用されていたことが判明した．

　一方，他県で同年1月に発生した学校給食の食中毒の原因食品にもきざみのりを使用した「磯和え」が原因食としてあげられていたことから調査した結果，両事件のきざみのりは同一業者の製造によるものであり，いずれも同一製造業者の同一ロット品であることが判明した．

　さらに，販売店に保管されていた同一ロットの未開封品のうちの一部からノロウイルスが検出され，すべての事例の患者糞便からノロウイルスが検出されたこと，患者の症状および潜伏時間から，病因物質はノロウイルスであると断定された．

（高橋八重子：食品衛生学雑誌, 59：J-34〜36, 2018.）

 サポウイルスによる食中毒

　令和2（2020）年2月，静岡県において仕出し弁当の営業者より，仕出し弁当を喫食した喫食者の中の複数人が体調不良を訴えているとの連絡が保健所に入った．

　患者は仕出し弁当を喫食した82人中24人，発症年齢21歳から58歳，平均潜伏時間49.3時間，主症状は下痢，倦怠感であった．

　患者便および調理従事者便からサポウイルスが検出されたこと，症状および潜伏時間からサポウイルス食中毒と推定された．

　事件発生の原因は，弁当屋の調理室が食数に比べ狭く，作業台も不足，作業終了後の清掃は行われていたが，調理器具の洗浄殺菌を含め記録がなく，まな板等は洗浄設備附近に立てかけられていた．また，生のまま盛り付けるサラダ菜・果物は水洗いのみ，盛り付け時は使い捨て手袋を使用していたが，果物の皮むきやカット時は素手で実施していた．このことから調理工程で食品が汚染されたと考えられた．当該施設では，調理従事者の検便の記録や勤務時の健康状態のチェックの管理がされていなかった．

　事件後の聞き取りで，サポウイルスが検出された従業員が，本事件の一週間ほど前に自宅でカキを摂取し，体調不良となり欠勤および通院していたが，その後完治と判断し勤務を再開していたことを営業者は把握していなかったことが判明した．

（子守奈緒：食品衛生学雑誌, 62：J-35, 2021.）

る．わが国では，明治11（1878）年，内務省令により食中毒届出制が制定され，食中毒原因物質が定められているが，現在の食中毒原因物質をみると，当時の対象とは，かなり様変わりしている．その変遷については，山本俊一著「日本食品衛生史　明治編，大正・昭和前期編，昭和後期編」（中央法規出版，1980〜1982）の図書があり，参考になろう．

1 動物性自然毒

　動物性自然毒による中毒は，動物の体内に保有される有毒成分によって起こる中毒をいい，ほとんどが海産魚介類に限られている．なかでもフグ中毒が大部分で，このほか麻痺性および下痢性貝毒，シガテラ毒魚などがある．フグ中毒は毎年発生しているが，平成元（1989）年〜令和2（2020）年の32年間の中毒患者数は1,232人，うち死者は61人で致死率は5.0%に達している．これに対しシガテラ中毒は患者数353人，死者0人，巻貝テトラミン中毒は患者数202人，死者0人，下痢性・麻痺性貝毒中毒は患者数64人，死者0人である．フグ中毒は古くから知られているが，シガテラ，パリトキシンのほか，下痢性または麻痺性貝毒などの種々の動物性自然毒が知られるようになった．

（1）有毒魚

❶フ　グ

　フグは古代の貝塚から骨が出土するなど，かなり古くから食用に供されていたことから，多くの中毒があったことが想像される．このようなことからも，フグに関する多くの諺，川柳などが知られ，芭蕉も「あら何ともなきや　きのふは過ぎて　ふくと汁」の句をよんでいる．

　このように，フグは猛毒魚であることは一般的によく知られているが，冬季はとくに美味であることから，季節料理として珍重されている．フグ中毒は毎年10〜3月頃までの冬期によく発生し，中毒原因施設では，家庭，飲食店の順である．家庭の場合は素人料理が原因である．飲食店の場合は，フグ喫食機会の多い東京，大阪などの都道府県では，中毒防止のためのフグ取扱条例およびフグ調理師制度を設けているため，家庭より中毒は少ない．

　中毒原因となっているフグは，中毒統計の22年間でコモンフグ，クサフグ，マフグ，トラフグの順で多く，このほかに魚種不明のものもある．

　なお，十数年前から天然トラフグが乱獲により激減し，現在市場の8割が養殖されたものとなっている．

（a）中毒症状

　有毒成分であるテトロドトキシンは一種の神経毒で，多くは食後20分ないし3時間で発症し，まず，口唇や舌端に知覚麻痺が起こり，ついで手指に及び，上下肢の運動麻痺，発声困難，嚥下困難，さらに呼吸麻痺，血圧降下などの症状を起こし，呼吸停止により死亡する．一般に短時間で発症した者ほど重症である．致死率は高く，致死時間は8〜9時間以内で，それ以上生存している場合は死をまぬかれることが多い．現在まで効果的な治療法はなく，ヒトに対する最小致死量はテトロドトキシンの結晶で約2mgとされている．なおフグの毒量を表す単位にMU（マウスユニット）がある．すなわち1MUは体重20gのマウス1匹を腹腔内投与後30分で死亡させる毒量を示す．

（b）テトロドトキシン

　フグの毒は古くは田原らによって，明治42（1909）年に初めて分離され，昭和39（1964）

発生例　フグによる食中毒

① 平成28（2016）年4月，名古屋市の飲食店でフグのコース料理（サバフグの干物，タラの白子，タイとトラフグの卵巣のにこごり，トラフグの刺身，マフグの唐揚げ，エビグラタン，タラの白子とふきのとうの天ぷら，トラフグ鍋，雑炊）を喫食した9人中8人が，潜伏時間0～15時間で手足指先のしびれ等，フグ毒食中毒に特異的な症状を呈した．そして患者らが喫食したタイとトラフグの卵巣のにこごりの残品からは93 MU/gのフグ毒テトロドトキシンが検出された．

食中毒発生の原因は，愛知県フグ処理師の免許のない営業者が丸フグを仕入れ，有毒部分のトラフグの卵巣を提供したことであった．

（比沢元紀：食品衛生学雑誌，58：J-40～41，2017.）

② 令和2（2020）年11月，東京都大田区の医療機関よりフグによる食中毒を疑う患者が救急搬送され入院中との報告が保健所にあった．本患者は，東京湾でフグを1匹釣り，自宅で本人が捌き，ゆでた白子をバーナーで炙って食したものであった．

患者が潜伏期間内にフグを食していること，症状・潜伏期間がフグ毒と一致したこと，患者の尿からフグ毒を検出したこと，医師からフグ中毒とする食中毒患者等届出票が提出されたことから病因物質はフグ毒と特定された．

本件は，患者のフグ毒について誤った知識から生じた食中毒事件であった．患者は関東近郊に生息するヒガンフグの白子は喫食できると誤認していた．

患者に対し，フグを専門的知識および技術を持たないものが調理することは非常に危険であることを指導した．

（水野理沙：食品衛生学雑誌，62：J-115～116，2021.）

年に化学構造が解明され，昭和47（1972）年には合成に成功している．

テトロドトキシンは水に難溶性で，酸や日光などに安定であり，100℃4時間の加熱でも無毒化は困難である．アルカリ性で加熱することにより毒性はなくなる．

フグはテトロドトキシンをもとから含有するものではなく，海洋細菌（ビブリオ属，その他数種類）により生成されたものが，食物連鎖と生物濃縮によりフグの体内に蓄積されることがボウシュウボラ（巻貝）による食中毒などから明らかになっている．そして，現在ではテトロドトキシンは，フグ類のほか，ツムギハゼ，カリフォルニアイモリ，ヒョウモンダコ，ボウシュウボラなど，多くの生物にも存在していることが証明されている．

有毒成分はテトロドトキシンであり，一般的には臓器，とくに卵巣と肝臓に多く含まれ，皮や腸にも含まれているものもある．また種類によっては筋肉部にも毒性のみられるものもあり，同一種，同季節でもかなり個体差のあることが知られている．

フグ毒の由来はその餌によることが明らかになり，無毒の餌で養殖すれば無毒のフグが生産できる技術がわが国で開発された．

（c）フグ中毒の予防

フグは毒を保有するので，その食用は原則として禁止されている．しかしわが国では長年にわたって食用としてきており，安全に食用とすることができる除毒処理方法が確立されている．さらに厚生労働省の通知で，食用可能なフグの漁獲海域，種類および部位が規定され，

表6-4	フグの種類とその可食部

種類	筋肉	皮	精巣	種類	筋肉	皮	精巣
ゴマフグ	○	×	○	トラフグ	○	○	○
コモンフグ	○	×	×	カラス（ガトラ）	○	○	○
ヒガンフグ	○	×	×	シロサバフグ	○	○	○
ショウサイフグ	○	×	○	クロサバフグ	○	○	○
マフグ	○	×	○	シマフグ	○	○	○

○印：可食部

「処理等により人の健康を損なう恐れがないと認められるフグの種類および部位」が定められ，3科21種類のフグが食用可能として許可されている（詳細については，長島裕二：食品衛生研究，**63**：21〜30，2013参照）.

表6-4にフグの種類とその可食部について示す.

❷シガテラ毒魚

シガテラという言葉は，もともとカリブ海でシガと呼ばれる巻貝に由来する食中毒を指していたが，現在は，原因物質であるシガトキシン類による魚類中毒を指す．その中毒原因となる魚類をシガテラ毒魚という．シガテラによる食中毒は22年間で78件報告され，中毒原因となった魚種にはバラハタ（16件），イッテンフエダイ（12件），バラフエダイ（11件）などがある.

この中毒は種々の毒魚によって起こるが，その有毒成分は単一でなく，これまでにシガトキシン，シガテリン，マイトトキシンなどがあげられている．これらの有毒成分は，個体差，部位差，地域差などで毒性が異なる.

シガテラ毒魚の毒化機構は，藻類が産生している有毒物が食物連鎖によって魚類に蓄積するとされている．これまで中毒原因となったシガテラ毒魚では，ドクカマス（オニカマス），バラフエダイが主なものである．以前は沖縄県や鹿児島県で漁獲された魚が中毒原因となることが多かったが，近年は沖縄，九州地方以外の海域での魚の毒化の可能性が懸念されてい

発生例　シガテラ毒による食中毒

平成29（2017）年7月，沖縄県在住の同一世帯に属する3人が，40〜50cmの魚の素揚げを1人当たり3分の1程度喫食し，約3時間後に下痢，嘔吐，ドライアイスセンセーション，血圧低下などの症状を呈した.

有症者宅に保管されていた魚の素揚げの残品469gを検査したところ，シガトキシン類0.33MU/gが検出された．この値は，食品衛生検査指針 理化学編2015に示されているシガトキシン類食用不適レベル（0.025MU/g）の10倍以上の値であった．また，原因となった魚は，魚体に黒点斑点があったとの証言および残品外観の腹側の体表が橙色であったことから「イッテンフエダイ」と推測された.

以上のことから，本事件は，イッテンフエダイの素揚げを原因とするシガテラ毒によるものであると断定された.

（久保和佳奈：食品衛生学雑誌，59：J-49〜50，2018.）

る．原因施設では家庭がもっとも多く，ついで飲食店の順である．

　なお，シガテラ毒魚については，輸入食品監視指導計画でシガテラ毒魚等の有毒魚が混入しないように指導されているが，地球温暖化による原因プランクトン生息海域の拡大を予想すると，監視の強化が望まれる．

　（a）ドクカマス（オニカマス）

　ドクカマスはカマス科に属し，体長1mを超える大型魚が多い．毒性は強く，とくに大型魚に強いものが多い．背面は青味を帯び，背から腹に向かって黒色の縞があり，うろこが大きい．

　これによる中毒症状は，一般的には食後1～8時間くらいで発症し，口唇や顔面の麻痺，四肢麻痺，言語障害などを起こし，さらに嘔吐，下痢を伴うこともある．特異的症状としては，温度感覚異常（ドライアイスセンセーション）がある．また数日後に回復するものもあれば，重症患者の場合は数カ月かかることもある．バラフエダイの中毒症状もドクカマスに類似の症状を示し，これまで死者はいない．

　（b）バラフエダイ（アカドクタルミ）

　本魚はフタツボシドクギョの成魚で，体長が80cm以上に達するものもある．

　中毒症状は，ドクカマスに類似の症状を示す．

❸イシナギの肝臓

　イシナギはハタ科に属し，北海道から本州南部の深海に分布生息する．体長は1mくらいになり，口は大きく，体は灰褐色である．

　イシナギの肝臓は多量のビタミンA（50万～150万単位）を含むため，肝油の原料として利用されていた．しかし化学的にビタミンAの純品が合成されるようになり，医薬品としての利用価値が少なくなったため，肝臓が食用として販売されるようになった．このことから，東京やその他の地方で，イシナギの肝臓摂取による中毒が発生するようになった．

　これは豊富に含有されているビタミンAの過剰症で，中毒症状は特異的である．多くは食後30分～1時間で，強い頭痛，眼底痛があり，嘔吐，発熱に続いて，発病後1～5日目頃から顔面の皮膚の剥離に始まり，20～30日の経過で全身に及ぶ．このような中毒は，サワラ，メヌケの肝臓でも同様に発生することがある．

❹深海魚

　バラムツ，アブラソコムツ（いずれもクロタチカマス科）などは深海魚で，肉質部に多量の不消化性のワックスが含まれ，腹痛を伴う激しい下痢を起こすため，現在は食用禁止になっている．なおアブラソコムツによる食中毒は，昭和51（1976）年～昭和58（1983）年の間に297人が摂食，204人の食中毒患者が罹患したが，死者はいない．

（2）貝　　毒

　貝類を摂取して起こる中毒として知られているものに，麻痺性貝毒，下痢性貝毒によるものがある．これらの貝の毒化機構は，主にアレキサンドリウム（*Alexandrium*）属の有毒渦鞭毛藻である一種の有毒プランクトンを餌として摂取し，その毒が主として貝の中腸腺に蓄積されて有毒化することが判明している．

　過去22年間の下痢性および麻痺性貝毒による中毒発生件数は，前者が3件，後者が8件であった．

発生例 **ムシロガイ科キンシバイ（巻貝）による食中毒**

　平成 20（2008）年 7 月，熊本県天草市内において，漁師が雑魚として採取し，知人に提供した貝を午前 9 時から 10 時 30 分までに摂食し，そのうち 1 人が同日午前 11 時から正午にかけ口唇部，舌のしびれ，呼吸困難，運動麻痺等の症状を呈した．患者以外の 3 人はキンシバイを 4～5 個を摂食したが，内臓は食べておらず患者のみが内臓を食べていた．

　残品のキンシバイと患者血清等を検査した結果，病因物質はテトロドトキシン，原因食品はムシロガイ科キンシバイと断定された．

　なお，中毒原因となったキンシバイの分析結果からテトロドトキシン濃度は 5.3～15.5 μg/g，中腸腺を含むキンシバイ 6～8 個を食べた患者は，テトロドトキシンを 0.1～0.37 mg（500～1,850 MU）を摂食していたこととなり，患者以外の 3 人はキンシバイを摂取していたが，中腸腺（内臓）を食べていなかったので，中毒に至らなかった．

（市田弘美：食品衛生学雑誌，**50**：J-197～198，2009.）

❶麻痺性貝毒

　古くから，アメリカ，カナダの太平洋岸における，イガイによる麻痺性貝の中毒発生が知られている．

　症状は食後 30 分～3 時間で，口唇，舌，顔面のしびれ，四肢麻痺を生じ，重症の場合は運動失調を起こす．麻痺がしだいに進行し，やがて呼吸麻痺で死亡する．これらの症状はフグの中毒症状に類似している．本中毒は 4～9 月に発生することが多く，有毒成分はサキシトキシン，ゴニオトキシンであることが解明されている．

　日本では，ホタテガイの養殖で知られている北海道で発生し，平成 3（1991）年まで毒化が知られていなかった中国地方のマガキの有毒化が判明し，翌平成 4（1992）年にも食中毒が発生した．

　昭和 36（1961）年岩手県大船渡市でアカザラガイにより，患者数 20 人，死者 1 人の中毒が発生した．また，昭和 37（1962）年京都府宮津市で，マガキにより 42 人の中毒患者が発生した例のように，日本各地において食中毒が発生している．

　なお，近年の麻痺性貝毒の食中毒（平成 28（2016）年 3 月発生）については，山出敏夫：食品衛生学雑誌，**58**：J-41，2017 に記載がある．

❷下痢性貝毒

　わが国では昭和 51（1976）年，宮城県産ムラサキイガイを食べて下痢を主症状とする食中毒が発生し，その後，これが下痢性貝毒であることが判明した．

　この貝毒を保有している種類には，ムラサキイガイ，ホタテガイ，コタマガイなどがあり，わが国では昭和 58（1983）年までに 1,300 人以上の患者を出す食中毒が発生している．毒化する季節は地域および年次により多少異なるが，初夏に多い．毒化原因は渦鞭毛藻（*Dinophysis fortii*）などが産生する有毒成分，ディノフィシストキシンおよびオカダ酸などである．

　中毒症状は，下痢，腹痛などで，一過性であり，死亡例はない．昭和 56（1981）年に，茨城県下でコタマガイによる下痢性貝毒の中毒が発生し，患者数は 891 人にものぼった．

信じられない食中毒

食中毒統計のおかげで食中毒の原因食品，発生場所，季節など推測ができるようになった．しかし，いつどこで何が起こるか判らないのが世の常で，次の2つの事例は信じられない食中毒のよい例といえる．

●空の上で食中毒

通常食中毒は地上で起こるのがあたりまえで，まさか地に足のついていない空の上で食中毒が起こるとは，だれが考えるだろうか．昭和50（1975）年2月2日東京からパリに向うジェット機内でアンカレッジ空港から積み込んだ翌3日の朝食の機内食を食べた日本人乗客343人中196人，乗員20人中1人が，潜伏時間30分から5時間半の間に，下痢（88％），嘔吐（82％），腹痛（74％），吐き気（68％）などの典型的な黄色ブドウ球菌食中毒症状を呈した．問題となった朝食はアンカレッジの食品工場で調製されたもので，長時間放置・保管されていた間にブドウ球菌が増殖したものと考えられ，さらに手に化膿創のあるコックが直接ハムを扱ったことも判明した．幸い潜伏時間の短いブドウ球菌食中毒であったため，重大な事態にならないで済んだが，その後機内食での食中毒は報告されていない．

（食品衛生研究，25：76，1974）．

●毒をもって毒を制したキノコ中毒

昭和56（1981）年9月21日長野県でキノコによる食中毒が発生した．患者3人は都会人で自分の別荘の周りにたくさんのキノコが生えていたため，毒キノコの知識がまったくないにもかかわらず採取し，地元の人が言う，キノコは数日干しておけば大丈夫という話を信じ，何種類かのキノコを使ってキノコご飯を作り食べた後，急に具合が悪くなり激しい嘔吐，下痢を起こし，脱水症状を呈し病院に入院しているという報告が保健所にあった．

早速，係員が別荘に向かい干してあるキノコを見たところ，死亡することもある猛毒のドクツルタケのほか，有毒なコタマゴテングタケ，カキシメジ，ドクベニタケのほか，食用となるアカアザタケなど7種類であった．中毒の潜伏時間30分から1時間，症状からみてカキシメジによる食中毒と判断されたが，猛毒のドクツルタケもご飯に入っていたにもかかわらず，特異症状であるコレラ様症状を呈していないことから，胃腸型毒キノコのカキシメジが吐剤となり，ドクツルタケやコタマゴテングタケの有毒成分が吸収されるまえに排泄されたと推定された．その後，患者は2〜3日で完全に回復したということである．

（大木正行：食品衛生研究，39：21，1988）

以上の例は非常に珍しい例であるが，明治時代の植物性食中毒の原因は，シキミ，ドクウツギ，グミ，ギンナン，ヨドガワツツジ，ウルシ，ソテツ，ヤマゴボウ，毒キノコなど，動物性では，フグ，イシナギ，アカエイ，タラ，カキなど．珍しいものでは，ガマ，トカゲなどが報告されている．

（山本俊一：日本食品衛生史 明治編 209，中央法規出版）

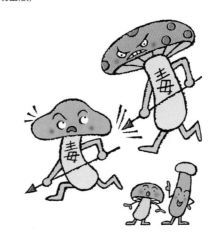

❸アワビ中毒

昭和22（1947）年，岩手県内でアワビを食して16人が食中毒症状を呈した．これはアワビの中腸腺に存在するクロロフィルの分解物ピロフェオホルバイドaによることが判明した．

中毒症状は，食後1〜2日で，顔面や手指の発赤と腫脹，痛みを伴うもので，死者はなかった．この中毒は，食後，皮膚露出部が直射日光に照射されることにより生ずる食餌性<u>光過敏症</u>である．この中毒を起こす貝にはアワビのほか，トコブシ，サザエなどがあるが，東京都

発生例 **ツブ貝による食中毒**

平成 29（2017）年 3 月，茨城県石岡市において，スーパーで購入したツブ貝をゆでて家族 2 人で食した．30 分〜1 時間半後に視覚異常（複視，羞明感，焦点が合わない），めまい，ふらつき等の症状が現れ，医療機関に救急搬送された．

食べ残しのツブ貝の貝殻を茨城県水産試験場で鑑定した結果，エゾボラモドキの可能性が高いことが判明．患者が，有毒部位の唾液腺を含んだままツブ貝を喫食し，複視や羞明（異常なまぶしさ）等の視覚症状を呈していたことから，エゾボラモドキに含まれるテトラミンを原因とする食中毒であると判定された．

ツブ貝を販売したスーパーでは，ツブ貝にテトラミンが含まれていることは知っていたが，周知や除毒処理の注意は行っていなかったことから，注意喚起の徹底が指示された．

（森田俊二：食品衛生学雑誌，59：J-45〜46，2018.）

で昭和 52（1977）年 9 月，クロレラ錠剤の飲み過ぎにより，同様な中毒が発生している．

❹その他の貝毒

ヒメエゾボラ（巻貝），エゾボラモドキ（巻貝）などで中毒が発生している．これらの貝の有毒成分は唾液腺に存在するテトラミンである．ヒメエゾボラは主として北海道周辺に生息し，エゴバイという地方名がある．

エゾワスレガイ（二枚貝）は日本海や太平洋岸の深海に生息し，昭和 31（1956）年に新潟市，長岡市で 8 人が中毒しているが，症状は比較的軽症で，死亡例はない．

このほか，平成 6（1994）年，スペイン産の輸入トコブシ可食部筋肉より 50 MU/g にも及ぶ麻痺性貝毒が検出された．また平成 3（1991）年，アメリカ産の輸入ダンジネスクラブの内臓に記憶喪失性貝毒のドウモイ酸が存在する疑いなどの問題があった．

次に種々の毒素の毒性の比較を表 6-5 に示す．

以上，動物性自然毒については，野口玉雄著「ふぐはなぜ毒をもつのか，海洋生物の不思議」（日本放送出版協会，1996），松浦啓一著「日本産フグ類図鑑」（東海大学出版部，2017）などの図書があり，参考となろう．

2 植物性自然毒

自然毒食中毒は，過去 5 年間（平成 30〜令和 4（2018〜2022 年））において年間平均 64 件（全食中毒件数の約 7％，患者数では約 1％）の発生がみられたが，自然毒食中毒の約 60％（患者数では 76％）が植物を原因として発生している．さらにその植物性食中毒のうちの49％（患者数では 41％）は毒キノコが原因となっている．また，自然毒による死者の割合は全食中毒の 82％，自然毒食中毒の中で植物性のものは 79％であった．

月別の発生状況をみると，4〜5 月と 9〜11 月に集中している．これは，野草の育つ時期とキノコの生育する時期と一致している．

（1）キノコ中毒

わが国の秋の気候条件はキノコの生育に適し，約 4,000 種に及ぶキノコが知られている．

表6-5　種々の毒素の毒性の比較

毒　素	LD$_{50}$ （μg/kg マウス）	由来源	分子量	分子式
ボツリヌストキシン	0.00003	細　菌	900,000	（たんぱく質）
テタヌストキシン	0.0001	細　菌	100,000	（たんぱく質）
マイトトキシン	0.17	サザナミハギなど	3,400 （推定）	
ジフテリアトキシン	0.3	細　菌	72,000	（たんぱく質）
シガトキシン	0.45	ドクウツボなど	1,110	$C_{60}H_{86}O_{19}$
パリトキシン	0.6	ソウシハギ，アオブダイ，カニ，スナギンチャク	2,677	$C_{129}H_{223}N_3O_{54}$
バトラコトキシン	2.0	カエル	538	$C_{31}H_{42}N_2O_6$
テトロドトキシン	8.7	フグ，イモリ，ツムギハゼ，カエル，ヒョウモンダコ，巻貝類，ヒトデ類，スベスベマンジュウガニなど	319	$C_{11}H_{17}N_3O_8$
サキシトキシン	10	*Alexandrium* spp.，二枚貝，カニ	299	$C_{10}H_{17}N_7O_4$
ストリキニーネ	500	植　物	334	$C_{21}H_{22}N_2O_2$
シアン化ナトリウム	10,000		49	

（野口玉雄：食品衛生研究，42：23〜42，1992.）

毒キノコといわれるのは，このうち150種とされ，中毒発生の報告が多いのは50種程度である．

　毒キノコによる中毒は，前述のように毎年多くの報告がみられる．毒キノコの見分け方に共通性はなく，それぞれの特徴を覚えるしかない．とくに柄が縦に裂けるものは食用，鮮やかな色彩のもの，ツバやツボのあるもの，悪臭を放つもの，苦味・辛味をもつもの，乳汁様の液を出すもの，銀製スプーンと煮るとスプーンを黒変させるものは有毒であるといわれているが，このような俗にいう"言い伝え"には科学的根拠はまったくない．

　例えば，毒キノコによる中毒で，とくに多発しているのは，ツキヨタケ，クサウラベニタケ，カキシメジによるものであり，キノコ中毒のほとんどが，個人の知識不足や誤りにより生じていることに注目すべきである．

❶中毒症状による分類

毒キノコ中毒を，症状によって分類すると次のようになる．

・嘔吐，下痢，腹痛などの胃腸炎症状を呈するもの：ツキヨタケ，クサウラベニタケ，イッポンシメジなど．

・コレラ様の激しい胃腸炎症状を呈し，肝・腎臓機能障害を起こすもの：コレラタケ（ドクアジロガサタケ），ドクツルタケ，タマゴテングタケなど．

・向精神作用（異常興奮，狂騒状態，幻覚，昏睡など）を呈するもの：ワライタケ，ヒカゲセンボンタケ，シビレタケ，イボテングタケ，ベニテングタケなど．

・副交感神経刺激症状〔分泌腺の分泌（発汗）亢進，縮瞳，諸臓器の痙攣性収縮など〕を呈するもの：シロトマヤタケなど．

❷キノコの有毒成分

主な毒キノコと，その有毒成分および症状を表6-6に示す．

（2）その他の自然毒

　わが国には，身近な有毒植物が約200種あるといわれている．とくにチョウセンアサガ

発生例 キノコ食中毒

テングタケ科有毒キノコによる食中毒

令和元（2019）年 9 月，知り合いからシロシメジとして野生キノコを譲り受け，炒めて食した．翌日（ほぼ 23 時間後）腹部に気持ち悪さを感じた．そのほぼ 5 時間後夕食を食べた直後吐き気と腹痛を感じ，2 回嘔吐した．それから 3 時間後吐き気がひどくなり，医療機関を受診．受診中，吐き気，嘔吐，水溶性下痢を繰り返し，症状が安定したことから帰宅したが，吐き気，嘔吐，水溶性下痢（1 日 7 回程度），発熱（37〜38℃）が再発し医療機関を受診．さらに 3 日後，症状が改善しないことから再度受診，その後劇症肝炎と診断された．

本件は，患者および採取者の聞き取りから，喫食したキノコにシロシメジの特徴がないこと，患者の症状は，ドクツルタケやシロタマゴテングタケに含有されるアマトキシン類による中毒症状と一致したこと，医師からドクツルタケによる食中毒と届出票が提出されたことなどから，テングタケ科のキノコが疑われた．事件後，採取者に対し，食用キノコと確実に判断できないものは採取しないように指導した．

（中山拓哉：食品衛生学雑誌，**61**：J-165〜166，2020.）

ニセクロハツによる食中毒

平成 30（2018）年 9 月，三重県桑名市においてニセクロハツによる食中毒が発生した．

患者は当日キノコ（後にニセクロハツと判明）を採取し，自宅で加熱調理して喫食した．翌朝，嘔吐，下痢などの症状を呈し，夜には体の痛みが発現したことから医療機関へ救急搬送され入院した．入院の翌朝，意識障害および呼吸障害が発生，その後多臓器不全，循環不全が生じ，喫食後 7 日目に死亡した．

救急搬送時，患者自宅にあった加熱調理済みのキノコを確保，確認した結果，キノコの形態学的および患者の症状からニセクロハツと推定し，遺伝子検査の結果，原因食品をニセクロハツと断定した．

（山崎翔気：食品衛生学雑誌，**60**：J-117〜118，2019.）

クサウラベニタケ（推定）による食中毒

令和 2（2020）年 10 月，栃木市内医療機関より「野生キノコを調理して食した 4 人が，嘔吐，下痢の症状を呈した」との報告があった．患者は，知人からウラベニホテイシメジとして採取したキノコを譲り受け，キノコの炊き込みご飯（キノコ御飯）として喫食．喫食した全員が 1 時間半から 3 時間後に吐き気，下痢，倦怠感等の症状を呈し，医療機関を受診．

調査の結果，キノコ御飯には 2 種類のキノコが含まれていたと推定．内 1 種がクサウラベニタケの可能性が高いとの結果であった．そのクサウラベニタケ（疑い）から有毒成分であるコリンおよびムスカリンが検出された．

この結果より，外見上ウラベニホテイシメジと酷似しているクサウラベニタケを採取したことが原因と考えられた．キノコは外見上食用のキノコと酷似しているものが多くあり，確実に食用と判断できないキノコは「採らない」「食べない」「人にあげない」「もらわない」よう指導がなされた．

（風戸茂太：食品衛生学雑誌，**62**：J-113〜114，2021.）

野生キノコによる食中毒

平成 28（2016）年 8 月，栃木県日光市川俣山を訪れた登山客が自生していたキノコ 2 本を採取，下山後に自ら調理して摂取したところ，1 時間半〜2 時間半後に 4 人が吐き気，嘔吐，下痢，腹痛，発熱等の症状を呈したので，4 人中 2 人が入院したが，翌日に退院した．中毒原因は摂取したキノコの残品がなく正確な鑑別はできなかったが，患者がキノコ採取時に撮影した写真から，イグチ科のキノコと判明．患者らの中毒症状がイグチ科有毒種キノコによる食中毒と一致したことから，イグチ科

有毒種野生キノコによる食中毒と断定された.

（田中理栄子：食品衛生学雑誌, 58：J-48〜49, 2017.）

ドクササコによる食中毒

① 平成28（2016）年11月, 兵庫県豊岡市において, 11月下旬に85歳の女性が市内の竹やぶで採取したキノコを自宅で煮物に調理し, 正午に喫食. 女性は翌々日, 潜伏時間43時間を経過したところ, 四肢末端のしびれ, 痛み, 発赤, 腫脹などの症状を呈した. また, 60歳の男性は34時間後に足のしびれ, 痛みの症状が現れた. 原因究明のため自宅に残っていた煮物のキノコと, 新たに採取したキノコについて, それぞれ検査したところ, いずれもドクササコの毒成分「アクロメリン酸A, B」が検出され, ドクササコによる食中毒と断定した.

（林　志穂子：食品衛生学雑誌, 58：J-142〜143, 2017.）

② 平成22（2010）年, 石川県羽咋市において, 10月上旬に隣人と山地で採取したチチタケを冷凍保存し, 11月5日に炊き込みご飯と焼きキノコとして朝, 昼, 晩の3回摂食した人が, 11月8日から足の痛み, 手足の激痛, 足・腕の腫脹の症状を呈し, 11月24日, 医療機関を受診した.

　患者にキノコの図鑑を見せて, 喫食したキノコを確認したところ, 食用のチチタケではなく有毒のドクササコと申し出たこと, 中毒症状と一致したことから, ドクササコによる食中毒と判明した.

（東田裕之：食品衛生学雑誌, 52：J-337〜338, 2011.）

カブラアセタケによる食中毒

　平成27（2015）年6月, 鳥取県西伯郡で自宅に隣接した林に自生しているキノコを採取し, ゆでた後, ゆで汁を捨て, 味付けしたものを夫婦で摂食したところ, 同日20時頃から夫のみ, 下痢, ふるえ, 発汗の症状を呈した. 原因究明のため財団法人日本きのこセンター菌蕈研究所で鑑定したところ, 「カブラアセタケの一種」と判明した. また, 患者がムスカリン様の中毒症状を呈していたことから, 「カブラアセタケの一種」を原因とする食中毒と断定された.

（左藤夏子：食品衛生学雑誌, 57：J-49〜50, 2016.）

オオワライタケによる食中毒

　平成24（2012）年10月, 富山県黒部市において, 朝採取してきたキノコを午後7時頃にすまし汁と炒め物にして喫食した夫婦が約20分後めまいや震えを感じた. その後, 部屋の船の置物が揺れたり浮かび上がるなどの幻覚や酒酔いの症状が発現したが, 夫は午後10時頃, 妻は翌午前2時頃までに回復した.

　残品のキノコの鑑定, 症状からオオワライタケによる食中毒と判定された. 夫は以前より山中の特定の場所でクリタケを採取していたが, そこに自生していたオオワライタケを勘違いし, 喫食したことが原因と判断された.

　なお, オオワライタケによる食中毒は全国的にまれで, 多量に摂取すると幻覚, 幻聴, 異常な興奮, 狂騒状態になるとされている.

（大場剛実：食品衛生学雑誌, 54：J-376, 2013.）

ツキヨタケによる食中毒

　令和3（2021）年9月, 秋田県横手市において, 仙北市田沢湖乳頭付近の山林から食用のムキタケと認識したキノコを持ち帰り, 水にさらしたのち煮つけにして喫食した4人が喫食後1時間〜1時間半の間に吐き気・嘔吐などの症状を呈した.

　煮つけのキノコの残品, 冷凍保存した未調理のキノコを保健所職員が目視で確認したところ, 傘が半円形で黄褐色であるという特徴がツキヨタケと一致. ビーム試薬（5％水酸化カリウム含有エタノール溶液）による鑑別の結果, 冷凍保存した未調理のキノコにおいて特異的な青緑色を呈したことから, ツキヨタケを原因とする食中毒と断定.

　採取者に対し, 野生キノコについて過信せず, 確実に判断できないキノコは, 採らない, 食べない, 人にあげない, 売らないよう指導が行われ, キノコを取り扱う施設等に注意喚起が行われた.

（関谷優晟：食品衛生学雑誌, 63：J-113〜114, 2022.）

表6-6 **主な毒キノコと毒成分および症状**

菌　名	症状・その他	有毒成分
ツキヨタケ	・嘔吐，下痢，死に至ることはない ・潜伏期間60分 ・食用のムキタケ，ヒラタケ，シイタケと間違える ・日本でのキノコ中毒の過半数 ・暗いところでひだが青白く光る ・ブナの木に群生	セスキテルベン イルジンS
クサウラベニタケ イッポンシメジ	・腹痛を伴いながら，吐き気と激しい下痢 ・潜伏期間15〜30分 ・日本でツキヨタケに次いで中毒が多い ・食用のウラベニホテイシメジと間違えられる	たんぱく毒であることが判明，アセチルコリン，ムスカリンが嘔吐に関係しているといわれる
カキシメジ	・頭痛を伴い，嘔吐，下痢，腹痛 ・潜伏期間30分〜3時間 ・ニセアブラシメジ，チャナツメタケ，シイタケと間違えられる	ウスタリン酸
コレラタケ	・コレラ様症状，肝・腎機能低下 ・死亡することもある ・潜伏期間7時間	アマトキシン系
タマゴテングタケ シロタマゴテングタケ ドクツルタケ	・激しいコレラ様症状，嘔吐，下痢，脱水症状，続いて肝臓に著しい損傷を受け死亡 　（生命の危険に係わる毒キノコの代表） ・潜伏期間6時間以上 ・欧州，米国には普通に分布し，キノコ中毒死の90%を占める ・日本ではタマゴテングタケより普通にみかける	アマトキシン ファロトキシン アマトキシン
テングタケ ベニテングタケ	・アルコール酔いに似た症状，興奮，精神錯乱，幻覚が見えたりすることもある ・潜伏期間15〜30分	イボテン酸と考えられる
シロトマヤタケ オオキヌハダトマヤタケ	・唾液，汗が異常に多くなり，続いて嘔吐 ・下痢，瞳孔収縮，血圧低下（多くは一過性） ・潜伏期間15〜30分	ムスカリン

オ，ヤマゴボウ，トリカブト，バイケイソウ，ハシリドコロによる事故は比較的多くみられ，有毒植物による事故の約70%を占めるといわれている．また，これらの植物によって起こる事故は新芽の生える4，5月に，総件数の約半数が認められる．

❶ハシリドコロ中毒

　長野県や群馬県に多く自生する多年草で，有毒成分はアトロピン，ヒヨスチアミン，スコポラミンである．

　中毒症状は，食後数十分で発症して，嗄声（させい），のどの渇き，嚥下（えんげ）困難，視力障害，幻覚，狂騒などを呈す．

❷チョウセンアサガオ中毒

　ナス科に属し，種子をゴマ，根をゴボウと，またつぼみをオクラと誤認して食し，中毒を起こす．有毒成分は，ハシリドコロ同様，ヒヨスチアミンやアトロピンなどのアルカロイドで，嘔吐，腹痛，散瞳，幻覚症状から呼吸停止に至り，死亡することもある．

❸トリカブト中毒

世界各地および日本全土でみられる２年草で，夏の終わりから秋にかけ，濃紺の花が咲く．トリカブトを野草のニリンソウ（ヤマソバ）と誤り，事故を起こす.

有毒成分アコニチン（aconitine）は全草，とくに根に多く含有される．中毒症状は，食後１時間以内に口腔内の灼熱感，四肢麻痺，散瞳，嚥下困難，言語障害，虚脱症状を呈し，心拍の異常，呼吸停止を起こして死亡する.

また，アコニチンがハチミツに含まれ事故を起こすことがある.

❹じゃがいも中毒

有毒成分としてアルカロイドのソラニンとチャコニンを含有する．含有量はチャコニンのほうが多く，毒性はソラニンより強いといわれる．ソラニンとチャコニンを含めたアルカロイドは，芽，表皮の下および緑色部に含まれ，約 10 mg/100 g 含有する.

中毒症状は，嘔吐，下痢，言語障害，視力障害，痙攣を起こし，ときには意識障害を起こす．致死量は 3〜6 mg/kg といわれる.

これらのアルカロイドは，熱に強く，210℃でも 60％が残存するといわれている．近年，小学校などの教育現場における理科の授業で，栽培したじゃがいもを食べた児童の食中毒がしばしば発生しているが，この中毒は，芽の部分と緑色部分を取り除く，皮をむく，未熟なものを避ける，水にさらすなどによって，防ぐことができる．近年は機器分析の進歩により，微量のソラニンの測定が可能となった．**表 6-7** に市販品中の含有量を示したが，この程度の微量では中毒することはない.

❺オゴノリによる中毒

オゴノリは紅藻類で，静かな内湾の潮間帯の岩や貝殻に着生し，日本の海岸でよくみつけることができる．生えているときは褐色であるが，ゆでると緑色になる．主として寒天の原

発生例　トリカブト食中毒

令和３（2021）年５月，富山県においてトリカブトによる食中毒症状を呈した患者１人が救急搬送され，この患者が市内飲食店で食事をしていた旨の通報が医療機関から保健所にあった．その後，別の医療機関からも，同じ飲食店を利用し，同様の症状を呈した患者の連絡があった.

当該飲食店の店主が県内でモミジガサを採取し，その一部で「おひたし」を作り翌日に食した５人のうち２人が発症．摂食後 30 分〜2 時間経過後に，眼症状，麻痺，意識障害，嘔吐等を呈し，医療機関に搬送された.

モミジガサの「おひたし」の鑑別の結果，別の葉片が含まれていることが確認され，その葉片がトリカブトであることが判明した.

２人の患者の共通食は，当該飲食店の提供物のみ，発症状況がトリカブトによる食中毒の症状および潜伏期間が合致したことから，トリカブトによる食中毒と断定された.

検査の結果，トリカブトの毒性成分であるアコニチンが平均 0.4 μg/g，メサコニチンが平均 0.66 μg/g 検出された.

当該飲食店は２日間の営業停止，再発防止に向け指導が行われた.

（黒崎　薫：食品衛生学雑誌, 63：J-33〜34, 2022.）

表6-7	種々のばれいしょ製品中のα-ソラニンとα-チャコニンの含有量				(mg/100 g)	
	α-ソラニン	α-チャコニン			α-ソラニン	α-チャコニン
じゃがいもでんぷん	0.12	0.23		フライドポテト	1.7	1.6
	0.06	0.12		冷凍フライドポテト	1.7	1.6
	0.03	0.08		コロッケ	0.9	1.5
ポテトチップス	1.5	2.6		冷凍コロッケ	2.7	4.0
	0.6	1.1		マッシュポテト	0.9	1.1
	1.6	3.8		ばれいしょ塊茎	1.9	2.1
	1.3	2.4			0.9	1.3
	0.5	0.6			0.7	1.0
	0.5	0.9				

注）サツマイモでんぷん，小麦粉などからは不検出.　　　　　　　（Saito K., *et al.*: *J. Chromatog.* 508：141〜147, 1990.）

料として使用されるが，刺身のつまとしても食用に供されている．中毒の原因物質は，プロスタグランジン E_2 といわれている．

　海に生育するオゴノリにはプロスタグランジンは含有されていないが，長時間水に浸すなどの条件が整うと，酵素の作用により生成する．

　プロスタグランジンは，血圧降下，血管拡張，血管透過性亢進，子宮収縮，胃酸分泌抑制，気管支拡張などの生理作用があるが，市販品は石灰処理がなされているので中毒を起こすことはない．

❻青酸関連化合物を含む植物による中毒

　青ウメやあんずの種子には，青酸配糖体のアミグダリンが含まれ，酵素エムルシンの作用や胃酸により青酸（シアン）を発生する．シアンは中枢神経のチトクローム系の酵素などを阻害し，ヒトが中毒を起こすと，頭が重くなり，呼吸困難，続いて意識不明，呼吸停止，散瞳を起こし，死亡する．

　ビルマ豆は，製あんの原料として使用され，主としてミャンマーなどの東南アジアの国々から輸入される．バター豆など種々のものがある．これらにはリナマリン（ファゼオルナチン）という青酸配糖体とリナマラーゼが共存し，温度，pH などの至適条件が整うと，リナマラーゼが働き青酸を遊離する．これらの豆は，食品衛生法により青酸 50 mg/100 g 以下であれば製あんの原料としてだけ使用できるが，生あんからは検出されてはならないことと規定されている．なお，リナマリンは豆類の他，キャッサバ（タピオカデンプンの原料）や亜麻種子にも含有される．

❼その他の有毒植物

（a）ジギタリス

　葉をコンフリーの葉と誤食し，中毒が発生する．有毒成分はジギトキシンなどである．なお，コンフリーは，以前より食用とされてきたが，過剰に摂取することにより肝障害を起こすことが判明し，厚生労働省は摂取しないよう注意勧告を行っている．

（b）シキミ

　実を香辛料ハッカクと誤食し，中毒が発生する．有毒成分はアニサチンなどである．

（c）ヤマゴボウ，ヨウシュヤマゴボウ（ヤマゴボウ科）など

　根をキク科のヤマゴボウの漬け物として食用にされるモリアザミの根と誤食し，中毒が発

発生例　ソラニンによる食中毒

令和4（2022）年7月，長野県千曲市の小学校から，学校の畑で栽培したじゃがいもを茹でて喫食した生徒が，吐き気・腹痛・嘔吐等の症状を呈したとの通報があった．患者は教員および生徒で，じゃがいもを収穫し茹でて，皮付きのまま喫食．98人中46人が上記の症状を呈した．

じゃがいもの残りを大きさ別に検査した結果を，じゃがいもの平均重量：α-ソラニン：α-チャコニンの順に，大（74g：90mg/kg：170mg/kg），中（26g：140mg/kg：240mg/kg），小（12g：210mg/kg：340mg/kg）の結果が得られた．

ソラニン類は体重1kg当たり1mg以上摂取すると中毒症状が出る可能性があるとされている．ソラニンの摂取量は中毒量に達していたと推測され，患者の主症状および潜伏時間（73分）で，いずれもソラニン類による食中毒と一致したことから，茹でじゃがいもを原因とするソラニン類による中毒と断定した．

じゃがいもにはソラニン類が含まれることが知られており，その芽，皮を含む皮層部，とくに緑色になった部分，未熟なものに多く含まれる．さらに栽培中を含め陽が当たったり，傷がついたりすると，その量が増える．適切な取り扱いが必要であり，品種差もありメークイーン種はソラニン類ができやすいとされている．

（松村雅子：食品衛生学雑誌，**64**：J-38〜39，2023.）

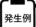

発生例　オゴノリによる食中毒

平成5（1993）年10月，横浜市において，女性が自分で採取した海藻を食べ，嘔吐，下痢を主症状とする食中毒が発生し，約12時間後，入院先の病院で死亡した．

この海藻は死亡した女性が横浜市野島海岸で採取したもので，夫婦2人で三杯酢として食べたところ，約30分後，2人とも嘔吐，下痢，胃のむかつきなどの症状を呈し，その後，男性の症状は治まったが，女性は胃痛，意識障害などが発生し，病院に入院した．原因究明の結果，オゴノリによるものと推定された．

その他オゴノリによる食中毒は，昭和55（1980）年8月に山形県，昭和57（1982）年4月に愛媛県においても発生し，死亡例が報告されている．その原因は，いずれもオゴノリに含まれるプロスタグランジンE_2が原因と考えられている．

（深川敦子：食品衛生学雑誌，**35**：J-570〜571，1994.）

生する．有毒成分はフィトラッカトキシンなどである．

（d）スイセン

鱗茎をノビルと，葉をニラと誤食して，中毒が発生する．有毒成分はリコリン，タゼチンなどである．

（e）バイケイソウ，コバイケイソウ

新芽のとき，オオバギボウシ（ウルイ）やギョウジャニンニクと誤食し，中毒が発生する．有毒成分はアルカロイドのプロトベラトリン，ジェルビンなどである．なお，自然毒食中毒の有毒成分等については厚生労働省ホームページに詳しく掲載されている．

植物の知恵，人間の知恵

植物は大地に根付くと，動物と違い，移動することができない．そのため動物の食害を避けるための成分，病原菌の感染，紫外線の防御，防寒対策などさまざまな防御機構を長い年月を経て備えるようになった．

このような種々の植物の知恵については多くの図書が知られているが，入門書としては，田中　修著「植物はすごい―生き残りをかけたしくみと工夫」（中公新書，2012）があり，参考となろう．

一方，人間は植物のもつさまざまな防御機構の除去あるいは利用を考えた．そのいくつかを紹介してみよう．

たけのこ，さといも，わらび，ほうれんそうなどの野菜には苦みと渋みを混合したような好ましくない“えぐ味”とよばれる物質が存在し，生食すれば舌やのどを刺激する．その本体はシュウ酸，ホモゲンチジン酸などの有機酸で，食用する場合はあく（灰汁），ぬかなどで除いてから食べている．また，豆類，穀類，いもなどには人間の消化酵素トリプシンの働きを阻害するトリプシンインヒビターが存在する．通常は生で食用としないが，食べれば消化力が低下し，腹痛の原因となる．そのため加熱調理してから，食用とするのである．

また，毒性の強い青酸配糖体は未熟な果実に存在するが，人間はこれらが完熟し，毒性がなくなってから食用としている．なお，ある種の植物の球根に存在する場合には，これを除去して食用として利用した．例えば秋の彼岸頃に花が咲くヒガンバナの球根にはでんぷんと青酸配糖体が共存しているので，昔，四国，和歌山，奈良などの山間部では，飢饉の折には，球根（鱗茎）から青酸配糖体を除去して得たでんぷんを食用とした．つまり，救荒植物であった．

東南アジア，ブラジルなどで栽培されているキャッサバも，青酸配糖体を含んでいる．ヒガンバナと同様，青酸配糖体を除去し，得られたでんぷんを食用としている．このでんぷんは製菓用にも適しており，タピオカでんぷんとして利用されている．

また，わが国の白あん原料にはささげや小豆が利用されていたが，価格が安価なことから，東南アジアで栽培されるビルマ豆などが，大正時代から輸入され，使用されてきた．これらの豆にも青酸配糖体が存在するが，除去して使用している．

ほかにも，種々の面で植物の防御物質が利用されている．

前述のヒガンバナは，野生動物の食害を防ぐ目的で田んぼや墓地に植えられる．また，その鱗茎から得られる糊には防虫効果があるので，表装（書画を掛け軸や屏風などに仕立てること）に用いられる．

除虫菊は，蚊取線香に，また農薬殺虫剤にも使われる．トリカブト（烏頭）のエキスは鏃に塗って毒矢として狩猟に利用された．そのほか，有害植物は罪人の処刑にも使われた．

一方，人間のように有害植物の判断ができない家畜では，放牧の折に牧草に混じって有害植物を食べてしまい，しばしば食中毒が発生する．

有害植物のアセビ（馬酔木）の葉は，羊，馬，牛が食べると酔ったようになるという．ところが，奈良公園にはアセビが繁茂しているのに，ここにいる鹿はアセビの葉を食べない．これは，長い間の経験で判別がつくようになったものであろう．

人間でも，知識の不足から有害植物の被害を受けることがある．1870年にフランスとプロイセン王国との間で起きた普仏戦争では，フランスの兵士がキョウチクトウの枝に刺した肉で，またわが国でも1877年の西南戦争の折に，官軍の兵士がキョウチクトウでつくった箸で弁当を食べたことにより，食中毒を起こしたという．

現在でも，植物性自然毒による食中毒が毎年発生しているが，いずれも有害植物に関する知識の不足によるものといえる．今後もこの種の食中毒は発生するであろう．植物の知恵は，あなどれないのである．

③ 自然毒食中毒の予防

自然毒食中毒の予防には，以下のことに注意する．

① 食用の動植物と有毒の動植物の識別知識をもつ．種属不明な動植物については食用に供することを避ける．また摘み草，キノコ狩りなどの際，異種の植物の混入に注意する．

発生例　有毒植物による食中毒

①　イヌサフランによる食中毒

平成 30（2018）年 4 月，北海道岩見沢市において，自宅敷地内に生えていた植物を喫食した 1 家族 2 人が下痢・嘔吐の症状を呈し，うち 1 人が救急搬送後死亡した.

患者は，敷地内の植物をギョウジャニンニクと間違え採取，喫食した. 患者自宅敷地内の採取場所にイヌサフランと思われる植物の刈り取られた痕跡を確認，その場所に生えていたイヌサフランと思われる植物を検査したところコルヒチンが検出（刈り取られた痕跡：0.50 mg/g, イヌサフラン全草：0.91 mg/g）された.

（佐川重信：食品衛生学雑誌，60：J-37〜38，2019.）

②　スイセンによる食中毒

平成 28（2016）年 5 月，北海道室蘭市において，住宅前に自生していた植物を油炒めにして夕食に喫食した 1 人が，18 時 50 分頃から下痢，20 時頃から嘔吐の症状を呈したので，翌日医療機関で治療を受けたが症状が悪化し，その翌日多臓器不全で死亡した. 原因とみられる自宅前の自生植物を鑑別したところスイセンであり，有毒成分ガランタミンが検出され，潜伏期間，症状がスイセンによる食中毒と合致していたのでスイセンによる食中毒と判断された.

（大久保由佳：食品衛生学雑誌，58：J-45〜46，2017.）

③　グロリオサ（推定）による食中毒

令和 4（2022）年 4 月，宮崎県延岡警察署より，植物根の誤食による食中毒により独居男性の死亡事案について通報があった.

患者は，家庭菜園の植え替えで採取したヤマイモらしき植物根をすりおろして食べたところ，嘔吐・下痢を呈しその後死亡したことが確認された.

患者の血液，尿，胃内容物，胃洗浄液，誤食が疑われた植物根の検査の結果，すべての検体からコルヒチンが検出され「コルヒチン中毒による死亡」と診断された.

グロリオサは球根で栽培することが一般的であるが，種子の飛散によるグロリオサの自生にも注意が必要であり，有毒植物の食中毒対策として，家庭菜園の野菜と混植しないことが重要である.

（弓削くみ子：食品衛生学雑誌，64：J-37〜38，2023.）

④　苦みが強いユウガオによる食中毒

令和 2（2020）年 7 月，長野県において，70 歳代の男女 2 人が苦みの強いユウガオを喫食し体調不良を起こし医療機関を受診した.

このユウガオは販売所で購入したもので，喫食後 30 分程度で，吐き気，嘔吐，水様性下痢を発症した.

ユウガオの残品およびユウガオを生産した生産者の畑から採取した検体についてククルビタシンの検査をした結果，ククルビタシン B が 530〜960 μg/g 検出された. このことから，原因食品はユウガオであり，病因物質はククルビタシン類であると断定した.

患者が購入したユウガオは販売所で販売されていたもので，納品している生産者は何年も前から販売所で販売しており，強い苦みを感じたことはなかった.

ユウガオを含む苦みの強いウリ科植物を原因とする食中毒は全国で散見される. ククルビタシン類を含有するユウガオは，他の植物性自然毒と異なり，形態学的な判別が不可能であること，ククルビタシン類の発現，含有量には個体差があること，ククルビタシン類の処理方法が確立されていないことから，有効な対策は調理前の味見が唯一の方法である.

（栁澤宏太ほか：食品衛生学雑誌，62：J-39〜40，2021.）

⑤ バイケイソウによる食中毒

令和2（2020）4月，金沢市の医療機関より，野草による食中毒が疑われる患者5人（1家族）が救急搬送されたとの連絡があった．

発生状況は，家族のうち1人が金沢市内の山中へ山菜取りに出かけ，採取した野草を食用のギボウシと思い，帰宅後調理して家族で食した．その15分後頃から吐き気，嘔吐，めまい等の症状を呈する者が現れ，5人中3人は摂食後75分，残り2人は90分後医療機関へ救急搬送された．

患者5人がこの野草を喫食していたこと，症状がバイケイソウによる食中毒の症状（吐き気，嘔吐，手足のしびれ，呼吸困難，脱力感，めまい等）と一致していること，潜伏期間が15分〜1時間25分（バイケイソウの潜伏時間30分〜1時間程度）であること，加えて，残品の野草の形態から「バイケイソウ類」と推定された．

また，残品の分析の結果，バイケイソウの有毒成分であるプロトベラトリンAおよびBがそれぞれ10 µg/g，250 µg/g検出された．

この中毒は「バイケイソウ」を「ギボウシ」と誤認して喫食したことによる中毒であった．

（大久保佳祐：食品衛生学雑誌，62：J-39〜40, 2021.）

⑥ クワズイモによる食中毒

令和3（2021）年11月，大分県佐伯市内の医療機関からクワズイモによる食中毒が疑われる患者1人が受診した旨保健所に連絡があった．

患者の家族が，自宅に生えていた植物を採取し，茎部分を塩もみにしたものを17時頃患者が喫食し，火がついたような激痛を感じ，すぐに吐き出し，何度もうがいをしたが痛みが引かず，翌日医療機関を受診した．

患者が医療機関に持参した塩もみした残品を，大分県衛生環境研究センターにおいて光学顕微鏡で観察した結果，アンプル型細胞と針状結晶が確認されたことと，植物の形態から，有毒植物のクワズイモであると判断した．

採取者はクワズイモをハスイモ（サトイモ科サトイモ属）と誤認した．ハスイモとクワズイモは外見上酷似し見極めは困難であり，自宅の庭であっても，栽培していないものは「採らない」「食べない」「人にあげない」「もらわない」よう採取者らに対し指導した．また，県民に対し，マスメディア等を通じてクワズイモによる食中毒に関する注意喚起を行った．

（池田珠央：食品衛生学雑誌，63：J-114〜115, 2022.）

② 有毒部位を除去する．例えば，じゃがいも（発芽部，緑変部）やフグなどでみられる．フグについては，とくに素人料理を避けなければならない．

③ 生産地，季節などによって有毒化する貝類などが市場に出回ることのないように，厳重な行政面での監視を行う．

6 化学性食中毒

化学性食中毒とは，一般的に工業薬品，農薬などの化学薬品や器具容器などに由来する有害元素，その他の有害性物質，あるいは食品添加物の誤用や乱用などによる，広い意味での食中毒を指している．

化学性食中毒は，急性中毒と慢性中毒に分類することができるが，これまでの発生例からみて，ほとんどが急性中毒である．

　急性中毒は，第二次世界大戦後に，とくに多発した．これは主として，食料事情の悪化による粗悪な加工食品による食中毒で，毎年のように死者が発生した．しかし，食料事情の好転につれ，1950年代後半以降は年々減少し，近年では化学物質による食中毒は年間10件前後で，食中毒全体に占める発生割合も，2%以下となっている．

　化学物質による食中毒件数は減少したが，突然，大規模な事件の発生をみることがあり，しかも多数の死者が発生することもある．

　化学物質による急性中毒の特徴は，次のとおりである．

　①　細菌性食中毒に比べて潜伏期間が一般的に短く，数十分ないし2〜3時間以内が多い．

　②　症状は比較的激しく，原因物質特有の症状が発現しやすい．

　③　細菌性や自然毒による食中毒とは異なり，季節性はみられない．

　<u>慢性中毒</u>は，体内で蓄積性のある有害な化学物質を少量ずつ反復して摂取することにより発生するもので，その中毒症状は急性中毒とは異なり，ときには重症を含め，生涯それによる疾病と闘う運命を背負うことにもなる．過去にPCB，<u>ヒ素</u>，カドミウム，水銀による中毒事件が発生した（129頁，131〜132頁参照）．

　以下，物質別にこれまでに中毒を起こした例のある有害物を中心に，主として急性中毒について述べる．

1 ヒスタミン食中毒（アレルギー様食中毒）

　厚生労働省の食中毒統計では，ヒスタミンによる食中毒は化学性食中毒に分類されている．本来，ヒスタミンは魚類中で細菌，とくに海洋細菌の増殖によって生成される有害物質であるが，中毒原因として細菌が特定されないこと，発症がヒスタミンによることから化学性食中毒として取り扱われている．

　腐敗細菌のたんぱく質分解作用によって形成される有害<u>アミン</u>によって引き起こされる食中毒で，昭和27（1952）年頃から，<u>サンマ，アジ，イワシの桜干し（みりん干し）やサバの煮つけ</u>などによる事件が多発した．最近ではマグロ，ブリなどによる事故例が多い傾向にあるが，発生そのものは限定的である．

　この食中毒は，食後30分〜1時間ぐらいの短い潜伏期間のあと，まず眼瞼（がんけん），口の周り，耳たぶなどに熱感が起こり，しだいに眠気，酩酊（めいてい）感が起こり，続いて顔面・上半身の紅潮（こうちょう），蕁（じん）麻疹（ましん）様発疹および頭痛が現れるなど，いわゆるアレルギー様の症状を呈するのが特徴である．通常，下痢，腹痛などの胃腸炎症状はほとんどみられない．一般的に経過は早く，6〜10時間，遅くとも24時間以内に回復する．

　これは，マグロ，サンマ，アジなど<u>ヒスチジン</u>の多く含まれる<u>魚介類</u>に付着した，<u>ヒスチジン脱炭酸酵素を有するヒスタミン生成菌が増殖する際に，魚肉たんぱく質中の</u><u>ヒスチジンを分解し，多量のヒスタミンなど有害アミンが形成・蓄積される</u>ことによる．ヒスタミン生成菌には，*Morganella morganii*（モルガン菌）や*Klebsiella oxytoca*などの腸内細菌，好塩性菌の*Photobacterium phosphoreum*や*P. damselae*などが知られている．本食中毒は，一般的には食品内に形成された有害アミンが蓄積されても，腐敗臭のしない早い段階で食品を喫食することによって発生することが多い．

発生例 ヒスタミン食中毒

　平成30（2018）年9月，山梨県富士・東部保健所管内の複数の保育所で，昼食を喫食した園児が，食後口・頬・顎・腹部に湿疹，かゆみを発症したとの連絡があった．

　管内の7つの保育所で共通メニューの給食（ごはん，まぐろの味噌がらめ，小松菜のおかか和え，かぶとごぼうの味噌汁，オレンジ）が提供され，喫食後1時間以内に6保育所で89人が前述の症状を呈した．

　発症者の症状，潜伏時間からヒスタミン食中毒が疑われ，まぐろの味噌がらめがフィッシャーの正確確率検定で有意差を認めた．原材料のまぐろについてヒスタミンの測定をしたところ，調理品は2,300～3,600 mg/kg，原材料は180～5,300 mg/kgのヒスタミンが検出され，まぐろの味噌がらめが原因食品であると断定された．

　本事件の原因は，まぐろの流通経路に複数の業者が関与し，販売，加工，配送において不適切な温度管理および冷解凍が繰り返され，各保育所においても，前日納品のまぐろを22時間にわたり冷蔵庫で解凍作業を行っていたことが判明し，ヒスタミンが生成した可能性が考えられた．しかし，保育所以外の施設ではまぐろ残品がなかったため，原因施設の特定には至らなかった．

（岡林一美：食品衛生学雑誌，60：J-116～117，2019．）

銅による食中毒

　令和2（2020）年7月，大分県臼杵市の高齢者施設でスポーツドリンクを喫食した施設利用者13人が嘔吐・嘔気症状を呈しているとの届出があった．調査の結果，施設が調製したイオンドリンクから高濃度の銅（200 mg/L）が検出され，銅中毒と断定された．

　イオンドリンク調製に使用したやかんは約10年前に購入し，日常的に湯冷まし用に使用していた．通常，イオンドリンクの調製にはプラスチック容器を使用していたが，当日のみ当該やかんを使用した．

　使用したイオンドリンクの粉末には使用上の注意として「溶かしたり保存する場合は，金属容器は使用しないでください」と表示されていた．しかし，調製した職員は使用上の注意表示に気づかず，金属製の容器にスポーツドリンクのような酸性飲料を入れると金属が溶出する危険性があるという認識もなかった．

　事件後，施設に対し，イオンドリンク調製のマニュアル作成および施設職員への周知の徹底，食品の表示および注意事項の確認，酸性飲料を金属製容器に保管しないよう指導がなされた．

（小仲智晶ほか：食品衛生学雑誌，62：J-37～38，2021．）

②無機物質による食中毒

（1）有害元素

　これまで有害元素が原因となったものは種々あるが，主なものとしては，銅，スズがある．

❶銅

　銅または銅合金の調理器具や容器に緑青（塩基性炭酸銅）や酸化銅を生成している場合，あるいは焼きそばなど酸性の強い食品を調理後長時間放置することで，銅が食品に溶出し中毒する恐れがある．食後，数十分から，吐き気，嘔吐，下痢，腹痛を呈する．

❷スズ

　スズは，清涼飲料水の規格基準で150 ppmまで含有が認められている（**巻末付表2，208**

発生例　ニコチン酸を使用したハンバーグによる食中毒

　平成 15（2003）年，都内の保育園で，昼食のハンバーグ等を摂食した園児 84 人中 20 人，職員 22 人中 4 人が摂食約 10 分後に，耳や首から胸にかけて発赤し，腕がかゆくなった．症状は約 30 分後におさまった．調理前，とくにひき肉が赤かったという証言から，ハンバーグおよび原材料の肉について分析したところ，ニコチン酸が 100 g 中 41 mg および 59 mg 検出された．ニコチン酸はナイアシンともよばれるビタミンで，食品添加物の栄養強化剤として使用されるが，食肉には使用してはならない．原材料の肉の納入業者が鮮度をよくみせるために不正に使用したものであった．

（牛山博文ほか：東京健安研セ年報, 55：183～186, 2004.）

頁）．しかし，スズメッキした缶を用いた缶入り果実などではスズが多量に溶出し基準を超えた場合，嘔吐，下痢などの急性中毒の原因となる．近年は，アルミニウム缶や塗装缶が多用されるようになり，安全性がより向上している．

（2）その他

　飲食店で小麦粉と間違えて消石灰が使われたり，消毒用の次亜塩素酸液が飲料水として提供された例などがある．

③ 有機化合物による食中毒

　有機化合物，化学薬品が食品中に混入して，食中毒の原因となったものは多種類に及び，その例としては，食品添加物の過量使用，ニコチン酸の食肉への不正使用，たばこのニコチン，飲食店の厨房や店頭での洗剤や逆性石けんの混入などがある．

④ 酸敗油脂による食中毒

　1964 年頃，即席めんによる食中毒が発生した．原因は即席めんが保管中に日光にさらされる等により油脂が酸敗したことによる．食品中の油脂は酸素の存在下，光，熱により，さらに水分，金属の存在により容易に酸敗する（38〜40 頁参照）．酸敗した油脂による中毒は，食後 3〜6 時間で発症し，下痢，腹痛，嘔吐，頭痛，倦怠感等の症状を呈する．即席めん類以外でも，油で処理した菓子，ポテトチップスや揚げせんべい等，また油脂の多い食品であるピーナッツ等や家庭で使用した食用油も保管の際，酸敗に注意が必要である．食品衛生法では即席めん類と油脂で処理した菓子について規格基準を設けている（**巻末付表 2, 217 頁**）．

⑤ 化学性食中毒の防止

　下記のような諸点に注意する必要がある．

（1）ヒスタミン

　細菌の食中毒防止法と同様に細菌の制御に心がける．

（2）酸敗油脂

　油脂を多く含む食品は，購入後は日光を避けて保管し，速やかに食べ終えること．残品は空気に触れないよう，また金属との接触を避け，冷暗所に保管する．

発生例 水筒中のスポーツ飲料による食中毒

　平成20（2008）年，水筒に入れたスポーツ飲料を飲んだ6人が苦みを感じ，頭痛，めまい，吐き気の症状を呈した．飲料は青緑色を呈していた．同水筒を用いてスポーツ飲料粉末を水に溶かし再現実験をしたところ，飲料1g当たり1,000μg前後の銅が検出された．原因は水筒内部に破損があり，そこを通して保温構造に使われていた内部の銅に飲料が浸り，銅が溶け出したものと判明した．

（下井俊子ほか：東京健安研セ年報，60：205〜211，2009．）

 発生例 厨房用除菌洗浄剤による食中毒

　平成30（2018）年11月，長野県茅野市において，温泉旅館で「お茶漬け」を提供され喫食した8人のうち3人が，喫食直後から数分以内に口腔内の違和感，のどの痛み，舌のしびれを訴えた．
　施設職員への聞き取り調査により，調理場で焦げをとるために除菌洗浄剤で満たしてあった鍋とだし汁の入った鍋の取り違えがあったことが判明．除菌洗浄剤の入った鍋とお茶漬け用のだし汁が入った鍋はいずれも近くのガス台の上に置かれ，配膳係が誤って使用した．配膳係は通常のだし汁より色が濃いと思ったが，においなどには気づかなかった．
　当該施設に対する措置は，2日間の営業停止および営業者への再発防止の指導を行った．
　指導の内容は，洗浄中の鍋は，専用のシンク内など置き場所を定めること．調理従事者と配膳係の取り違えが起きないよう，直接の受け渡しあるいはメモ等をつけること．厨房内の無表示のボトル等にラベリングをすること．事故発生時の連絡体制についてマニュアルを作成し，従業員に周知することなど．

（酒井淳一：食品衛生学雑誌，60：J-121，2019．）

 発生例 デキャンタの管理不良による次亜塩素酸ナトリウム食中毒

　令和3（2021）年2月，神奈川県においてレストランで提供された水を飲んだところ塩素臭があり，のどの痛みを呈し医療機関を受診しているとの連絡が保健所にあった．
　調査の結果，同一のデキャンタで水を提供された2組のうち，水を飲んだ2人（初発組，別組各1人）が発症した．
　従業員への聴取の結果，発生前日に水と次亜塩素酸ナトリウムを主成分とする漂白剤を入れ，洗浄用シンクに置かれたデキャンタが，洗浄されずに翌日ドリンクコーナーに戻され，さらに水と氷が継ぎ足されて客に提供された可能性があることが判明．漂白剤が混入した水を客に提供したことが原因と断定．
　原因施設に対し，以下の衛生教育を実施した．
　1日間の営業停止および作業手順を見直し，一度客に提供されたものが再度提供されることないようにする．洗浄剤の取り扱いについて，マニュアルを作成し作業手順を統一化し，従業員に周知徹底する．洗浄剤等の化学物質の安全な取り扱いについて，衛生教育を定期的に実施する．食品等に係る苦情を受けた場合は，保健所に速やかに報告すること．

（川崎市保健所食品安全課ほか：食品衛生学雑誌，63：J-32〜33，2022．）

（3）その他

① 過失による誤入を防ぐため，調理場に農薬，殺虫剤，その他工業用薬品などを持ち込まない．

② 台所用洗浄剤，食品添加物，消毒薬などには必ずレッテルを貼り，一定の場所に置くように習慣づける．

③ 調理場の清潔，採光に注意する．

④ 食品添加物は適正使用を心がける．

⑤ 農薬，殺虫剤などの使用に際しては，食品，容器などを汚染しないように十分注意する．

7 食品と感染症

1 経口感染症の概要

感染症の病原体である細菌やウイルスなどの微生物が，飲食物，手指，器物，昆虫などを介して経口的に伝播して起こる疾病を経口感染症という．先に述べた感染型食中毒(例えば，サルモネラ，腸炎ビブリオなどの食中毒) やウイルス性食中毒 （ノロウイルス食中毒）も，広い意味では経口感染症であるが，ここでは，ヒトに対しての病原性が強く，ごく微量の病原体でも生体内で急激に増殖して発病し，さらにヒトからヒトへの二次感染が起こる疾病を中心に，感染症法の感染症を取り扱う．代表的なものとしては，コレラ，赤痢，腸チフス，パラチフス，ウイルス性肝炎などがある．

2 発生状況

わが国の主要な経口感染症の発生状況は，いずれの感染症も近年著しく減少している．

腸チフスとパラチフスは昭和 20 (1945) 年の第二次世界大戦終了後激減し，平成 24 (2012) 年〜令和 3 （2021）年の 10 年間の平均では，腸チフス患者は 38 人，パラチフス患者は 21 人となっている．

細菌性赤痢は昭和 20 （1945）年には，患者数が約 9 万 6,000 人であったものが，平成 24 (2012) 年〜令和 3 (2021) 年の 10 年間の平均では，144 人である．

このように経口感染症が急激に減少してきたのは，ワクチン（腸チフス，パラチフス，ポリオなど）の普及，予防接種・防疫体制の整備，環境衛生の改善，個人衛生の向上などによるものと考えられている．しかし，わが国においては，1970 年代頃から海外旅行者の増加，輸入生鮮魚介類などの増大などを反映して，衛生状態がよくない発展途上国で，コレラや赤痢などに感染して，それらの病原菌を国内に持ち込むといった，いわゆる輸入感染症が公衆衛生上の重要な問題となっている．ただし令和 2 (2020) 年以降は COVID-19 による渡航規制の影響もあり，発生は少なかった．

3 主な経口感染症

（1）赤 痢

赤痢には細菌性赤痢とアメーバ赤痢がある．

発生例　会席料理による赤痢

　平成 20（2008）年 7 月，福岡市の飲食店で行われたテーブルマナー教室で会席料理を摂食した専門学校の生徒 35 人中，23 人が下痢（100％），腹痛（87.0％），発熱（69.6％），頭痛（69.6％），吐き気（65.2％），嘔吐（17.4％）などの症状を呈し，平均潜伏時間は 41.3 時間であった．

　検便の結果，患者便 23 検体のうち 11 検体から赤痢菌（*Shigella sonnei*）を検出した．

　調査の結果，会席料理を原因とする赤痢事件と判断した．原因食品および汚染経路は特定できなかった．汚染経路の可能性として，赤痢菌に汚染された食材を加熱することなく提供したこと，また従事者の手指・調理器具を介して赤痢菌に二次汚染された食品を提供したものと推測された．

（山崎俊治：食品衛生学雑誌，50：J-191〜192，2009.）

❶細菌性赤痢

細菌性赤痢は 3 類感染症に指定されている．

（a）病　原　体

赤痢菌（*Shigella* 属）が病原体である．赤痢菌属には，志賀赤痢菌（*Shigella dysenteriae*），フレキシネル菌（*Shigella flexneri*），ボイド菌（*Shigella boydii*），ソンネ菌（*Shigella sonnei*）などの菌型があり，それぞれが，数種の血清型に分けられている．国内の発生例はソンネ菌が 70〜80％，次いでフレキシネル菌で，あわせて 95％以上を占める．

（b）臨床症状・潜伏期間

発熱，腹痛，下痢が主要症状である．重症例の下痢は，粘液，血液を含み，また，しぶり腹（便意があっても出るのはわずか）を伴う．

一般に，志賀赤痢菌によるものの多くは重症になりやすいが，ソンネ菌によるものは軽症で，数回の下痢あるいは軟便程度で経過することが多い．潜伏期間は 1〜3 日間である．

（c）感染経路

患者またはキャリア（赤痢菌の保有者）の糞便，それらに汚染された食品や飲料水の経口感染による．とくに，調理人がキャリアの場合や飲料水が汚染された場合には，大規模な流行が起こることがある．

（d）発生状況

わが国における細菌性赤痢は，昭和 27（1952）年の約 11 万人の患者発生をピークにしだいに減少し始め，昭和 45（1970）年以降は 1 万人以下，さらに昭和 51（1976）年以降は 1,000 人前後，平成 21（2009）年以降は 300 人以下に推移している．

感染地はインド，東南アジアなどの国外が多い．COVID-19 による渡航規制の影響で，令和 2（2020）年は 87 人，令和 3（2021）年は 7 人と，とくに少なかった．

わが国の赤痢の流行菌型は，大正時代までは志賀赤痢菌であったが，昭和時代に入るとフレキシネル菌が取って代わり，昭和 30 年代後半以降はソンネ菌が主流を占め，ボイド菌や志賀赤痢菌はほとんどみられなくなった．

（e）予　　防

患者やキャリアの発見，状況に応じて入院，患者やキャリアの排泄物・汚染物の完全消毒

がもっとも重要である．とくに，最近の赤痢は軽症患者が多いことから，これらの患者と保菌者の早期発見に努めることが大切である．

さらに，環境衛生の整備，飲食物の衛生管理，検疫の強化などによって病原体の伝播経路を遮断することであり，それには，飲料水の完全消毒，手洗いの励行，ハエやゴキブリなどの昆虫やネズミの駆除，輸入魚介類の検疫強化対策が必要とされる．

また，東南アジアなどの赤痢常在地に旅行した場合は，生水，氷水や生ものの飲食を避けることが大切である．

❷アメーバ赤痢

アメーバ赤痢は5類感染症に指定されている．

（a）病原体

原虫である赤痢アメーバ（*Entamoeba histolytica*）が病原体である．赤痢アメーバの嚢子は抵抗性があり，生体外で数週間〜数カ月間，感染力を保持しているが，栄養型は生体外に排出されると，速やかに死滅するので感染力はない．赤痢アメーバは，世界中に分布するが，とくに熱帯や亜熱帯地域に多い．わが国での発生は，近年，海外旅行者の増加に伴って，輸入感染症の形で増加の傾向にある．平成23（2011）年以降1,000人前後となっているが，COVID-19対策としての渡航規制，入国制限の影響か，報告数は令和2（2020）年が611人，令和3（2021）年が537人と少なかった．

（b）臨床症状・潜伏期間

血便（膿粘血便），下痢，しぶり腹が主要症状で，肝膿瘍，膿胸などの腸管外感染を起こすと必ず発熱を伴う．潜伏期間は数日〜数年と不定である．

なお，感染経路および予防は基本的には細菌性赤痢と同じである．ただし，性的接触によっても感染し，性感染症でもある．

（2）腸チフス

腸チフスは3類感染症に指定されている．

（a）病原体

チフス菌（*Salmonella* Typhi）が病原体である．チフス菌は，食中毒菌のサルモネラと同じ*Salmonella*属に属する菌であるが，感染力が強い．

（b）臨床症状・潜伏期間

潜伏期間は7〜14日で，頭痛，悪寒，全身倦怠，食欲不振などの症状があって発熱し，当初感冒と間違われやすい．典型的症状としては，体温が階段状に上昇し，4〜5日後に39〜40℃以上に達する．その後，40℃以上の高熱が1週間近く持続し，皮膚に発疹（バラ疹）と脾腫がみられる．重いときには，腸出血や腸穿孔などを起こすことがある．また，意識混濁，うわごとなどの症状も現れる．

第3〜4週目になってから徐々に熱が下がり，症状も徐々に回復に向かう．しかし，症状が消失してからも排菌が続く場合がある．

腸チフスに感染した人は，強い免疫を獲得して，再び感染することはないといわれている．

（c）感染経路

患者または保菌者の糞便や尿によって汚染された食品や飲料水を介したり，患者または保菌者との接触によって感染が起こる．

（d）発生状況

腸チフスは，昭和20（1945）年までは赤痢に次いで多い経口感染症で，年間3〜4万人の患者を出したが，それ以後は急に減少し，昭和61（1986）年以降は年間200人未満となり，平成24（2012）年〜令和元（2019）年は35〜65人，令和2（2020）年は21人，令和3（2021）年は4人であった．輸入事例が多い．

腸チフスには，10年以上も保菌する例がしばしばみられるように，長期保菌者となる場合も決して少なくない．この場合は，胆のうや胆管に保菌し長期間排菌するので，感染源としてきわめて危険である．最近，国内例の感染源として大きな比重をもっていたこれら胆道系長期保菌者は減少している．

（e）予　防

腸チフスの予防接種を行うほか，赤痢の場合と同様，食品や飲料水の取り扱いに注意を要する．それに加えて，長期保菌者の監視が重要である．

（3）パラチフス

病原体はパラチフスA菌（*Salmonella* Paratyphi A）である．

パラチフス菌には，A，B，Cの3型があるが，3類感染症となるパラチフスは，パラチフスA菌による感染症である．

パラチフスは腸チフスに似ているが，症状は比較的軽い．わが国における患者発生数は，昭和21（1946）年までは年間6,000〜1万人であったが，昭和28（1953）年頃から著しく減少し，とくに昭和44（1969）年以降，年間100人以下（まれに100人をやや上回る年もある）となり，平成24（2012）年〜令和元（2019）年は14〜50人，令和2（2020）年は7人，令和3（2021）年は0人でほとんどが輸入事例である．

なお，感染経路，感染源，予防などは，腸チフスの場合と同じである．

（4）コレラ

コレラは主として，インド，インドネシア，フィリピンなどの常在地から侵入してくる外来の感染症で，3類感染症に指定されている．

（a）病原体

コレラ菌（*Vibrio cholerae* のうち血清型がO1およびO139でコレラ毒素を産生する株）が病原体である．コレラ菌以外の *V. cholerae* は，ナグビブリオ〔non-agglutinable（NAG）*Vibrio*；非凝集性ビブリオ〕と呼ばれ，行政上，食中毒菌として取り扱われている．

発生例　簡易水道水による腸チフス

昭和58（1988）年から昭和60（1985）年にかけて，静岡県富士市において15人の腸チフス患者が発生した．細菌検査の結果，患者，簡易水道水の原水，同水源近くに埋設された下水管それぞれから同型菌（ファージ型 D_1）が検出され，感染源は簡易水道水と推定された．

この事例は，腸チフスの永続保菌者が排出した腸チフス菌が，浄化槽を経て流入した下水管の破損箇所から漏出し，簡易水道水を汚染し，これを消毒不十分のまま飲用して発生したものと推定された．

（仁科徳啓ほか：感染症学雑誌，**63**：240，1989．）

V. cholerae O1 は，稲葉型，小川型の2つの血清型に分けられており，さらに生物学的性状の違いにより，アジア（または古典）型とエルトール（eltor）型の2つの生物型に分類されている．

これらの抗原的，生物学的分類によって，例えば「エルトール稲葉型」のコレラ菌というように呼ばれる．

(b) 臨床症状・潜伏期間

潜伏期間は数時間〜5日，通常は1〜3日である．

現在，流行しているエルトール型コレラは，胃切除者や基礎疾患のある人を除くと，典型的な症状がみられることは少なく，一般に軽症で，下痢も水様便も少なく，無症状のまま保菌者として経過することが多い．

典型例では，突然の下痢と嘔吐で発症する．発熱，腹痛は通常ない．下痢は水様性で，回数，排便量が増加するにつれて米のとぎ汁様となる．重症例は1日10l以上もの下痢があり，脱水のため，コレラ顔貌，欠尿，嗄声（させい），血圧低下，筋肉痙攣，体温下降，虚脱などの症状をとり，死亡する．

アジア型コレラは，一般に重症例が多く，適切な治療が行われずに放置されると，約半数が死亡するとされている．

(c) 感染経路

患者や保菌者の糞便あるいは患者の吐物が感染源となり，汚染された水や飲食物を介して経口感染する．また，接触感染もある．

(d) 発生状況

現在，世界的には，1961年に発生した第七次流行が継続している．その原因菌はエルトール型である．

国内発生は，平成24（2012）年〜令和元（2019）年は3〜9人，令和2（2020）年は1人，

COLUMN　感染症病原体の発見

ヒトの感染症病原体の最初の発見者は，ドイツの開業医ローベルト・コッホ（Robert Koch, 1843〜1910）である．

コッホは19世紀末に炭疽（人畜（獣）共通感染症）と呼ばれている病気にかかった牛の血液を顕微鏡で観察し，桿状の微生物がどんどん増殖するのを発見した．この微生物を健康な牛に注射したところ，炭疽で死んだ牛と同じ症状を起こし，血液中に同じ桿状の微生物の増殖がみられ，牛が死ぬことを確認し，この桿状の微生物が炭疽の病原体であることを確認した．これが，特定の微生物が特定の感染症を起こすことを証明した最初の例である．

さらにコッホは牛肉のスープと寒天を混ぜて固めた寒天平板培地を考案し，病原菌の分離培養に成功した．この方法を用いてコッホと彼の弟子たちは，結核菌，チフス菌，コレラ菌，破傷風菌と，次から次へと新しい病原菌を発見した．コッホの発明した寒天平板培地は，その後，微生物の分離培養に広く開発・応用されていった．

また，コッホは感染症の病原体を特定するにあたり，つぎの三原則（コッホの三原則）を確立した．

（1）ある特定の病気には，特定の微生物が発見される．

（2）その病原微生物が分離できること．

（3）分離した微生物を，感受性のある動物に感染させて，同じ病気を起こさせること．

この三原則が，感染症の病原体を特定する際の指針となっている．

令和 3（2021）年は 0 人であり，そのほとんどが渡航歴のある事例である．海外での推定感染地は，インド，フィリピン，インドネシアなどである．

　（e）予　防

　患者または保菌者，その他の感染源を早期発見して，状況に応じて入院させ，感染経路を遮断することが重要である．

　コレラの流行地への旅行者は，現地では生水，氷水や生ものを摂らないようにすることが大切である．また，海港や空港検疫所で，コレラ指定流行地からの船舶や航空機の検疫を強化し，コレラ菌に感染したヒトや汚染食品を早期発見することが重要である．

（5）腸管出血性大腸菌感染症

　腸管出血性大腸菌感染症は，3 類感染症に指定されている．

　①病原体，②臨床症状・潜伏期間，③感染経路および④発生状況は「腸管出血性大腸菌」の項（61 頁参照），そして⑤予防については，「細菌性食中毒の予防」の項（75 頁参照）にそれぞれ準ずる．

（6）ウイルス性肝炎

　ウイルス性肝炎には，A・B・C・D・E 型の 5 種類がある．これらのうち，A 型と E 型は経口感染性で，4 類感染症に指定されている．B・C・D 型の 3 種類は血液や体液により感染し，5 類感染症に指定されている．

❶A 型肝炎

　4 類感染症である．

　（a）病 原 体

　A 型肝炎ウイルス（Hepatitis A virus）が病原体である．

　このウイルスは，酸・アルコールに強く，85℃ 1 分の加熱や次亜塩素酸ナトリウムによる消毒で不活化される．

発生例 **食品によるコレラ**

①　平成 20（2008）年 3 月，埼玉県騎西町の飲食店で会食（メニューは，刺身・すし・煮物・天ぷら）したグループ 217 人中，31 人が下痢（100％），腹痛（33％），吐き気（20％），嘔吐（10％）の症状を訴えた．検査の結果，患者の便からコレラ菌が検出され，分離菌の血清型，DNA パターンは一致した．

　調査の結果，食材，従業員，使用水からはコレラ菌が検出されず，体調不良の者や海外渡航歴のある者も皆無で，原因食品と汚染経路を特定するには至らなかった．

（猪野富美子：食品衛生学雑誌，**50**：J-187〜188，2009．）

②　平成元（1989）年 9 月，名古屋市の N 会館で提供された昼食および夕食を喫食した団体客 117 人中，79 人が下痢などの症状を訴えた．

　検査の結果，44 人からエルトール型コレラ菌稲葉型が検出された．疫学的検査の結果，喫食前日にコレラ菌に汚染された食品が購入され，冷房装置の不備な調理場に保管されたためにコレラ菌が増殖し，事故につながったものと推定された．

（天野冨貴子：感染症，**21**：18，1991．）

（b）臨床症状・潜伏期間

潜伏期間は 15〜50 日，平均 28 日で，発熱，全身倦怠，食欲不振，そして黄疸などの症状が認められる．症状は年齢が高くなるほど重くなる．A 型肝炎は，普通 1〜2 カ月後に回復する．一度感染したヒトは再感染しない．

（c）感染経路

患者やキャリアの糞便によって汚染された飲料水や食品を介した経口感染が多いが，手指や性的な接触による感染もある．わが国では，井戸水や貝類の生食が感染源と推定される事例があり，海外ではレタス，ネギ，冷凍ベリー類による事例が報告される．

（d）発生状況

第二次世界大戦終了後の混乱期には A 型肝炎が頻発していたが，上水道の整備など衛生水準の向上に伴い，急速に減少した．平成 24（2012）年〜令和元（2019）年は 128〜926 人，令和 2（2020）年は 120 人，令和 3（2021）年は 71 人である．感染地はほとんどが国内で，平成 24（2012）年〜令和 3（2021）年は約 80％が国内感染と推定される．

（e）予　　防

患者やキャリアの排泄物の完全消毒が重要である．それに，上水道の整備，環境衛生の整備などによって，病原体の伝播経路を遮断することである．

東南アジアなど A 型肝炎多発地域に旅行する場合には，生水や生ものの飲食を避けること，食事前の手洗い，ワクチン接種による予防が有効である．

❷E 型肝炎

4 類感染症である．

（a）病　原　体

E 型肝炎ウイルス（Hepatitis E virus）が病原体である．60℃1 時間や 71℃5 分の加熱で不活化するとされる．

（b）臨床症状・潜伏期間

潜伏期間は 15〜60 日，平均 6 週間で，発熱，全身倦怠感，悪心，嘔吐，食欲不振，腹痛等の症状を伴い，黄疸が認められるが，不顕性感染も多い．おおむね一過性で予後は良好であるが，とくに妊婦で劇症化するケースが報告されており，注意が必要である．

（c）感染経路

感染者の糞便中に排出されたウイルスに汚染された飲料水や食品が感染経路と考えられる．感染源の特定は困難であるが，ブタ，イノシシ，シカの肉が推定される．ブタ，イノシシ，シカなどでは，E 型肝炎ウイルス遺伝子や抗体が検出されており，ヒトへの感染もあることから，E 型肝炎は人畜（獣）共通感染症と考えられる．

（d）発生状況

平成 23（2011）年までは年間 100 人以下であったが増加傾向にあり，2018 年以降は 400 人を超えている．発展途上国に常在し，輸入感染症と考えられてきたが，近年国内感染例が多いことがわかっており，平成 24（2012）年〜令和 3（2021）年は 88％であった．野生のシカやイノシシの生食や加熱不十分での喫食による食中毒事例も発生している．

（e）予　　防

流行地では生水，生ものは避け，国内では豚肉（とくに豚レバーなど内臓肉），野生シカ，

「伝染病予防法」の 100 年ぶりの見直し

平成 2（1990）年に埼玉県で初めて大腸菌 O157 による集団食中毒（患者 149 人，死亡 2 人）が発生し，次いで平成 8（1996）年に全国の都道府県で 15,000 人を超える大腸菌 O157 食中毒が発生，11 人が死亡するという事件が起きて大きな社会問題に発展した．これらの事件が発生するまで国内では大腸菌 O157 による集団下痢症は一般に注目されていなかった．

大腸菌 O157 は，感染力が強く，ヒトからヒトへ感染することから，新たな感染症の病原菌として見直されることとなった．

一方，近年，高病原性鳥インフルエンザ，SARS，HIV など新しく出現した感染症（新興感染症）やすでに制圧されていたと思われた感染症（再興感染症）の流行が起こり，感染症対策がクローズアップされるようになった．

このような状況の下で，明治 30（1897）年に制定され，100 年間運用されてきた「伝染病予防法」が廃止され，新たに「感染症法」が平成 11（1999）年に施行された．

伝染病予防法では，法定伝染病（11 種），指定伝染病（3 種），届け出伝染病（13 種）が規定されていたが，感染症法（平成 11 年）では，これまでの法定・指定・届出伝染病という表現が廃止され，新たに感染症類型（1 類感染症〜5 類感染症），指定感染症，新感染症という表現が用いられることとなった．大腸菌 O157 下痢症は「腸管出血性大腸菌感染症」として 3 類感染症に指定された．平成 18（2006）年の法改正により，新たに SARS と結核が 2 類感染症に追加され，コレラ，細菌性赤痢，腸チフス，パラチフスが 2 類感染症から 3 類感染症に変更された．

野生イノシシは十分に加熱する．

（7）乳児嘔吐下痢症

冬期に流行する乳児嘔吐下痢症である．

乳児嘔吐下痢症は，感染症法での感染性胃腸炎に包括され，5 類感染症に指定されている．

（a）病 原 体

ロタウイルス（rotavirus）が病原体である．なお，感染性胃腸炎は多くの細菌，ウイルス，寄生虫が起因病原体となりうる．

（b）臨床症状・潜伏期間

潜伏期間は 2〜4 日で，突然，白色水様の下痢で始まり，嘔吐，発熱を伴う．下痢は 5〜6 日間続き，10 日間くらいで回復する．

（c）感染経路

患者やキャリアの糞便に汚染された飲食物や飲料水を介して経口感染する．

（d）発生状況

晩秋〜早春（11〜3 月）にかけて好発し，時として集団発生を起こす．

（e）予 防

経口感染症の予防法に準ずる．

8 人畜（獣）共通感染症

　人畜共通感染症は動物とヒトの両方にかかる感染症であり，近年は人獣共通感染症または動物由来感染症という表現が一般的である．広い意味ではサルモネラ症，カンピロバクター，腸管出血性大腸菌感染症などの細菌性食中毒も含まれるが，ここでは食品衛生上問題となる，畜産物から経口感染する動物も発症する感染症を取り上げる．

（1）炭　疽
　感染症法では 4 類感染症で，炭疽菌（*Bacillus anthracis*）が病原体である．芽胞形成菌で土壌に長期間生存して動物に感染する．創傷感染による皮膚炭疽，経口感染による腸炭疽，吸入感染による肺炭疽の病型がある．腸炭疽は汚染した食肉等を摂食することで発症し，未治療の致命率は 25～50％とされる．国内ではヒトでは 1994 年の皮膚炭疽，動物では 2000 年の牛の炭疽以降報告されていない．2001 年に米国で生物テロに用いられた．

（2）ブルセラ症
　感染症法では 4 類感染症で，ブルセラ属菌（*Brucella* spp.）が病原体である．*B. abortus*（ウシ），*B. suis*（ブタ），*B. melitensis*（ヤギ・ヒツジ），および *B. canis*（イヌ）はそれぞれの動物に流産を引き起こし，ヒトに感染報告がある．潜伏期間は通常 1～3 週間で，ヒトでの症状は波状熱，倦怠感，疼痛，悪寒などである．地中海のマルタ島で発生した際はマルタ熱と呼ばれた．感染動物の乳・乳製品や肉の喫食により感染するが，わが国では乳・乳製品は加熱するためリスクは低い．

（3）牛結核
　結核は感染症法では 2 類感染症で，ヒトの結核は人型結核菌（*Mycobacterium tuberculosis*）のほか，牛型結核菌（*M. bovis*）によっても起きる．牛型結核菌による結核の臨床症状は人型結核菌によるものと同様である．ヒトは感染牛の未加熱乳を摂取することにより感染するが，わが国では牛乳は 63℃30 分の保持殺菌または同等以上の効力のある方法で加熱殺菌するため，本菌は死滅する．

（4）牛海綿状脳症（bovine spongiform encephalopathy；BSE）
　BSE は 1986 年に英国で初めて確認された牛の病気で，脳の組織にスポンジ状の変化を起こし，歩行困難，起立不能などの症状を示す神経系の疾患である．

　BSE の病原体は，異常プリオンたんぱくである．異常プリオンは，正常プリオンの構造が変化してできるといわれている．いろいろな組織，とくに脳に多量に存在する正常プリオンたんぱくが，異常プリオンたんぱくと接触すると，次々と正常型が異常プリオンに変換され蓄積される．集中して蓄積される部位を特定危険部位といい，全月齢の扁桃と回腸遠位部，30 カ月齢超では加えて頭部（舌・頬肉・皮以外），脊髄，脊柱を指す．各国では法令により特定危険部位の排除を義務づけている．

　人が BSE 感染牛を食べると，変異型クロイツフェルト・ヤコブ病（variant Creutzfeldt-Jakob disease：vCJD）にかかるといわれている．vCJD は，神経難病の一つで，抑うつ，不安などの精神症状を発症し，1～2 年で全身衰弱・呼吸不全・肺炎などで死亡する．

　世界の BSE および vCJD の発生の大半は，英国に集中している（BSE：184,500 頭以上，

vCJD による死者：178 人）．わが国では平成 13（2001）年に BSE が最初に確認されて以来現在までに 36 頭の発生例が報告されているが，vCJD 患者は英国滞在歴のある 1 人の発症例があるのみである．

わが国では，BSE 感染牛が最初に発見された平成 13（2001）年以降，牛の BSE の全頭検査を実施する一方，BSE 発生国からの牛肉の輸入を禁止するなどの安全対策を講じた．平成 15（2003）年，米国において BSE 感染牛が確認され，米国産牛肉の輸入禁止の措置がとられた．平成 17（2005）年，厚生労働省・農林水産省は，食品安全委員会の答申をもとに，これまで実施してきた牛の BSE の全頭検査から 21 カ月齢以上の牛へと検査対象を緩和して，同年 12 月に米国産牛肉の輸入禁止措置を解除した．しかし，輸入再開 1 カ月後に米国産牛肉に特定危険部位の脊柱が混入しているのが発見され，再度輸入停止した．その後，厚生労働省・農林水産省は米国に施設査察団を派遣し，牛肉処理施設を査察し，安全を確認し，平成 18（2006）年 7 月に輸入を再開した．平成 25（2013）年 4 月より 31 カ月齢以上の牛を検査対象とし，30 カ月齢以下の牛については扁桃，回腸遠位部以外を食用可とした．平成 29（2017）年 4 月から，健康牛の BSE 検査を廃止した．

なお，平成 15（2003）年に牛肉トレーサビリティ法（牛の個体識別のための情報の管理及び伝達に関する特別措置法）が施行され，問題が発生した場合に迅速な対応ができるようになった．

以上，BSE のリスク管理対策として，①検疫，②飼料規制，③BSE 検査，④特定危険部位の除去，⑤トレーサビリティが重要である．

（5）鳥インフルエンザ

A 型インフルエンザウイルスによる鳥類のインフルエンザを鳥インフルエンザといい，鳥に対して高い病原性を有するものを高病原性鳥インフルエンザという．鳥に対する病原性は低いものの，高病原性に変異の可能性があるものとして，H5 および H7 型は低病原性鳥インフルエンザとして分類され，高病原性および低病原性鳥インフルエンザは家畜伝染病予防法の家畜伝染病に指定されている．

高病原性鳥インフルエンザウイルス H5N1 および低病原性鳥インフルエンザウイルス H7N9 は，感染した鶏やその排泄物，死体などに濃厚に接触することによってまれにヒトに感染することがあり，その場合重篤な症状となることが多く，わが国では 2 類感染症に指定されている．H5N1 は 2003 年以降，アジア，中東，アフリカを中心に世界で 800 人以上（死者 400 人以上），H7N9 は 2013 年以降中国を中心に 1,500 人以上（死者 600 人以上）の感染が確認されているが，わが国ではヒトの発症例は報告されていない．また，これまでのところ，ヒトからヒトへの持続的な感染は確認されていない．しかし，このウイルスがブタやヒトの体内で変異を起こしてヒトに感染しやすいウイルスに変わって，新型インフルエンザとして世界的大流行を引き起こすことが危惧されている．

ヒトでは，潜伏期間は 2〜8 日程度であり，臨床症状は発熱，咳等一般的なインフルエンザと同様のものから，多臓器不全に至る重症のものまでさまざまである．重篤な肺炎を起こして死亡することも多い．

予防は，鳥との接触を避けること，発生国ではとくに十分に手洗いを行うことである．また，鶏の間で感染拡大を防止することである．

H5N1 および H7N9 以外の鳥インフルエンザは 4 類感染症に指定されている. いずれも現状, 鶏肉や鶏卵を食べて感染する可能性はないと考えられている.

9 経口寄生虫症

1 寄生虫感染の実態

わが国の寄生虫感染の実態を糞便検査による虫卵保有率のうえからみると, 昭和 24 (1949) 年に示された 73 % を最高に, その後かなりきれいな曲線を描いて低下し, 現在ではほとんど問題ないというのが一般的な考え方であるが, 実際には寄生虫感染者はまだまだみられる. さらに学問の進展は今までは考えられなかった動物の寄生虫がヒトにも感染し (人獣共通寄生虫症;parasitic zoonoses), 環境変化による新しい寄生虫病の出現 (新興寄生虫症;emerging parasitic diseases), 航空機の発達に伴って諸外国から輸入される寄生虫症 (imported parasitic diseases) がみられ, わが国の寄生虫病問題はまだまだ山積している.

2 寄生虫の感染経路

宿主 (host) であるヒトへの寄生虫 (parasite) 感染は, 皮膚から幼虫が侵入する場合や, 患者と接触して感染するなど種々の経路があるが, もっとも普通に行われるのは経口感染である.

寄生虫は種類によってその生活環が異なるので, ひとくちに経口感染といっても, 寄生虫の種によっては完熟幼虫包蔵卵や感染型幼虫を直接, あるいはそれらが食物などに付着して経口摂取され感染する場合 (回虫や鞭虫, ズビニ鉤虫, 包条虫など) と, 中間宿主 (intermediate host) の体内である程度発育した幼虫をその中間宿主と一緒に, あるいは二次宿主 (paratenic host) と一緒に食べて感染する場合がある.

このように経口感染の寄生虫病は, その種類によって生活環に基本的な違いがある. 例えば, 回虫のように虫卵で感染する寄生虫は食物, すなわち野菜などが単に回虫卵に汚染されていて, それがヒトの口から取り込まれ, その食物と寄生虫の間には必然的な結びつきはない. したがって屎尿を肥料として使用していると, 虫卵が野菜に付着する機会が多く, ヒトでの虫卵の保有率が高く, 濃厚感染となるが, 環境が整備され, 化学肥料が普及するにつれて, 屎尿を肥料として使用しなくなるので, 回虫や鞭虫の感染は少なくなる. しかし, 一方では, 化学肥料は使用しないが, 人糞便を用いた有機栽培野菜の普及によって感染者が最近は増えている.

また後者の中間宿主あるいは二次宿主となる動物とともに摂食されて起こる感染は, それらの動物を生あるいは生に近い状態で摂取する習慣の有無によるので, 食習慣と寄生虫感染は切り離すことができない. このような寄生虫類はきわめて多く, しかもこれらは食物と寄生虫の結びつきに必然性があり, 食品衛生の立場からは, 先の回虫などの感染に比べて, はるかに重要かつ撲滅が困難である. 中間宿主である生物が食品である場合は, その生活環の中の一部にその動物が必ず存在するため, 寄生虫がこの自然界に存在し続けるかぎり, 中間宿主である動物への感染は消失しないし, ヒトに感染する機会もなくならない. しかも人の食生活が変わることによって新しい寄生虫感染者もみられるようになり, 人体への感染に対

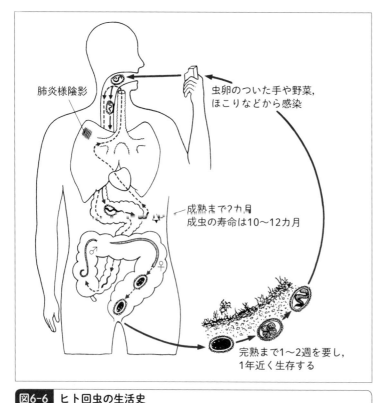

図6-6 ヒト回虫の生活史

(Jefferey & Leach, 1966. 一部加筆訂正)

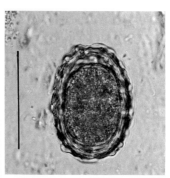

写真6-8 **回虫受精卵**（1細胞期 たんぱく膜を有す）

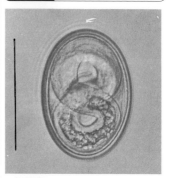

写真6-9 **回虫受精卵**（幼虫形成 期，除たんぱく膜）

（スケール：50 μm）

する人為的なコントロールには多くの困難が生じる.

　以下にそのような食品を介して感染する寄生虫について，食品別に述べる.

③ 野菜と寄生虫

❶ヒト回虫 (*Ascaris lumbricoides*)

　ヒト回虫は長い円柱状の虫体（雌20〜35 cm，雄14〜22 cm）で，主として人体の小腸中央部に寄生する（図6-6）. 産卵後，体外に排出された受精卵（写真6-8）は好適な条件（温度，酸素，湿度の存在）下で卵分割を始め，約2週間で卵殻内に幼虫が形成される（写真6-9）. そのような完熟幼虫包蔵卵がヒトの手指もしくは野菜などに付着して，経口的に人体に取り入れられ感染する.

　経口摂取後の虫卵は小腸上部で孵化し，孵化幼虫は腸壁に侵入，血行性に肺循環を行ったのち，気管支，気管を通り，小腸にもどって成虫になる. 成虫の寿命は1年くらいである.

　回虫の感染により，その幼虫の肺循環に伴う肺炎様症状，成虫寄生による腹痛，下痢などの消化器障害，頭痛，吐き気，めまいなどの神経症状が現れるが，それ以外に成虫が胆嚢や膵管，脳，虫様突起などへ迷入し，胆嚢炎や膵臓炎，脳膜炎様症状を呈したり，虫垂炎の原因になる.

　イヌやネコに寄生するイヌ回虫（*Toxocara canis*）やネコ回虫（*T. cati*）もヒトに感染し，

幼虫のまま肝臓などに寄生し，肝腫大，白血球ならびに好酸球増多を起こし，また眼球内寄生による失明などの症例が報告されているが，本症は虫卵の経口感染以外に，これらの虫卵を摂食したニワトリのささみや肝臓の生食による感染例もみられる．

❷鞭　　虫（*Trichuris trichiura*）

成虫（雌 35～50 mm，雄 30～45 mm）は盲腸粘膜内に体前半部を挿入させて寄生する．虫体の寄生により，腹痛，下痢などの消化器障害が現れ，多数寄生の場合は貧血がみられる．

感染は回虫の場合と同様完熟幼虫包蔵卵の経口摂取であるため，予防もそれに準ずる．感染後は回虫にみられるような肺循環は行われない．メベンダゾールなどで完全駆虫が行える．

❸鉤　　虫（*Hookworm*）

わが国で重要な鉤虫類には，アメリカ鉤虫（*Necator americanus*）とズビニ鉤虫（*Ancylostoma duodenale*）があるが，近年，タイ，カンボジアなどに分布するセイロン鉤虫（*A. ceylanicum*）の輸入症例が報告されている．そのほか，イヌやネコの鉤虫も人体に感染し，皮膚爬行症を起こすことが知られている．

鉤虫類はすべて土壌中に散布された虫卵から孵化，発育した感染幼虫が感染するが，ズビニ鉤虫とセイロン鉤虫は主として経口感染，アメリカ鉤虫は経皮感染する．いずれも寄生すると，口部でヒトの腸管壁に咬みつき，その成虫による吸血と出血による鉄欠乏性貧血，めまい，息切れなどの症状と消化器症状が現れる．

予防には，ズビニ鉤虫の場合は野菜類は加熱して食べるか，生野菜を食べる場合は，流水でよく洗う必要がある．アメリカ鉤虫は手足の皮膚から感染するので農作業時などは，手袋や靴を用いて幼虫の侵入を防ぐことである．

❹多包条虫（*Echinococcus multilocularis*）・単包条虫（*E. granulosus*）

多包および単包条虫はともに人体内では肝や肺，骨などに幼虫である包虫（hidatid cyst）の形で寄生し，エキノコックス症を引き起こす．腹部膨満感，右季肋部痛，胆道閉塞で黄疸を起こし，とくに多包条虫感染の場合は肝機能低下，腹水貯留，肝不全に進行し重篤化する．また，肺や脳，骨，腎などに二次的に転移して神経症状を呈する．

両種ともわが国で人体感染例がみられるが，単包条虫のわが国での生活環はよくわかっていない．

多包条虫の終宿主はイヌやキツネで，その小腸に長さ 3～6 mm の成虫が寄生し，成虫が産出した虫卵が中間宿主のネズミ類に経口摂取され，卵内の六鉤幼虫（oncosphere）が血流によって肝やその他の臓器に運ばれ包虫が形成される．

ヒトではネズミ同様に虫卵の経口摂取で感染し，各臓器内に包虫が形成され，上記のような症状が出現する（多包虫症；alveolar hydatid disease）．

本症治療の第一選択は病巣の完全摘出にあり，切除不能であれば死亡率は 5 年で 70 %，10 年で 94 % とされている．

多包虫症の流行は過去には北海道の一部に限定されていたが，次第に拡大し北海道全域に広がり，現在では本州でも確認される．

感染症法では 4 類感染症に指定されている．

4 水と原虫

❶赤痢アメーバ（*Entamoeba histolytica*）

　活発なアメーバ運動をする栄養型（trophozoite，大きさ20〜30μm）は人体回盲部粘膜内に寄生し，粘血下痢，腹痛を起こし（腸アメーバ症），長期化すれば慢性の大腸炎となる．この腸アメーバ症の経過中に虫体が血行性に転移し，諸臓器組織内に膿瘍を形成することがある（腸外アメーバ症）．腸外アメーバ症のなかでも肝膿瘍の場合は全身状態が悪化し，重篤となることが多い．その他，転移による肺膿瘍，脳膿瘍形成などがみられる．

　ヒトへの感染は栄養型が抵抗力の強い囊子（cyst）になり，その囊子に汚染された食物や飲料水の経口摂取による．

　腸アメーバ症の治療はある程度可能であるが，腸外アメーバ症はそれほど容易ではなく，予防として流行地での汚染飲食物の摂取に十分気をつけることである．

　感染症法では5類感染症に指定されている．

❷ランブル鞭毛虫（*Giardia intestinalis*）

　十二指腸に寄生するが，しばしば胆囊や総輸胆管にもみられる．症状は激しい腹痛と下痢で，胆囊炎の原因になるといわれる．病名はジアルジア症としても知られている．

　熱帯，亜熱帯域に多く，わが国では輸入症例が多い．感染は楕円形で大きさ10〜20μmの囊子で汚染された水や野菜の経口摂取による．

　感染症法では5類感染症に指定されている．

❸クリプトスポリジウム（*Cryptosporidium parvum*）

　ウシ，ウマ，ネコ，ブタなどの小腸粘膜上皮細胞の微絨毛内に寄生し，有性生殖によって形成された直径約5μmの球形のオーシスト（oocyst）が体外に排泄され，再び上記動物に経口感染する．成熟オーシストはヒトにも感染し，一般健常者では腹痛，嘔吐，倦怠感を伴った一過性の急性下痢症を起こす．ただエイズ・ウイルスなどの感染で免疫不全をきたした患者では，慢性下痢症でしだいに衰弱し，死の転帰をとる場合がある．クリプトスポリジウム症は5類感染症に指定されている．

　ヒトでは散発例が多いが，クリプトスポリジウムは消毒剤耐性が強く水道水殺菌に使用される程度の塩素濃度では死滅しない．そのため，水道水が汚染されると地域ぐるみの集団発生をみることがある．加熱殺菌は有効である．

❹サイクロスポーラ（*Cyclospora cayetanensis*）

　1994年に確認された原虫で，オーシストは，直径8〜10μmの球形をしており，経口的にヒトへ感染する．症状は，激しい下痢と腹痛で，吐き気や嘔吐，軽度の発熱を伴うことがある．血便や呼吸器症状はみられない．

　わが国でも本虫症は散発しており，多くは東南アジアなどから帰国した下痢症患者からの報告例である．

　本虫のオーシストは，クリプトスポリジウムと同様，各種消毒剤に対して強い抵抗性を有する．

⑤ 淡水魚と寄生虫

❶顎口虫類（*Gnathostoma* spp.）

　多くの顎口虫類のなかで，人体感染がみられるのは有棘顎口虫（*G. spinigerum*）のみと考えられていたが，最近のわが国では剛棘顎口虫（*G. hispidum*）やドロレス顎口虫（*G. dorolesi*），日本顎口虫（*G. nipponicum*）による感染例もみられる．有棘顎口虫はアジアの各地に分布するが，わが国では戦時中に中国大陸から有棘顎口虫幼虫に汚染されたライギョが輸入され，流行がみられるようになった．

　有棘顎口虫の成虫はネコ科動物に寄生し，成虫から産出された虫卵は糞便とともに水中に排出され，虫卵内の細胞が幼虫に発育して遊出し，第1中間宿主（ケンミジンコ類），次いで第2中間宿主（淡水魚，両棲類，爬虫類，鳥類，哺乳類など）に取り込まれて，第Ⅲ期幼虫となり，筋肉内に被囊し，ヒトは中間宿主ごと食べて感染する．

　一方，第2中間宿主内の幼虫はさらに二次宿主（paratenic host）に摂食されるが，二次宿主内でもⅢ期幼虫以上には発育しない．しかし，流行を広げる役割を演ずる．

　剛棘顎口虫の終宿主はブタやイノシシであるが，成虫はわが国では報告されておらず，輸入のドジョウから第Ⅲ期幼虫のみが見出され，それを「踊り食い」しての感染者が多くみられる．ドロレス顎口虫ならびに日本顎口虫はそれぞれヤマメおよびブルーギル，日本産ドジョウおよびナマズが第2中間宿主となり，その感染者もみられる．終宿主はブタやイノシシ（ドロレス顎口虫）ならびにイタチ（日本顎口虫）である．

　ヒトはこれらの第2中間宿主あるいは二次宿主の生食によって感染する．ただし，ヒトは本来の終宿主ではないため，ほとんど成虫までは発育せず，幼虫あるいは幼若虫の形で皮下を這い回り，痒みと痛みを伴ったミミズ腫れをつくる．また幼虫はときに眼や脳，肺などの臓器内に移行し，思わぬ病害（失明，てんかん様発作，血痰喀出など）をもたらす．

　関東以南のライギョには幼虫寄生がみられ，また輸入の中間宿主・二次宿主類もその寄生が疑われるので，生食は危険で加熱摂取すべきである．

　特効的駆虫薬はなく，治療は主に外科的な切除によっている．

❷毛細虫類（Capillarinae）

　多くの毛細虫のうち肝毛細線虫（*Calodium hepaticum*）とフィリピン毛細線虫（*Paracapillaria philippinensis*）が人体に寄生する．前者は自然界のネズミ類の肝臓に普通にみられるが，人体寄生例は世界的にもそれほど多くはなく，むしろ肝毛細線虫感染動物の肝臓をヒトが食べることによって偶然に糞便内に虫卵がみられることのほうが多く，その場合は本虫に感染しているとの診断にはならない．たとえヒトが本虫に感染していても肝内寄生の成虫から産出された虫卵は肝内にとどまり，外界に排出されることはないためで，確実な感染は病理組織学的診断によらざるを得ない．

　フィリピン毛細線虫はその名が示すようにフィリピンで淡水魚を伝播者として人体に感染し流行していたが，その後イランやエジプト，日本を含めた東南アジアでの本寄生虫による感染者が出現している．おそらく渡り鳥（実験的には鳥類で成虫になることが証明されているが，自然界での終宿主は不明）によるものと推測されている．

　人体では小腸，大腸粘膜内に寄生するため，コレラに似た激しい下痢，腹痛を主症状とし，悪心，嘔吐，消化吸収障害およびそれに伴う栄養不良，低たんぱく血症，浮腫などが現れる．

本症発見の初期には多くの死亡者をみたが，チアベンダゾールによって完全治療ができるようになったが，現在はメベンダゾールのほうが副作用もなく完治できるので推奨されている．予防は流行地の淡水魚あるいは半鹹水魚の生食を避けることである．

❸肝吸虫（*Clonorchis sinensis*）

肝吸虫は，わが国では秋田と宮城の両県を北限に，第 1 中間宿主（マメタニシ）の分布とあいまって地方病的に分布しており，現在でもかなり高率に感染者のみられる地域がある．

第 2 中間宿主は，コイ科魚類の約 30 種（とくにモツゴ，タナゴ，モロコ，コイ，フナなど）が知られ，その生食もしくは調理の過程で被嚢幼虫が食物や食器などへ付着し，ヒトに経口感染する．被嚢幼虫は摂食されると小腸上部で脱嚢し，脱嚢幼虫が直接胆管に侵入寄生する．3～4 週間でへら状の成虫（10 ‐ 20×3～4 mm）に成長する．

軽感染の場合は，ほとんど無症状のことが多いが，多数寄生の場合は，腹部の圧迫感，膨満感，食欲不振，下痢，胆管周囲炎，黄疸，肝臓肥大，肝硬変をきたし，また腹水の貯留をみることもある．

駆虫剤（プラジカンテル）で完全治療ができる．

本症に対する感染予防はきわめて重要である．被嚢幼虫は調味料などでは死滅しないので，感染している魚の生食（刺身，あらい，ぬたなど）を避けること，調理時のウロコの飛散等に注意することである．また冷凍すると被嚢幼虫が死滅するため，感染予防に役立つ．

❹横川吸虫（*Metagonimus yokogawai*）とその他の異形吸虫類

異形吸虫科に属する横川吸虫は，第 2 中間宿主の淡水魚（アユやシラウオなど 50 種以上が問題になる）に寄生する被嚢幼虫が経口的に感染する．成虫はきわめて小形（体長 1.0～1.5 mm）で，ヒトやイヌ，ネズミの小腸中部に寄生する．

横川吸虫の感染者は全国各地でみられ，とくに中国・四国・九州地方で濃厚に感染・流行しており，数万人以上いると推定される．

感染してもせいぜい腹痛や下痢がある程度である．プラジカンテルで完治できる．感染予防は肝吸虫のそれに準ずる．

わが国の異形吸虫類には横川吸虫以外に有害異形吸虫（*Heterophyes heterophyes nocens*），前腸異形吸虫（*Pygidiopsis summa*），鎌形異形吸虫（*Stellantchasmus falcatus*）が汽水産のボラやハゼの生食によって感染し，横川吸虫と同じような症状を示す．治療・予防もそれに準ずる．

❺日本海裂頭条虫（*Dibothriocephalus nihonkaiensis*）

過去にわが国で広節裂頭条虫（*D. latus*）と命名・報告されていた裂頭条虫は，ヨーロッパなどで報告されている広節裂頭条虫とは形態学的にも病状などの点でも明らかに異なることがわかり，新種「日本海裂頭条虫」と命名された（*Yamane et al.* 1986）．

日本海裂頭条虫はもっとも大型の寄生虫で，4,000～5,000 もの体節（proglottid）が連なり，長さ 10 m 以上に達することもある．寄生すると，悪心，食欲不振，腹痛，下痢などの消化器障害がみられるが，広節裂頭条虫感染時にみられる虫体のビタミン B_{12} の奪取によって生ずる悪性の貧血はみられない．しかし，虫体が成長し過ぎて肛門から垂れ下がり，不快感や恐怖感を覚える．

ヒトへの感染は第 2 中間宿主（第 1 中間宿主はケンミジンコ）のサケやマス（とくにサクラマス）の筋肉内に寄生している長さ 10～20 mm の乳白色細紐様の擬充尾虫（plerocercoid）

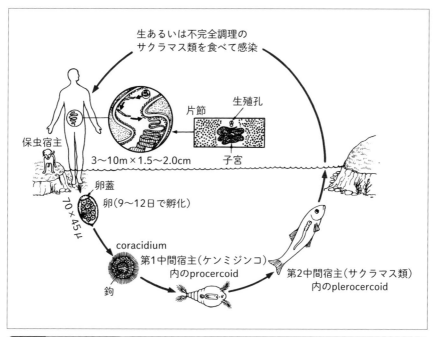

図6-7 日本海裂頭条虫の生活史

(Jefferey & Leach, 1996. 一部加筆訂正)

の摂取による（**図6-7**）.

　駆虫はきわめて容易であるが，予防も重要で，サクラマスの生食や不完全調理の魚肉の摂食を避けることである．幼虫は高温や低温に弱いので，これらの魚は加熱するか，冷凍処理して食べるとよい.

6 海産魚と寄生虫

❶アニサキス属（*Anisakis*）とシュードテラノーバ属（*Pseudoterranova*）線虫

　アニサキス属線虫はイルカやクジラ類の胃に寄生する線虫で，成虫は体長10cm前後である．成虫が産出した虫卵は糞便と一緒に海水中に排出され，卵内細胞が発育，幼虫になって海水中に泳ぎ出し，中間宿主のオキアミ類に食べられ，第3期幼虫（体長2〜3cm）に発育する（**写真6-10**）．これらの第3期幼虫をもったオキアミ類を魚介類が食べると，幼虫は発育することなく，魚介類（サバ，アジ，サンマ，イカなど）の体腔や内臓，筋肉内に寄生する．魚介類は二次宿主であり中間宿主ではないが，終宿主やヒトへの伝播に重要な役割を演ずる．第3期幼虫をもつオキアミ類や魚介類を終宿主が食べると体内で成虫になる（**図6-8**）.

　シュードテラノーバ属はアザラシ類やトドなどを終宿主とする線虫で，アニサキス属線虫と同じような生活環を有し，魚介類（アンコウ，タラ，オヒョウ，イカなど）に寄生している.

　ヒトは海産魚介類（サバ，アジ，サンマ，カツオ，イワシ，サケ，イカなど）を生食または，しめさばなどの加工品を喫食すると，魚介類体内の幼虫によりアニサキス症を発症する.

写真6-10 魚より取り出した *Anisakis simplex* 第3期幼虫

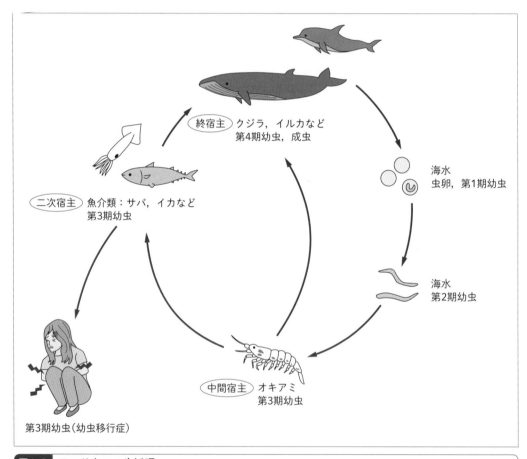

図6-8 アニサキスの生活環

ヒトの体内では成虫にならない（幼虫移行症）．ヒトのアニサキス症の原因となるのは，アニサキス属では *A. simplex*，*A. physeteris*，シュードテラノーバ属では *P. decipiens* の幼虫である．ヒトの胃壁や腸壁に侵入し，急激な腹痛，吐き気，嘔吐を起こす．胃壁や腸壁に肉芽腫を形成する場合や，不顕性の慢性的経過をとる場合もある．また，アニサキスが抗原となるアニサキスアレルギーもある．蕁麻疹のほかアナフィラキシー症状を呈することもある．生きた虫体だけでなく死んだ虫体によっても起こる場合がある．

　魚の生食習慣が世界各国で取り入れられている現在，アニサキス症はわが国のみならず世界的な広がりをみせている．アニサキスは平成11（1999）年に食中毒統計の原因物質にその他として例示され，平成25（2013）年に追加された．食中毒の病因物質としての「アニサキス」は「アニサキス科およびシュードテラノーバ科の線虫をいう」とされている．平成30（2018）年以降は病因物質別事件数第1位となっており，平成30〜令和4（2018〜2022）年の平均事件数は418件であった．ただし1人事例が多く，平均患者数は428人であり，患者数全体に占める割合は多くはない．

　予防法としては寄生する魚介類において内臓を早期に除去すること，生食を避けること，魚を熱処理（幼虫自体は60℃1分で死滅）あるいは低温処理（−20℃以下24時間以上で死

アニサキス食中毒

　令和2（2020）年1月，鳥取県西伯郡において「しめさば」を原因とする食中毒が発生した．患者家族4人で夕食に「しめさば」を喫食し，うち1人が喫食3時間後に嘔吐3回（内2回は血が混じっていた），腹痛を発症した．

　「しめさば」を原因食品と推定した理由は，患者の胃からアニサキス（4隻）が摘出され，潜伏時間3時間および嘔吐，腹痛の症状，魚介類の生食は家庭内で調理した「しめさば」のみ，原材料のサバは冷凍処理が行われていなかった．以上4点である．

　なお，原因とされたサバは，千葉県産天然もののマサバで，スーパーでは加熱用として販売されたもの，水揚げから喫食までの間（2日間），冷凍処理は行われず，流通過程においてアニサキスが内臓から筋肉部分に移行したと考えられた．

　本件は家庭での食中毒であったことから食品衛生法に基づく処分は行われていないが，患者に対しアニサキス食中毒の予防対策についての指導が行われ，魚介類の生食は寄生虫による危険があることを報道機関を通じ広報した．

（杉山彩夏：食品衛生学雑誌，**61**：J-163〜165，2020．）

クドア・セプテンプンクタータ食中毒

　令和4（2022）年5月，新潟市内旅館営業者より宿泊者が嘔吐・下痢症状を呈し，医療機関を受診しているとの連絡があった．

　その後の調査で宿泊客114人のうち38人が嘔吐・下痢等の症状を呈し，患者の多くは喫食から3〜6時間後に発症していることが判明．患者の共通の食事は当該施設で提供されたヒラメの刺身を含む夕食に限られ，患者35人の便の検査の結果，4人からクドア・セプテンプンクタータの遺伝子が検出された．ヒラメは検食として保管されていなかったが，他の調理品および食材から食中毒起因菌は検出されなかったことから，クドア・セプテンプンクタータに汚染されたヒラメの刺身を原因食品と推定した．

　原因食品のヒラメの流通調査の結果，冷凍処理は一度もなされておらず，クドアを死滅させる処理はせずに提供したことが発生原因と考えられた．

　クドアや他の寄生虫による食中毒対策として，魚類の冷凍処理等の必要性を営業者消費者へ啓発していくこととした．

（植木智隆：食品衛生学雑誌，**64**：J-35〜36，2023．）

激しい腹痛の原因はアニサキスだった

　海産魚介類の生食によって感染する寄生虫としてアニサキスが有名である.

　アニサキスは, 本来クジラやイルカに寄生する回虫で, クジラやイルカの糞便と一緒に排出された虫卵がふ化し, 幼虫がオキアミに食べられ, さらに小魚から大きな魚やイカ, そしてクジラやイルカと食物連鎖を経て成虫となる. その連鎖の途中の魚やイカをヒトが生食すると, 幼虫 (糸状で長さが2〜3cm) が胃壁や腸壁に頭を突っ込み暴れ回るので, 激しい腹痛を引き起こす. 発症部位によって胃アニサキス症, 腸アニサキス症と大別される. 時にはアナフィラキシー (劇症型アレルギー) を起こした事例も報告されている.

　アニサキス症の原因となる海産魚介類は多様であるが, サバ, イワシ, アジ, ニシン, サンマ, ハマチ, スケソウダラ, イカなどによるものが多い. 養殖魚は一般にアニサキスの寄生はないと考えられていたが, 生餌で育成した養殖魚が感染源となったアニサキス症の症例報告がある.

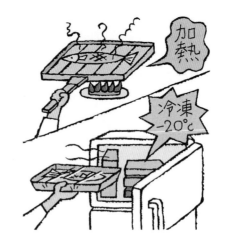

　アニサキスの幼虫は, 冷凍処理あるいは加熱調理により不活性化される. オランダではニシンの冷凍処理 (−20℃, 24時間) を法律で義務づけたことでアニサキス症の発生が激減したといわれている.

滅) することである. なお, 一般的な調理における食酢, 塩漬け, しょうゆ, わさびでは死滅しない. アニサキス幼虫に対する効果的な治療薬はない.

❷アカボウ旋尾線虫 (*Crassicauda giliakiana*)

　1985年, 右胸部に「ミミズ腫れ」を発症させた患者の試験切除を行ったところ, その病理組織切片中に虫体の断片が見出された. 詳細に検討を行ったところ, 顎口虫類と同じ旋尾線虫の一種であることまではわかったが, それ以上の鑑別はできずにいたところ, すでに大鶴ら (1974年) によって腸閉塞の患者から見出され報告されていた虫体と同じであることがわかった. さらに検討を加えたところ, Hasegawa (1989年) によってスケトウダラから見出され, 旋尾線虫Type-Xと名付けて報告されていた糸状の虫体と同じであり (体長5.4〜9.8mm, 体幅0.1mm：写真6-11), しかもその後山梨県でヒトの前眼房から見出された幼虫とも一致し (Chungら, 1993年), 本虫による人体感染例のあることが証明された. その感染源もAnndoら (1992年) によりホタルイカの生食によることが証明され (したがって, 感染者はホタルイカのシーズンである3〜6月に多発, とくに富山湾産ホタルイカは1〜5%の割合で感染している), その後は本虫症患者が続々と報告され, 現在では200例をはるかに超えている. 近年遺伝子解析により *Crassicauda giliakiana* の幼虫と解明し, アカボウ旋尾線虫と和名がついた.

　症状はホタルイカ生食後, そのイカの臓器内に寄生する幼虫が人の小腸内で遊出し, 腹部症状を呈し, 腸閉塞症状で切除されたりする (Kageiら, 1992年). その後の虫体の行動経路は不明であるが, その多くは眼房を含めた皮下に現れ, 皮膚に水疱状のミミズ腫れを形成

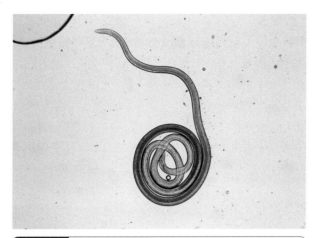

写真6-11　旋尾線虫 Type-X

する．したがって，診断の多くは病理組織学的に虫体を同定して行っているが（1993年），治療法は症状発生部位の切除以外にはない．予防法はホタルイカの<u>加熱処理（30秒以上煮沸すること）</u>は当然であり，その他<u>冷凍処理（−30℃で4日間以上，−40℃で40分以上処理）</u>することを厚生労働省（2000年）は通達している．

❸クドア・セプテンプンクタータ（*Kudoa septempunctata*）

クドア属の寄生虫は魚の筋肉に寄生し，魚の身を軟化させるジェリーミートの原因となる粘液胞子虫である．

わが国で平成22（2010）年頃から<u>ヒラメやマグロ等の生食後数時間で一過性の嘔吐，下痢を呈する</u>原因不明の事例が散発していた．平成24（2022）年に，その<u>病因物質がクドア・セプテンプンクタータ</u>であることが明らかになり，平成25（2013）年に食中毒統計の病因物質に追加された．予防法は<u>加熱処理（中心温度75℃，5分以上）または冷凍処理（−20℃，4時間以上）</u>である．近年はヒラメの養殖場での対策により，食中毒発生数は低下しており，平成30〜令和4（2018〜2022）年の平均は，事件数11件，患者数107人であった．

> **発生例　旋毛虫による食中毒**
>
> 令和元（2019）年12月，札幌市内飲食店を利用した10人のうち9人が，発疹，発熱，筋肉痛等の症状を呈した．潜伏期間は9.9日〜33日であった．
>
> 当該施設利用者の抗体検査の結果，有症者1人の血清から旋毛虫に特異的な抗体が検出されたこと，有症者の症状が旋毛虫によるものと一致したことから病因物質は旋毛虫と断定した．また，有症者全員が野生鳥獣肉であるクマ肉を原材料とした食品を喫食していたこと，当該食品の調理時，クマ肉の中心温度が確認されておらず，旋毛虫のリスクを除去するのに十分な条件で加熱されていた確証が得られないこと，クマ肉の中心部がレアであったとの証言から，原因食は「クマ肉のロースト赤ワインソース」および「羆のいろいろ部位の盛り合わせ」と推定された．
>
> そのことより，当該施設は3日間の営業停止，食肉は食肉処理業施設で解体されたものを仕入れ，十分に加熱して提供するよう指導された．
>
> （木曽慶明：食品衛生学雑誌，**61**：J-165〜166，2020.）

[7] 淡水産カニ類と寄生虫

❶ウェステルマン肺吸虫（*Paragonimus westermani*）と宮崎肺吸虫（*P. skrjabini miyazakii*）

ウェステルマン肺吸虫はヒト，イヌ，ネコなどが終宿主で，地方病的にわが国各地にみられる．1 cm 近くの成虫がヒトの肺実質に空洞をつくって寄生するため，X 線撮影で陰影が認められ，肺結核と間違われたりする．

自覚症状は感染初期の幼虫移行に伴う腹痛，胸部異常感，軽い胸痛や咳があり，やがて飴色の喀痰を排出する．まれに虫体が脳内に迷入し，てんかん様発作あるいは脳腫瘍様症状，半身麻痺，失明，言語障害などを起こす場合があり（脳肺吸虫症），このような場合は危険である．

宮崎肺吸虫はイタチ，テン，イヌ，ネコが終宿主であり，ヒトは中間宿主のサワガニを生食して感染する．はじめは東京都，神奈川県，山梨県などの都市部において興味本位でのサワガニの生食による多数の患者発生をみたが，現在は散発的に全国でみられる．ヒトでは発育できない幼若虫が胸腔内を這い回る際に，肺胞を破り，気胸を起こしたり，滲出液が胸腔にたまって呼吸困難をきたす．

ヒトへの感染は淡水産のサワガニやモクズガニに寄生している被嚢幼虫を，カニの生食や調理の過程で付着した器物や野菜を摂食することで感染する．また，被嚢幼虫寄生のカニを食べたイノシシの筋肉内幼若虫をヒトが生食して感染する場合もある．

予防法は淡水産カニ類を生食しないことと，調理の際の付着感染を防ぐことである．

[8] 豚肉と寄生虫

❶トリヒナ（旋毛虫）（*Trichinella spiralis*）

欧州諸国，北米および北極地方にみられ，わが国では北海道や青森県，三重県でクマ肉の生食による症例が多数報告されている．また輸入ブタ肉による患者発生もみられる．

宿主筋肉内幼虫を他の宿主（ヒト，ブタ，ネズミ，クマなど）が経口的に摂取すると，5 日くらいでそれらの腸管内で成虫（雌 3〜4 mm，雄 1.4〜1.6 mm）になり，多数の幼虫を産出する．これらの幼虫は腸壁に侵入し，リンパあるいは血行性に全身にばらまかれ，横紋筋に侵入被包し，次の宿主への感染源となる．すなわち旋毛虫は全発育期間中，宿主体外に出て生活することがない．

症状は感染初期の成虫寄生時に下痢，腹痛，吐き気，血便が，幼虫移行時に眼瞼浮腫，筋肉痛，運動障害，発熱（39〜40℃）が，幼虫被包時に衰弱，貧血，心臓衰弱，呼吸困難がみられ，肺炎などの合併症を起こし，死亡することがある．

予防は感染源となる肉類の加熱（中心部 71℃以上），と場での輸入のブタやウマなどを含めた家畜肉の法的規制を徹底させ，ブタなどの飼料に生肉を与えないことである．冷凍では，数か月生存した場合もある．

❷有鉤条虫（*Taenia solium*）

有鉤条虫はヒトが生あるいは不完全調理のブタ肉やイノシシ肉を食べたとき，その筋肉に寄生する大豆大の有鉤嚢虫（6〜22×5〜10 mm）が感染する（図 6-9）．摂食嚢虫はヒトの小腸内で頭節と体節をもった 2〜3 m の成虫に成長し，腹痛，下痢などの消化器障害をもたらすが，ときおり片節が腸内で切断され，肛門周囲に現れて這い回り不快感を与える．

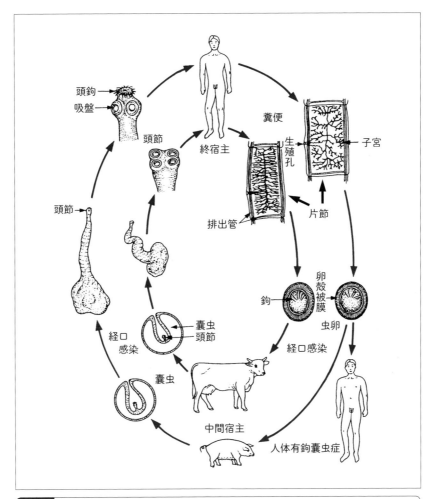

> **図6-9**　**有鉤ならびに無鉤条虫の生活史**
> 本生活環の外側が有鉤条虫，内側が無鉤条虫の生活史．　　　　（Hehlhorn & Walldorfi, 1988.）

　一方，ヒトが有鉤条虫卵を経口摂取した場合は，人体内で嚢虫が形成され，とくに心筋や脳に嚢虫（cysticercus）ができると，心臓障害やてんかん様発作を起こして危険である（人体有鉤嚢虫症；cysticercosis cellulosae hominis）．有鉤条虫卵と後述の無鉤条虫卵とは鑑別ができないので，片節内子宮枝の分岐数で区別する．分岐数は無鉤条虫が20〜30本，有鉤条虫が7〜10本と少ない．

　日本産ブタには嚢虫寄生はみられないので，感染者の多くは国外で感染したものである．しかし，外国産の生きたブタの輸入によって，今後わが国での感染者が出現する恐れがある．

　嚢虫は加熱によって死滅するが，不完全な加熱調理では感染が起こりうる．

❸トキソプラズマ（*Toxoplasma gondii*）

　食物や水を介し感染する．トキソプラズマの終宿主はネコ科動物である．ヒトへの感染は，とくに，ブタ，ヒツジ，ヤギの生または加熱不十分な肉や生乳から寄生虫のシストの摂取，またはネコの糞便に含まれるオーシストの経口的な摂取により起こる．妊娠中に初めて感染した場合，母親から胎児へ胎盤感染により流産や胎児が感染することによる児の精神遅滞，

視力障害，脳性麻痺などの症状を発症することがあり注意が必要である．

わが国での発生は，主な感染源として豚肉が重要視されてきた．ブタのトキソプラズマ症の報告は少なくなってきているものの，沖縄県では増加傾向がみられ注意が必要である．食肉中のシストの不活化には中心部が67℃になるまでの加熱，または中心部が－12℃になるまでの凍結が有効といわれている．

⑨ 牛肉と寄生虫

❶無鉤条虫（*Taenia saginata*）

無鉤条虫の終宿主はヒトで，ヒトから排出された片節内子宮内卵子をウシが経口摂取すると，その筋肉内に囊虫ができ，そのような牛肉の生食あるいは不完全調理肉の摂取によってヒトは感染する（図6-9）．本虫（体長4～10 m）が感染し，寄生すると腹痛などの消化器障害が起こり，また虫体の一部が切断されて睡眠時はもちろん，歩行中でもその切断片節が肛門周囲に出てきて動きまわるので，不快感を覚える．

予防としては生の牛肉を食べることを避け，十分加熱して食べることである．冷凍（－10℃）では筋肉内囊虫が死滅するまでに6日間以上を要するといわれている．

と場検査でウシに囊虫が発見された場合は廃棄処分される．

⑩ 馬肉と寄生虫

❶サルコシスティス・フェアリー（*Sarcocystis fayeri*）

サルコシスティス・フェアリーは，犬が終宿主であり，ヒトには寄生しないが，中間宿主の馬肉の生食あるいは不完全調理肉の摂取によって，筋肉に寄生するシストが感染する．症状は，食後4～8時間程度で下痢，嘔吐を示し，軽症で終わる．平成21（2009）年頃から馬肉を共通食とする事例が散見されていたが，本寄生虫が原因となることが明らかになり，平成25（2013）年から食中毒統計の病因物質に追加された．以降，平成25（2013）年および平成30（2018）年にそれぞれ患者数6人および8人の事例が報告されている．馬肉の流通の過程で冷凍処理をしており，発生は減少している．

 発生例 サルコシスティス食中毒

平成30（2018）年6月，和歌山県田辺市において，捕獲した鹿丸ごと1頭をもらい解体後，加熱・冷凍せず刺身として背身（筋肉）と肝臓を喫食．喫食した3人全員が喫食後4時間～4時間30分で発症し，1～2日で回復．症状は，吐き気，嘔吐，下痢，倦怠感，脱力感，発熱，頭痛等であった．3人の共通食は鹿刺ししかなかったことから，鹿刺しを原因食と断定．

検体の顕微鏡検査により，定性PCR法で虫体DNAを確認したところサルコシスティス属陽性が判明．本事件の原因は，喫食者の肝臓の生食についての危険性への意識および喫食に際し加熱・冷凍等の工程がなかったことと推察された．事件後，消費者への注意喚起のため報道発表を行った．

本事件は，サルコシスティス属が寄生し，その関与が疑われる鹿刺しを原因と断定した初めての食中毒事例である．

（山本 薫：食品衛生学雑誌，60：J-35～36，2019．）

マスターテーブル

食中毒が発生した場合，その原因となった食品が何であるかを速やかに推定するために個々の食品について食べた人，食べなかった人，発病者，非発病者の数を示す表のことをマスターテーブル（master table）という．この表に基づいて，どの食品が原因であったかを推定するためには，食べた人と食べなかった人との間を統計学的に検定し，有意差があるかどうかを調べ，原因食品の推定を行う．統計学的手法には，リスク比，オッズ比，信頼区間，カイ二乗（χ^2）検定などが用いられる．

リスク比とは，「危険因子に曝露した場合，それに曝露しなかった場合に比べて何倍疾病にかかりやすくなるか」という相対危険度を示す指標である．オッズ比のオッズとは，「ある事象が起きる確率 p の，その事象が起きない確率（1-p）に対する比」を意味し，オッズ比とは「ある事象の起こりやすさを 2 つの群（のオッズ）で比較して示す統計学的尺度」を示す．信頼区間とは，統計学において母集団がどのような数値の範囲にあるかを確率で示すものであり，95% 信頼区間とは，母集団の値が95% の確率で入る範囲（区間）のことを示す．カイ二乗検定とは，推計統計学で広く利用されるカイ二乗（χ^2）分布を用いた統計的検定法であり，「喫食と発症の関係はない」とする仮説（帰無仮説）をたてて検定を行う．検定の結果この仮説が否定された場合，「喫食と発症に関係がある」と証明される．

このような統計学的手法の結果から直ちに食中毒原因を確定することができないことはいうまでもなく，化学分析，細菌学的検索によって原因物質，原因菌を検出し，原因物質を確定しなければならない．

表1 に集団食中毒事例におけるマスターテーブルの一例を示す．

食品ごとの食べた人と食べなかった人，発病者と非発病者について統計処理を行うとこのような結果が得られる．リスク比とオッズ比は 1 を基準に評価を行い，95% 信頼区間の下限値が 1 より大きい場合は，食べた人（喫食者）での発症が食べなかった人と比べて統計学的に多いといえる．リスク比の95% 信頼区間下限値をみると，刺身が 1 より大きい．次にオッズ比の 95% 信頼区間下限値をみても刺身のみが 1 を超えている．カイ二乗（χ^2）値では3.84 を基準に検定を行い，3.84 より大きい場合は食品と発病の関係があると判断される．χ^2値をみると，刺身のみが 3.84 より大きくなっており，リスク比，オッズ比，χ^2値から刺身が原因食としてもっとも疑わしいと推定される．

表1　マスターテーブルの一例

食品名	食べた人		食べなかった人		リスク比 （95% 信頼区間）	オッズ比 （95% 信頼区間）	χ^2値
	発病者	非発病者	発病者	非発病者			
煮物	13	12	10	16	1.32 （0.76-2.30）	1.73 （0.57-5.28）	0.94
サラダ	13	12	11	15	1.22 （0.70-2.13）	1.48 （0.49-4.46）	0.48
刺身	18	7	7	19	2.67 （1.36-5.27）	6.98 （2.04-23.88）	10.36
焼き魚	11	14	9	17	1.22 （0.70-2.12）	1.48 （0.48-4.59）	0.47
吸い物	14	11	13	13	1.13 （0.64-1.99）	1.27 （0.42-3.83）	0.18
茶そば	13	12	9	17	1.43 （0.82-2.49）	2.05 （0.66-6.31）	1.57

予防としては生の馬肉を食べることを避け，十分加熱して食べることである．その他，冷凍処理（−20℃で 48 時間以上，−30℃で 36 時間以上，−40℃で 18 時間以上処理）することである．

11 感染予防

　すべての寄生虫の感染を予防するために，これまで多くの研究者がその対策を種々考えてきたが，現在においてもなお，通常の調理あるいは種々の食品加工技術でも有効な予防法は見出されていない．また人の味の好みという微妙な事柄も関係するので，確実な予防法は期待できない．

　例えば，魚介類のさしみなど生食習慣のある地域では，これを避けることは容易ではない．一般には食酢，食塩，しょう油等の調味料は一見寄生虫を殺すか，あるいは感染が不能になる程度の効果を有するように思われがちであるが，寄生虫体はたんぱく質から形成されているので，そのような調味料によりそれらたんぱく質が完全に凝固し，死亡するにはかなりの時間を要する．さらに感染予防が最適と考えられている加熱処理や冷凍処理も同様で，不十分な加熱，冷凍処理は寄生虫が生き残り，感染源となることが多い．

　要は寄生虫に感染しないためには，魚介類や獣肉などの生食を避けることが確実な方法といえる．ただし，経口的感染を行わない寄生虫は例外である．

第 **7** 章
· · · · · · · · · ·

有害物質による食品汚染

1 カ ビ 毒

カビの代謝産物であり，ヒトや動物に有毒な物質をマイコトキシン（mycotoxin；カビ毒）といい，さらに，マイコトキシンによって引き起こされる疾病を，カビ中毒症または真菌中毒症（mycotoxicosis）という．

カビ中毒症の存在するもっとも古い記録は，麦角による中毒である．わが国においては，昭和 28（1953）年，輸入米の黄変米による事件がきっかけとなり，本格的な研究が開始された．さらに世界的にマイコトキシンが注目を集めたのは昭和 35（1960）年，イギリスにおける七面鳥の中毒事件としてよく知られる，アフラトキシンを原因とする事件であった．

1 アフラトキシン（aflatoxin）

昭和 35（1960）年に，イギリスにおいて 10 万羽以上の七面鳥のヒナが中毒死した事件で発見されたカビ毒で，当初，原因不明により turkey X disease と命名された．

アフラトキシンの産生菌は，*Aspergillus flavus* および *A. parasiticus* で，これらの一部の菌が毒素を産生する．

A. flavus は，世界中の土壌，空気中から検出されるが，アフラトキシン産生菌は地域的分布に差があり，農作物の汚染は南北アメリカ大陸，アフリカ，インド，東南アジア，熱帯および亜熱帯で多発し，温帯や寒帯に属する日本やヨーロッパではほとんど認められなかったが，平成 23（2011）年に，国内産の米からアフラトキシン B_1 が検出された（農林水産省）．

アフラトキシンには，紫外線下で青色の蛍光を発する B_1，B_2，緑色の蛍光を発する G_1，G_2，牛乳中から検出された紫色の蛍光を発する M_1，M_2 など，十数種の化学構造が判明している．

アフラトキシンは，魚類，鳥類，哺乳類など多くの動物に影響を及ぼし，急性毒性として肝機能障害，慢性毒性として肝臓がんを発生させる．急性毒性の強さは $B_1 > M_1 > G_1 > M_2 > B_2 > G_2$ の順で，B_1 の LD_{50}（経口）はラットに対し 7.2 mg/kg と報告されている．また，B_1 のラットに対する発がん実験の結果，15 ppb の含有飼料で 100％に肝臓がんの発生が認められた．これは現在知られている化学物質中，最強の発がん物質と考えられている．なお，アフラトキシン B_2 および G_2 には，発がん性は認められていない．

アフラトキシンは熱に安定で，分解には270℃以上に加熱する必要があり，通常の加工や調理では分解されない．アフラトキシンによって汚染を受けやすい食品は，ナッツ類，穀類，香辛料および乳製品などである．わが国のアフラトキシンの暫定的規制値は食品全般に対し総アフラトキシン（アフラトキシンB_1，B_2，G_1およびG_2の総和）$10 \mu g/kg$を超えてはならない（平成23（2011）年10月1日より適用）となった．平成28（2016）年1月，乳に含まれるアフラトキシンM_1は$0.5 \mu g/kg$以下に規制された．

② オクラトキシン（ochratoxin）

オクラトキシンの産生菌は，*Aspergillus ochraceus* や *Penicillium viridicatum* などが知られる．*Aspergillus* 属は熱帯地方に，*Penicillium* 属は温帯地方に分布している．*A. ochraceus* は，米，麦などの穀類，コーヒー豆，豆類などから検出される．また，近年，ヨーロッパでブドウの汚染が報告され注目されている．オクラトキシンの関連物質のなかでは，オクラトキシン A の毒性がもっとも強く，LD_{50}（経口）はラットに対し，30 mg/kgであり，肝臓および腎臓機能障害を起こす．マウスに対しては，腎臓および肝臓にがんを起こすことも知られている．

③ パツリン（patulin）

パツリンは *Penicillium expansum*，*P. patulum* などの多くの菌が産生する．パツリンの自然汚染の原因として，とくにりんごの腐敗菌が重要である．国内のジュースから果汁原料国がヨーロッパ，北米および南米，アフリカ産輸入品にパツリンが検出されることがあり，りんごの搾汁および搾汁された果汁のみを原料とする清涼飲料水にあってはパツリン0.050 ppm以下とすることが清涼飲料水の規格基準に設定された（**巻末付表2**）．毒性としては投与動物の胃，腸，肝臓や肺に出血，壊死がみられた．

④ フザリウムトキシン（fusariumtoxin）

フザリウム属（*Fusarium*）の菌が産生するマイコトキシンで，麦の穂を赤変させることから赤カビ病の原因として知られる．

「赤カビ病」は大麦や小麦の開花期に穂にフザリウム属のカビが生え，被害を受けた麦の穂が赤紫色に着色することから名付けられた．わが国では赤カビ病の小麦でつくったうどんを食し起こった中毒が報告されている．

有毒成分として，トリコテセン系の T-2 トキシン，ネオソラニオール，ジアセトキシルペノール，ニバレノール，デオキシニバレノール，フザレノン-X やトリコテセン骨格をもたないゼアラレノン，フモニシンが知られている．

トリコテセン系のマイコトキシンによる中毒の主症状は，悪心，嘔吐，下痢などである．重傷のときは，皮下出血や造血機能障害，さらに死亡例もある．

ゼアラレノンの汚染はトウモロコシやムギ類から認められる．ゼアラレノンは内分泌かく乱物質の一つでありエストロゲン活性を有する．その毒性はヒトに対してより，家畜への影響が問題視されている．

フモニシンの汚染は主にトウモロコシで認められる．実験動物では腎臓と肝臓に発がん性が確認されているが，ヒトへの発がん性はまだ確証が得られていない．

⑤ 黄変米マイコトキシン

　ペニシリウム属（*Penicillium*）のカビにより，いわゆる黄変米が発生する．

　昭和 12（1937）年に台湾産の黄変米から，*Penicillium citreoviride* が分離され，有毒成分としてシトレオビリジン（citreoviridin）が単離された．

　昭和 23（1948）年には，エジプト産の黄変米から，*P. islandicum* が分離され，ルテオスカイリン（luteoskyrin）シクロクロロチン（cyclochlorotin）などの有毒成分が知られている．中毒症状は，ヒトでは嘔気，嘔吐，下痢などを呈する．動物実験により肝臓がんや肝臓機能障害が報告されている．

⑥ 麦角

　麦角菌（*Claviceps purpurea*）は，ライ麦，大麦，小麦などのイネ科の植物の穂に寄生するカビで，このカビが産生する黒紫色の菌核が麦類の収穫時に混入し，中毒を起こすことがある．この物質は過去に欧州や米国で中毒を起こしてきた．わが国では家畜の中毒の報告はあるが，ヒトの中毒についての報告はほとんどみられず，昭和 18（1943）年に岩手県で麦角を原因と疑わせる事件が報告されたことがある．

　有毒成分は，エルゴタミン（ergotamine），エルゴメトリン（ergometrine）など多くのアルカロイドが知られている．

2 化学物質・環境汚染物質

① 残留性有機汚染物質（POPs）

　人間が化学的に合成したり，焼却などで生成した化学物質のなかには，環境中で分解されにくく，生物に取り込まれると蓄積する性質（脂溶性に由来する）をもつ物質の存在が知られるようになり，それらを残留性有機汚染物質（Persistent Organic Pollutants；POPs）として，国際的にさまざまな対策を取ることが決められた（ストックホルム条約，2001 年）．対象として農薬や殺虫剤 17 物質，工業薬品 11 物質，焼却などで生成する非意図的生成物 7 物質があり，生物濃縮されることで食物連鎖の上位にある魚類，貝類，鳥類や哺乳類で環境中よりも高濃度となって，人間が食品として摂取することによる健康リスクが懸念されている．

（1）PCB（工業薬品）

　ポリ塩化ビフェニル（PCB）は 1950 年代から絶縁油，熱媒体として生産されたが，米ぬか油（ライスオイル）の製造過程で PCB が混入したことによるカネミ油症※事件（昭和 43（1968）年）や海外での PCB 曝露による健康被害の発生により有害性や環境汚染が問題となった．「化学物質の審査及び製造等の規制に関する法律（化審法，昭和 48（1973）年）」によって PCB の製造・輸入・使用が禁止され，食品衛生法には，魚介類，牛乳，乳製品，育児用粉乳，肉類，卵類および容器包装についての暫定的規制値が設けられている（**巻末付表6**）．

　工業薬品で PCB のほかに POPs となっている物質には，PFOS，PFOA などの有機フッ素化合物，プラスティック樹脂の難燃剤として使用されたポリブロモジフェニルエーテル類がある．

※カネミ油症

　昭和43（1968）年，北九州一帯を中心に西日本で，米ぬか油を摂取した人たちの間で，顔や首のニキビ様の皮疹（塩素ざ瘡；クロルアクネ）などの症状を訴える患者が発生した．この原因は，米ぬか油製造中に加熱脱臭工程で，熱媒体として使用したPCBが，循環用パイプのピンホールから漏れ，製品の米ぬか油に混入したためと判明した．この事件による症状を会社の名をとってカネミ油症といい，先の塩素ざ瘡のほか，皮膚の色素沈着，眼脂過多，眼瞼浮腫，かゆみ，頭痛，爪の変色変形，肝機能障害などで，被害者数は14,000人であったといわれる．このうちカネミ油症と認定されたのは2,000人弱であり，現在もその症状に苦しんでいる人も多い．原因となった米ぬか油中のPCB濃度は2,000 ppmを超え，PCBのうちCo-PCB，その他2,3,4,7,8-PeCDF（ポリ塩化ジベンゾフラン）等が含有されていたことが明らかとなり，これらが主としてカネミ油症の毒性原因であるといわれている．

（２）ダイオキシン類（非意図的生成物）

　いわゆるダイオキシンは，化学的な構造と性質の似通った化合物の総称であるためダイオキシン類と呼ぶほうが適切である．1957年に米国東部で発生した，数百万羽のヒヨコが中毒死した事件により初めて発見されたといわれ，その後，ベトナム戦争で使用された枯れ葉剤2,4,5-Tの不純物として知られるようになった．また，紙やパルプの生産に関連して，あるいは焼却炉から塩素化ダイオキシン類が生成することが確認され，さらに日常使用する紙製品や紙容器から食品への移行の可能性が注目されるようになった．

　化学的には，ポリ塩化ジベンゾ-パラ-ジオキシン（PCDDs）として75種の同族体あるいは異性体が存在し，ポリ塩化ジベンゾフラン（PCDFs）として135種の同族体および異性体が存在する．さらにコプラナーPCB（Co-PCBs，12種）を含めてダイオキシン類と総称する場合もある．ダイオキシン類は，熱，酸，アルカリにきわめて安定で，水への溶解性は低く，環境中での分解，生体内での代謝ともに低いため，生物濃縮されやすい．油脂類には溶けやすいため，脂質の多い食品に蓄積されやすい．

　ダイオキシン類の毒性は，異性体あるいは同族体間で大きく異なることが特徴で，もっとも高い毒性をもつ2,3,7,8-TCDDに対する毒性等価量（TEQ）を係数として算出，評価される．確認されている毒性として，発がん性，内分泌かく乱作用のほか，免疫，生殖，発生に対する影響が知られている．厚生省（現厚生労働省）は平成11（1999）年，ダイオキシン類（PCDDs，PCDFs，Co-PCBs）の耐容1日摂取量（TDI）を4 pg-TEQ/kg/日とした．ヒトへの曝露は，呼吸によっても吸収されるが量は少なく，多くは食品から摂取される．日本人のダイオキシン類摂取量を調査した結果では減少傾向にあるが，令和3（2021）年度では，体重1 kg/日当たり0.45 pg-TEQと推測されている（図7-1）．その摂取源をみると98％が食品からで，とくに魚介類に由来し，ダイオキシン類の多様な毒性と人間の感受性，さらに食習慣の個人差を考えると，魚介類を介したダイオキシン類の摂取には今後とも注意していく必要があり，母乳中濃度とともに調査が継続されている（図7-2）．

（３）DDT（農薬・殺虫剤）

　有機塩素系農薬に分類されるもので，第二次世界大戦後に広く使用され，とくに日本では発疹チフス対策としてコロモジラミの駆除を目的に，全身散布が実施された．急性毒性が比較的低いため広範囲に使用されたが，蓄積性，残留性の高さから昭和56（1981）年に化審法

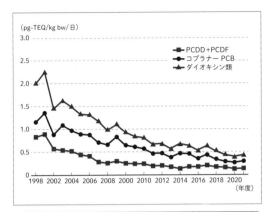

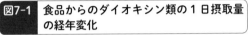

図7-1	食品からのダイオキシン類の1日摂取量の経年変化

（資料：厚生労働省『食品からのダイオキシン類一日摂取量調査』，令和5年環境白書）

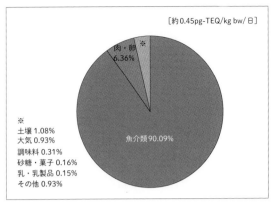

図7-2	日本におけるダイオキシン類の1人1日摂取量（2021年度）

（資料：厚生労働省・環境省資料より環境省作成，令和5年環境白書）

の対象となった．有機塩素系農薬は，DDTのほかディルドリン，アルドリンなど17種類がPOPsに指定されている．

② 有害元素

（1）ヒ　　素

　ヒ素は古くから不老長寿の薬として中国などで珍重されていたが，日本では江戸時代に島根県の石見銀山から産出された亜ヒ酸（3価，As2O3）が「石見銀山ネズミ捕り」として広く市販されるようになった．ヒ素は自然界に，無機ヒ素化合物と有機ヒ素化合物が存在し，毒性は無機ヒ素化合物が有機ヒ素化合物よりもはるかに強いため，中毒事例は，亜ヒ酸が原因の3価無機ヒ素化合物摂取による場合が多い．無機ヒ素化合物の毒性は，急性中毒の場合，腹痛，嘔吐，下痢などの消化器症状を示す．致死量は亜ヒ酸で100～300 mg，中毒量5～50 mgとされる．また，慢性中毒は環境汚染に由来する井戸水などの水質汚染によって海外や日本での発生例が報告されており，1日当たり0.5 mg以上の無機ヒ素の摂取を数年続けると，目・鼻・のどなどの粘膜炎症，筋肉の脆弱化，食欲減退などが現れ，皮膚の黒色色素沈着（黒皮症），手足の角化症，さらに皮膚がんの発生が知られている．

　食品では，古くは諸外国で，パン，ワイン，ビールなどにヒ素が混入し，大規模な中毒を起こした例が知られている．日本では，アミノ酸しょう油の製造に使用した塩酸が不純であったため，ヒ素を含み，しょう油を汚染したことによる事故が発生している．また，昭和30（1955）年に調製粉乳の製造に用いたリン酸ナトリウムの純度が低く不純物として亜ヒ酸が含有されていたことによる，大規模な乳児のヒ素中毒が発生した．患者は西日本を中心に13,000人以上発生し，死亡児も130人以上にのぼった．この化学性食中毒事件は，食品衛生法および食品衛生行政の見直しの大きな契機になったといわれている．

　一方，ヒ素化合物は広範囲の食品中から検出されるが，とくに魚類，甲殻類，海藻中に2～100 ppmレベルで含有されている．これらは無機（5価）および有機ヒ素化合物の形態で存在し，毒性は弱いと考えられている．ヒジキのヒ素含有量は高く，150 ppm（乾燥重量）に

達するものもある．ヒ素の化学形態別分析結果から，ヒジキ中に含まれるヒ素の5〜8割前後は5価無機ヒ素の形で存在することが判明している．調理の際の水戻しによって，水戻し液中にヒ素が溶出するため，ヒジキ本体のヒ素量は減少するので問題はないとし，食品安全委員会は，国民がヒジキの摂食に不安を抱かぬよう，「日本人のヒジキの1日当たりの平均摂取量（約0.9g）からみて，WHOが1988年に定めた無機ヒ素の暫定的耐容週間摂取量（PTWI：15μg/kg体重/週）を超えることはなく，ヒジキを極端に多く摂取することがなければ健康上のリスクが高まることはないと発表している．なお，筆者はヒジキ水抽出物または亜ヒ酸を長期間動物に投与する毒性試験を行い，ヒジキのヒ素は亜ヒ酸に比べて排出が早く蓄積せず，毒性がみられないことを報告した．

（2）カドミウム

カドミウムは，メッキや顔料（油絵具）に用いられるほか，塩化ビニール樹脂の安定剤や充電型電池などに広く使用されるようになった．それに伴うように環境汚染や健康被害が問題となり，カドミウムの毒性を考慮した使用制限が世界的に設定されるようになり，EUでは塩化ビニール樹脂中へのカドミウム含有，重量比0.01%以上の宝飾品やヘアーアクセサリーなどについて，使用や販売が禁止されるようになった．

急性中毒では，頭痛，脱力感，血尿等が現れる．昭和41（1966）年に発生した，ゆでめんを原因食品とするカドミウムおよび亜鉛の中毒が知られている．

慢性中毒では腎障害，骨組織の損傷（骨軟化症）等を発症する．食品とともに摂取され体内に吸収されたカドミウムは，主に腎臓に蓄積し，毎日140〜260μgをほぼ全生涯にわたり摂取し続けたり，総摂取量が約2,000mgを超える場合に腎臓の近位尿細管の再吸収機能を障害し，腎機能障害を引き起こす可能性があるといわれる．

重金属であるカドミウムは銅や亜鉛などの金属精錬の副生成物として排水中に処理され，河川に入り環境中へと拡散することとなった．富山県神通川流域ではカドミウムを含む農業用水で土壌汚染が進み，稲に取り込まれたカドミウムは米に濃縮された．この地域の住民に原因不明の骨軟化症が多発し，容易に骨折し激痛を伴うことからイタイイタイ病と呼ばれるようになった．現在，食品中のカドミウム基準値は，米（玄米および精米）は0.4mg/kg（ppm）以下，ミネラルウォーター類を含む清涼飲料水は原水で0.01mg/L以下，製品では検出してはならない，また粉末清涼飲料水も検出してはならない，とされている．なお，日本人の日常食からのカドミウム1日摂取量は，平均0.322μg/kg体重/日（2009〜2014年調査；農林水産省），耐容週間摂取量（TWI）7μg/kg体重/週の35%，摂取推定量の95パーセンタイルでも67%と下回っている．摂取量の46%は米に由来している．

（3）水銀・水銀化合物

水銀（Hg）は，金属，無機化合物（塩化物），有機化合物と種々の化学形が存在し，その毒性も化学形によって大きな差がある．水俣病の原因物質である有機水銀のメチル水銀は，環境残留性が高く，生物濃縮されて神経系に重い症状を起こすことが知られている．

金属水銀は常温でも気化しやすく，吸入した場合には脂質に溶け脳内まで移行する．経口摂取による中毒では，多量の無機水銀塩摂取による急性中毒の場合（ほとんど誤飲による），胃痛，吐血などの消化器症状を呈し，さらに全身痙攣や尿毒症を起こす．慢性中毒の場合，過度の唾液分泌を伴った歯肉の炎症，めまい，ぜん息，局部麻痺，胃腸障害，腹痛，腎障害，

メチル水銀中毒

　昭和 28（1953）年頃より，熊本県水俣市に四肢麻痺，運動障害，手指のふるえ，視野の狭窄（きょうさく），言語障害などの中枢神経系の障害を訴える奇病が発生した．その原因究明には長い年月を要したが，工場排水中のメチル水銀が水俣湾の水質および底質を汚染し，これが食物連鎖により生息する魚介類中に蓄積濃縮され，日常これらの汚染魚介類を摂取していた住民に中毒が発生したことが証明された．

（田辺弘也：食品衛生学雑誌，6：77〜78，1965.）

精神的に興奮しやすくなる，不眠症，過敏症などがある．

　有機水銀であるメチル水銀の主な標的器官は神経系で，感覚鈍麻やしびれ感，言語障害，運動失調，視野狭窄，難聴などである．食品安全委員会の評価書によると，食品に含まれる水銀の80％はメチル水銀で，そのほとんどは魚介類に由来しているため，暫定基準値として魚介類に総水銀 0.4 ppm，メチル水銀 0.3 ppm（水銀として）を設定している．

　1956 年に熊本県水俣市で発生が確認された水俣病および新潟水俣病は，工場排水に含まれていたメチル水銀によって魚介類が汚染され，それを摂取した住民に特有の神経障害を発生させた．とくに母体から胎盤を介して移行したメチル水銀による脳神経障害を伴った赤ちゃん（胎児性水俣病）の出生は社会的に大きな衝撃を与えた．メチル水銀は環境中に長く残留するため，日本人の主な摂取（曝露）源は魚介類となっている（図 7-3）．

（4）鉛

　鉛は金属として低融点で加工しやすいために古くから食器などとして利用され，古代ローマでは水道管に使われたため，広範囲に鉛中毒者が発生したという記録がある．鉛の慢性毒性では，わずかな量でも長期間摂取すると体内に蓄積し，慢性毒性として，造血機能や神経系の障害が現れる．近年の食品に含まれる鉛の調査では減少傾向がみられ，健康リスクが問題となるレベルではないが，鉛を含有する顔料を使用した食器，おもちゃ，あるいは家屋の塗料（海外）が鉛の経口摂取源となった例が海外で報告されている．一方，クリスタルガラスは30％程度の酸化鉛を含有することがあり，飲料等への移行の可能性が懸念されているものの，事故例は知られていない．容器包装の試験法である酢酸を用いた溶出試験では，微量の溶出が確認されている．

（5）銅・スズ

　化学性食中毒（96 頁参照）に記載のように，調理器具や容器等から溶出した銅，スズでは急性中毒の発生例がある．これらの例では消化器系の嘔吐や下痢が主症状で，体内に吸収されて標的臓器や組織に障害を発生するヒ素，水銀，カドミウム，鉛等とは異なっている．

③ 放射性物質

（1）放射性物質の由来と人体への影響

　電離放射線は，宇宙由来の放射線である宇宙線や元素のカリウムに含まれる放射性同位体カリウム 40（K-40）由来の放射線などが自然放射線として，すべての人に微量（平均 2.4 ミリシーベルト（mSv））の放射線被曝を起こしている．自然放射線のうち K-40 を含む食物か

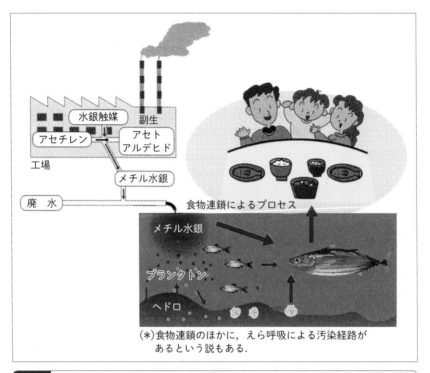

図7-3　メチル水銀の汚染経路

　食品の暫定的規制値等のなかで水銀の暫定規制値は，総水銀，メチル水銀について魚介類のうち，マグロ類，内水面水域の河川産の魚介類と深海性の魚介類等については適用しない旨の規定がある（巻末付表4）．

（資料：環境省）

らの被曝線量は0.3 mSvと見積もられているが，核実験や原子力発電所事故によって環境中に放出された放射性同位元素は，農産物や畜産物などの食品を経由して人体に吸収され，内部被曝増加の原因となる．医療用放射線のX線やガンマ線の照射は外部被曝といわれ，短時間被曝で，遮へい（放射線を遮る器具類）による防護対策が可能である．一方，内部被曝では，食品に含まれる可能性がある放射線核種のストロンチウム90（Sr-90）は骨，セシウム134と137（Cs-134，Cs-137）は筋肉，ヨウ素131（I-131）は甲状腺と，体内吸収後に特定の臓器組織に集まり，その部位への放射線被曝が起こる．ヨウ素131の場合は，半減期（最初の濃度の半分になる時間）が8日と極端に短いため，被曝直後の汚染食品を摂取した場合が問題で，小児の甲状腺腫が影響の指標になる．これに対し，Sr-90の半減期は29.1年（28.8年を引用する記載も多い），Ce-137は30.1年と長く，骨髄，生殖腺，リンパ組織などが影響を受けることから，これらの核種による食品汚染は深刻である．なお，原子力発電所の排水や福島の原発事故処理水で問題となっているトリチウム（三重水素）は，天然にも微量に存在する半減期12.3年の放射性同位体であるが，セシウムやストロンチウムと違い水産魚介類などへの蓄積はない．

（2）原子力の利用と放射能汚染

　過去には，1954年の太平洋ビキニ環礁における水爆実験により放射性降下物が原因でマグロなどの魚類が汚染を受けた．1960年代までに，各国の核実験によってウラン235，プルトニウム239などの核分裂生成物による汚染があり，これらが気流に乗って移動し，数カ月

食品と放射線

電離放射線（X線やα線，β線など）は，光などの非電離放射線と異なり，分子に直接エネルギーを伝えて，DNAに損傷を引き起こす．制御した照射で殺菌やじゃがいも発芽防止に利用されてきたが，生体が過剰に照射（被曝）されると，急性障害（皮膚，眼，造血系）や胎児への悪影響（先天性障がい），晩発影響として白血病や甲状腺がんなどが現れる．原子炉事故による放射性物質の拡散による食品を介した被曝は，外部被曝（X線診断，原子爆弾など）とは異なって内部被曝といわれ，放射性物質が体内に存在する間，放射線被曝が続くことになり，リスクが高まる可能性がある．

放射線被曝線量を表す単位としてシーベルト（Sv）が使われるが，食品は含まれる放射性物質の量をベクレル（Bq）で示している．放射線被曝の健康に対する影響（リスク）は被曝線量で求められているため，放射性核種ごとにBqからSvへの換算係数が利用されている（表1）．これらのことを踏まえて，わが国では，食品中の放射性物質に対して基準値を示し，規制等の根拠としている（表2）．日常食中の放射性セシウム（Cs）-137の経年変化をみると，世界各地での核実験（1950〜'60年代）やチェルノブイリ事故（旧ソ連，現ウクライナ1986年）の影響がみられる（図1）．

表1　核種，被曝経路別の換算係数

核種	半減期	経口摂取 (Sv/Bq)	吸入摂取 (Sv/Bq)
I-129	1570万年	1.1×10^{-7}	3.6×10^{-8}
I-131	8.04日	2.2×10^{-8}	7.4×10^{-9}
I-133	20.8時間	4.3×10^{-9}	1.5×10^{-9}
Cs-134	2.06年	1.9×10^{-8}	2.0×10^{-8}
Cs-136	13.1日	3.0×10^{-9}	2.8×10^{-9}
Cs-137	30.0年	1.3×10^{-8}	3.9×10^{-8}
Pu-238	87.7年	2.3×10^{-7}	1.1×10^{-4}
Pu-239	2.41万年	2.5×10^{-7}	1.2×10^{-4}
Pu-240	6564年	2.5×10^{-7}	—
Sr-89	50.5日	2.6×10^{-9}	7.9×10^{-9}
Sr-90	29.1年	2.8×10^{-8}	1.6×10^{-7}

I：ヨウ素　Cs：セシウム　Pu：プルトニウム　Sr：ストロンチウム

（文部科学省）

表2　放射性セシウムの新基準値

食品群	基準値 (単位：ベクレル/kg)
飲料水	10
牛乳	50
一般食品	100
乳児用食品	50

※1　放射性ストロンチウム，プルトニウム等を含めて基準値を設定．

※2　規制の対象は，福島原発事故により放出した放射性核種のうち，原子力安全・保安院がその放出量の試算値リストに掲載した核種で，半減期1年以上の放射性核種全体（セシウム134，セシウム137，ストロンチウム90，プルトニウム，ルテニウム106）とする．

※3　半減期が短く，すでに検出が認められない放射性ヨウ素や，原発敷地内においても天然の存在レベルと変化のないウランについては，基準値は設定しない．

（厚生労働省）

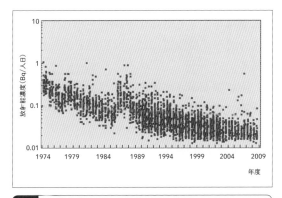

図1　日常食中のCs-137の経年変化

（日本分析センター文部科学省委託調査結果）

にわたって地上に降下し，農作物を汚染し，大気，雨水，土壌，牧草などの経路によって，乳牛に摂取された場合には，牛乳に濃縮されることが明らかとなった．

　世界的な放射能汚染が問題となって，地上での核実験は実施されなくなったが，1986 年に旧ソ連（現ウクライナ）のチェルノブイリ原子力発電所事故により大量の I-131，Cs-134，Cs-137 などの放射性物質が大気中に放出された結果，地球規模の環境汚染を引き起こし，旧ソ連を中心とするヨーロッパ地域の食品が汚染された．日本に輸入されたハーブ類，香辛料，ナッツ類，ハチミツ，ジャム，食肉，野菜，果実などからも放射性物質が検出されたため，厚生省（現厚生労働省）では昭和 61（1986）年，輸入食品中のセシウム量（Cs-134 および Cs-137 から放出されるガンマ線の合計値）を 370 ベクレル（Bq）/kg 以下とする暫定的規制値を設定し，この値を超える食品の輸入が禁止された．

　平成 21（2011）年 3 月に発生した東日本大震災後の福島第一原子力発電所事故では，食品からの被曝線量の上限を年間 5 mSv から 1 mSv に見直し，平成 22（2012）年 4 月より新たな基準値を施行している（135 頁 COLUMN 参照）．新たな基準値では，福島原発事故により放出した放射性核種で，原子力安全・保安院（当時）が放出量の試算値のリストに掲載した核種のうち，半減期 1 年以上の放射性核種（Cs-134，Cs-137，Sr-90，プルトニウム Pu，ルテニウム Ru-106）を規制の対象とした．放射性セシウム以外の核種は測定に時間がかかるため，移行経路ごとに各放射性核種の移行濃度を算出し，産物・年齢区分に応じた放射性セシウムの寄与率を算出して，合計して 1 mSv/年を超えないように放射性セシウムの基準値を設定した．被災地および対象地域で実施した食品中の放射性セシウムによる放射線量（年間）に関する調査結果では，陰膳法で 0.0002〜0.0017 mSv，マーケットバスケット法で 0.008〜0.0027 mSv と年間被曝線量値の 1％以下であり，地域差もなかった（平成 25 年厚生労働省調査結果）．また，食品からの放射性ストロンチウム（Sr90）と放射性プルトニウム（Pu-238，Pu-239＋240）についてのマーケットバスケット調査では，Sr では事故前のレベルと差がなく，Pu では検出限度以下であった（平成 24，25 年厚生労働省調査結果）．

④ 作用からみた有害化学物質

（1）環境ホルモン（内分泌かく乱物質）

　いわゆる環境ホルモンは，正式には内分泌かく乱物質と名付けられていて，生物が本来もっている内分泌の働きに異常を生じさせる化学物質を指している．表7-1 にまとめたように，食品に関連する主な内分泌かく乱物質には，前述の POPs が含まれるほか，プラスチック容器に由来する物質がある．

　内分泌には性ホルモン，甲状腺などさまざまな種類と働きがあり，かく乱作用もそれぞれの促進や抑制など多様である．また，ヒトとほかの生物でも違いがあるため，野生生物などで観察されている影響をヒトに当てはめる難しさがあり，リスク評価のために多くの検討が必要であることを 2012 年に世界保健機関（WHO）は報告している．日本では環境省が平成 10（1998）年から，化学物質の内分泌かく乱作用に対して戦略的に取り組み，現在は EXTEND 2010 として作用の解明，評価手法やリスク評価を進めている．

　食品との関連からは，食器（哺乳ビン）に使用される合成樹脂から溶出するビスフェノール A，環境汚染に由来する PCB およびダイオキシン類が取り上げられて検討されている．

表7-1　**食品に関連する代表的な内分泌かく乱物質（環境ホルモン）**

物質名	用途・由来	検出例
DDT*	殺虫剤	海産物
PCB*	絶縁油，熱媒体	海産物
ダイオキシン類*	ゴミ焼却（非意図的発生）	海産物
トリブチルスズ	船底塗料	海産物
ビスフェノールA	プラスチック原料	容器
フタル酸エステル	プラスチック可塑剤	容器
アルキルフェノール	合成洗剤	残留洗剤

＊：残留性有機汚染物質（POPs）

疫学的に明確な健康被害の根拠はないが低用量での作用について不明な部分があり，ハイリスク群（妊婦，乳幼児）では注意が必要であるとしている．

　スズに関しては種々の有機スズ化合物が生産され多方面に利用されてきたが，トリブチルスズ（TBT），トリフェニルスズ（TPT）は船底塗料や養殖漁網処理剤として貝類などの付着を防ぐために使用された．海洋生物への内分泌かく乱作用などの有害性が指摘され国際的に使用禁止となった．東京都内の市場で入手した魚介類を分析した結果（平成21年度）では，TBTが53.9％，TPTが68.1％の検体から検出されている．食品からの摂取量調査（平成2～9（1990～1997）年）では，暫定の耐容1日摂取量（TDI）に対して，TPTは2.4～10.8％，TBTは0.18％に相当していた（東京都福祉保健局健康安全部食品監視課　平成21年度流通魚介類のPCB，有機スズ等汚染実態調査）．

（2）発がん物質（変異原性，発がん性）

　昭和56（1981）年以来，悪性新生物（がん）が日本人の死因第1位を続けており，全死亡数の約30％を占めている．がんが死因のトップになった背景としては食生活の影響が大きいといわれている．Dollら（1981年）は，米国人におけるがんの原因の寄与割合を疫学的に解析し，35％は食物と栄養つまり食品であり，30％が喫煙，3％が飲酒と報告している（図7-4）．このことから食事を改善することと，喫煙の排除，アルコール摂取を改善することで7割近くのがんが予防可能であるといえる．

　がんの発生には正常細胞に何段階もの変化の蓄積が必要であり，一般に数十年の期間がかかるため，50歳以上で急激に患者が増える．変化の第1段階としてイニシエーターと呼ばれる物質が正常細胞の遺伝子を損傷（変異原性として検出可能）し異常細胞が生まれ，第2段階ではプロモーターと呼ばれる物質によって異常細胞の悪性度がより増すことで「がん細胞」となる．日常摂取している食品や料理のなかにもイニシエーターやプロモーターがみつかっている．発がん物質には，人に対する発がん性の科学的根拠の程度によって差異があることから，WHOの組織である国際がん研究機関（IARC）が専門家会議の評価結果に基づいて，以下の4段階に分類している．

　　グループ1：発がん性がある

　　グループ2A：おそらく発がん性がある

　　グループ2B：発がん性のおそれがある

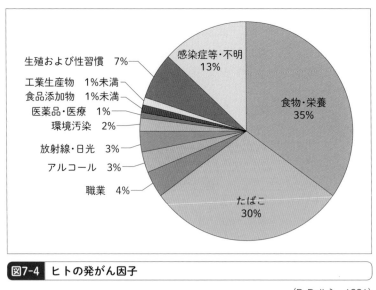

図7-4 ヒトの発がん因子

(R. Doll ら, 1981)

グループ3：発がん性について分類できない

IARC は 2015 年に初めて食品自体の発がん性を評価し，加工肉をグループ 1，赤身肉をグループ 2A と分類した．この公表は，大きな反響を呼んだ．

食品に含まれる発がん物質は大きく次のように分類される．

・天然に存在するもの（植物成分）

ワラビのプタキロサイド，ソテツのサイカシン，フキノトウのペタシテニンなど

・微生物の産生するもの（<u>カビ毒</u>）

<u>アフラトキシン B_1</u>，オクラトキシン A，フモニシン B_1 など

・加熱調理によって生成するもの

食品の加熱により生成するベンゾ（a）ピレンなど多環芳香族炭化水素，Trp-P-1，Glu-P-1，MeIQx などの<u>ヘテロサイクリックアミン</u>，アクリルアミド，フランなど

・食品内や生体内で生成するもの

N-ニトロソ化合物，クロロプロパノール類，油脂の過酸化物など

表 7-2 に食品に関連する代表的な発がん物質の由来・生成条件と食品の例をまとめた．

❶植物成分

（a）ワ ラ ビ

日本各地の山野の南向き斜面などに自生する野草で，含まれる発がん物質の 1 つとして，プタキロサイドが確認されている．欧米では，放牧したウシが食べて中毒したことが報告されており，ウシは骨髄障害や慢性血尿症を起こし死亡することもある．昭和 35（1960）年には，慢性血尿症のウシの膀胱に腫瘍が発生することを認め，ワラビの発がん性に関する研究が開始された．その後，ワラビの粉末をラットに大量投与することにより，腸や膀胱にがんが発生することが報告された．ワラビのプタキロサイドは乾燥ワラビ 1 kg 中に 200 mg 程度含有されるが，酸，アルカリに不安定である．日本では，一般に調理の際，重曹や木灰でアク抜き，あるいは塩漬けなどをする習慣があることから，これにより大半が分解される．1

| 表7-2 | 食品に関連する代表的な発がん物質の由来と食品例 | | | |

由来・生成条件	食品	物質名	標的臓器	IARC 評価*
植物成分	ワラビ	プタキロサイド	膀胱　小腸	3
	ソテツ	サイカシン	大腸　腎臓　肝臓	2B
	アカネ	アカネ色素	腎臓　肝臓	3
	ナツメグ　シナモン	サフロール	肝臓	2B
	マッシュルーム	ヒドラジン類	肺　肝臓	2A
カビによる生成	豆類　穀類	アフラトキシン	肝臓	1
		オクラトキシン	肝臓	2A
	トウモロコシ	フザリウムトキシン（フモニシン，ゼアラレノン）	肝臓	3
	黄変米	シトリニン　ルテオスカイリン	肝臓　腎臓	3
加熱調理による生成	ポテトチップス　コーヒー	アクリルアミド		2A
	肉類	ヘテロサイクリックアミン（PhIP, IQ, Glu-P-1）		2B
高温加熱による生成	糖類	ベンツピレン（PAH）		1
高温調理・保存	魚・肉	ニトロサミン		1
加熱食品	缶詰	フラン	肝臓	2B
加水分解タンパク質	しょうゆ	クロロプロパノール		2B
光・熱・金属と酸素	不飽和脂肪酸	過酸化脂質		―

*IARC 評価：ヒトに対する発がん性がある（グループ1）から，おそらく発がん性がある（2A），発がん性のおそれがある（2B），発がん性について分類できない（3）の4段階に，国際がん研究機関（IARC）の専門家会議の評価結果に基づいて分類．

年を通してワラビを多食する地方では，胃がんや食道がんが多いとの報告もある．

（b）ソ テ ツ

ソテツは，熱帯から亜熱帯に自生する植物で，その実にでんぷんが含まれることから，沖縄や奄美大島などで食用にしていた．ソテツの実にはサイカシンという発がん物質が含まれる．サイカシンは摂取された動物の腸内細菌の β-グルコシダーゼにより加水分解を受け，生成物は DNA に作用し発がん性を示す．ラットへの投与実験の結果，肝臓，腎臓，大腸にがんを発生させることが認められている．食用にしていた地域では水にさらしてアク抜きをすることでサイカシンを除いている．

（c）フキノトウ，コンフリー

フキノトウは，ピロリジジンアルカロイドの一種ペタシテニンを含有する．ピロリジジンアルカロイドはキク科，マメ科などの植物に広く分布し肝臓毒性や発がん性を示すものが知られている．ペタシテニンはラットに投与した結果，肝臓にがんを発生させることが認められた．また，同じピロリジジンアルカロイドとして，コンフリーには肝毒性を有するエチミジンなどを含むことが知られている．平成16（2004）年，厚生労働省は，海外での健康障害の報告を受けて，コンフリーを原料とした食品の販売を禁止した．

（d）サフロール

サフロールはクスノキ科ササフラスの精油成分である．古くから香料として使用されていたが，実験動物に肝臓がんを発生させることが認められたため食品添加物としての使用は禁

止された.

❷カ ビ 毒

前述のように，カビが産生する物質のなかには多くの発がん物質がある（127頁参照）．アフラトキシン類，ステリグマトシスチン，フモニシン B_1，オクラトキシン A などのカビ毒には発がん性が認められている．なかでも，アフラトキシン B_1 は，現在知られている物質のなかでは，最強の発がん物質である．アフラトキシン類はピーナッツ製品や香辛料等から検出されることがある．

❸加熱調理による生成

(a) 多環芳香族炭化水素

多環芳香族炭化水素（PAH）は，一般的には，石炭や石油の乾留または木材の不完全燃焼で生じるが，有機物質の熱変化によっても容易に生成し，調理過程においてあるいは熱処理した食品，くん製品，かつおぶし，焼き魚，コーヒー，ウイスキーなどからも検出されている．多環芳香族炭化水素には，ベンゾ (a) ピレンを代表として，ベンゾ (a) アントラセン，ジベンゾ (a,h) アントラセンなど多くの種類が存在する．ベンゾ (a) ピレンは，1775年イギリスで煙突掃除少年に皮膚がんの多発が報告されたことに着目した日本人研究者が，ウサギの耳へのコールタール塗布実験により，大正4（1915）年に世界初の人工的ながん作成に成功したことが契機となって，昭和5（1930）年に発がん成分として発見された．その発がん性は，食品を介し経口的に摂取された場合より，喫煙などの経気道的に取り込まれる場合のほうが危険であるといわれている．

ベンゾ (a) ピレンは生体内で代謝され，エポキシド，キノン，フェノールなどを生成する．なかでも，ベンゾ (a) ピレンのジオールエポキシドが DNA のグアニン塩基と反応し，その付加体を形成することが発がん性を示すといわれる．ベンゾ (a) ピレンについては，EU などの国で一部の食品について基準値が設定されているが，日本では食品中の基準値は設定されていない．

(b) ヘテロサイクリックアミン

食品成分の加熱変性により変異原性を示すものが認められている．とくにたんぱく質およびアミノ酸に富んだ食品を150℃以上で加熱することにより生成するヘテロサイクリックアミン類は前駆物質アミノ酸の違いにより，種々知られている．トリプトファンからは Trp-P-1（アミノジメチルピリドインドール），Trp-P-2（アミノメチルピリドインドール），グルタミン酸からは Glu-P-1（アミノメチルジピリドイミダゾール），Glu-P-2（アミノジピリドイミダゾール），牛肉や魚肉からは MeIQx（アミノジメチルイミダゾキノキサリン）や PhIP（アミノメチルフェニルイミダゾピリジン）などのような強い変異原性物質であるヘテロサイクリックアミンが生成する．これらの物質は動物実験の結果，肝臓などに強い発がん性を有することも確認されている．なお，ヒトにおける概算摂取量は 0.4～16 μg/人/日といわれている．これらの加熱調理に由来する変異原性物質は，加熱，調理の際に，大豆たんぱく質濃縮物やブチルヒドロキシアニソール（食品添加物，酸化防止剤）を添加することにより生成が抑制，あるいは野菜ジュースの共存により変異原性が不活化される．また，ゴボウやニンジンなどの繊維に変異原性不活化作用を有する因子が存在するといわれており，食品中のヘテロサイクリックアミンが実際にヒトの発がんの要因となるかは不明である．

(c) アクリルアミド

　2002 年, スウェーデン研究者がポテトチップス, ビスケットなど高温で加工された菓子類などから発がん性の疑いのあるアクリルアミドを発見し, 注目されるようになった. IARCの分類では 2A とされている. アクリルアミドは炭水化物の多い食品に含まれるアミノ酸のアスパラギンと還元糖のグルコースが加熱されることで生成し, 反応経路の一つとしてアミノカルボニル反応と考えられている. 筆者らが実施した陰膳調査では, コーヒー, 黒糖, 麦茶などの寄与が高い傾向があったが, 日本人の平均摂取量は 215 ng/kg 体重/日 (中央値 143 ng/kg 体重/日) で, 諸外国に比べ低い摂取量であった

(d) フ ラ ン

　2004 年, 米国食品医薬品局 (FDA) は加熱処理した缶詰や瓶詰に発がん性を有するフランの存在を発表した. フランは揮発性の液体で工業製品の製造に使われているが, 食品中で加熱によって生成される. IARC では 2B に分類しており, 実験動物に肝胆管がんの発生を認めている. FDA の調査ではベビーフード, スープ類, 缶詰フルーツ, フルーツジュースなどに最大で 125 ppm 含まれると発表された. ヒトへの影響が明確でないため, 現在, 各国でデータの収集を行っている.

❹ N-ニトロソ化合物

　N-ニトロソ化合物は, 酸性下で第二級アミンなどの窒素化合物と亜硝酸の反応で生成する化合物の総称で N-ニトロソアミンともいう. ニトロソアミンの研究の発端は, 1954 年にイギリスにおいて, ニトロソジメチルアミンによる肝硬変患者が発生し, その毒性に関心が集まったことによる. その後, 1957 年には, ノルウェーで家畜の大量中毒死事件が起こり, その原因がニシンの魚粉飼料に保存の目的で添加した亜硝酸ナトリウムによって生成した N-ニトロソジメチルアミンであることが判明した. ニトロソアミンは, ほかの発がん物質にない特異性として, そのアルキル基の違いにより, がんの発生部位 (肝臓, 食道, 胃, 脳, 脊髄など) が異なる.

　ニトロソアミン生成の原因となるジメチルアミンは魚介類中には 1〜10 ppm 含有されている. とくに魚卵中の含有量が高く数百 ppm に達することもあることが知られている. これに対し, 畜肉中の含有量は 1 ppm 以下といわれる. そのため食品添加物としての亜硝酸塩も使用基準は魚卵に対し 0.0050 g/kg であり, 食肉製品の 0.070 g/kg より少なく規制されている.

　ニトロソアミンは, 食品の調理, 加工, 保存中に食品に共存する亜硝酸と第二級アミンとが反応して生成されるほか, 魚介類中に含まれるジメチルアミン等を摂取した際, 唾液中に存在する亜硝酸と胃内 (酸性条件下) で反応することにより生成されることが報告されている. 亜硝酸の由来は, 食品添加物として添加される発色剤のほか, 唾液中に存在する亜硝酸塩が供給源として大きな割合を占めている　これはヒトが野菜を摂取した際に野菜中の多量の硝酸塩が, 口腔内の微生物によって還元され, 亜硝酸塩を生じるためと考えられている. 食品中のニトロソアミンは, 魚肉の干物, くん製, 缶詰, ハムなどから, または同じくニトロソ化合物であるニトロソピロリジンが亜硝酸塩添加の食肉製品から検出された例がある. しかし, 一般的に各食品に含有されるニトロソアミン類は微量であり, ビタミン C やリジン, アルギニン, グリシンなどのアミノ酸にはニトロソアミン類生成の抑制効果があることも知られている. このことからも通常の食事から摂取するニトロソアミンのリスクは低いと

考えられている.

❺過酸化脂質

脂質の酸化によって生成される過酸化物はヒトの老化や発がんとの関係が深いとされている. しかし, 発がん性との関連性は, 結論を出すにはまだ多くの検討すべき問題がある. 酸化防止剤によるがん発生の抑制作用が, フリーラジカルの消去剤としての効果に起因するということから, 生体内でのがんの発生にフリーラジカルを伴う脂質過酸化物が関与していると推定されている. 最近では, 不飽和脂肪酸の酸化分解物であるマロンジアルデヒドをマウスの皮膚に塗布することにより, 皮膚がんが発生したとの報告がある. 過酸化物の毒性については第5章中の「酸敗油脂の毒性」の項目 (40頁) を参照のこと.

❻クロロプロパノール類

プロパノールに塩素が結合した化合物で, 工業製品や医薬品の製造に原料として使用されている. IARCでは2Bに分類している. 食品で問題となったのは, しょう油などの調味料の原料として用いられる酸加水分解植物性たんぱくにクロロプロパノール類が検出されたことによる. クロロプロパノール類は主に植物たんぱくに塩酸を加え加水分解しアミノ酸に変える製造工程で生成するが, 実際にはこれを含まない食品からも検出される. 日本人の摂取量は2.0～4.7 μg/日と見積もられ, そのリスクは低いと考えられている. 外国において基準値を設定している国もあるが, わが国では設定されていない.

3 異　物

食品衛生で対象とする異物とは, 食品の製造, 保管, 流通などの段階で, 非衛生的な環境や扱いによって混入した, 本来食品成分ではないもののことである. 農産食品にとって, 異物の問題は重要である. とくに保存中に混入する異物として昆虫類をあげることができる.

また, ダニ類の混入も大きな問題となる, とくに加工食品に混入した場合が問題で, なかでもコナダニ類の汚染が保存状態の悪い食品でよく認められる.

ダニ類は, 一般に25～28℃, 湿度75～85％が至適生育条件なので, 食品は乾燥した状態で密封容器などに入れ保存する必要がある.

なお, 異物については, 一般的に次のように分類される.

1 動物性異物

昆虫, ダニなど節足動物の成虫, 死骸やその破片や排泄物, 哺乳動物の体毛, 鳥類の羽毛, そしてこれらの排泄物, 寄生虫およびその卵, ネズミのかじり跡などである.

食品中にしばしば見出される異物に, ダニ類, 哺乳動物の体毛, 排泄物, 昆虫, カビなどがあり, ダニ類には, ホコリダニ類, コナダニ類, ヒョウヒダニ類などがある. これらが好む食品は, 穀類, 穀粉, きな粉, 香辛料, 魚乾燥品, 粉チーズ, 乾燥果実, 原糖, みそ, ふりかけ, ウーロン茶などで, これらの保管はダニ類の嫌う低温乾燥状態とすることが必要である.

② 植物性異物

　雑草の種子，木片，わらくず，もみがらなど，非可食性の植物やその断片，紙のような植物繊維，ゴム片などをいう．

③ 鉱物性異物

　土砂，小石などの天然鉱物片，陶磁器，金属，ガラスなどの破片や断片などをいうが，これらの異物はその一例であって，ほかにも多くのものがある．

COLUMN 食品の異臭

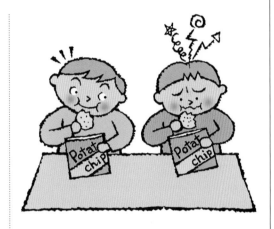

　鮮度のよい食品には，それぞれ良いかおりがある．しかし，何らかの理由で生じた異臭は，消費者のクレームとなり，異臭生成物によっては有害な場合もある．

　異臭には，①油脂の酸化による酸敗臭，②鮮度低下に伴う腐敗臭，③消毒，殺菌による塩素系化合物の異臭，④酵母の増殖により発生した異臭，⑤照明用ハロゲン灯により生成した異臭，⑥環境による異臭の移り香などさまざまな場合がある．

　①の場合は，油脂の多いポテトチップスのような食品が，長期間の保存により空気中の酸素，光，水分，鉄，銅などの重金属によって，油脂が酸化や加水分解を受け種々のアルデヒド，ケトンなどによる刺激臭（酸敗臭）を生成する．過去にめんを油で処理した即席めんで食中毒が発生している（40頁発生例参照）．②の場合は，微生物の汚染，増殖により魚介類のたんぱく質が次第に分解し，腐敗生成したアンモニア，揮発性アミンなどによる腐敗臭，③の場合は，食品の容器，製造器具の消毒，殺菌に利用されている次亜塩素酸ナトリウムなどの塩素系殺菌剤の残留による特異臭，なお，塩素系殺菌剤には酸化力があり，食品の香りや旨味が分解され，本来の味を損なう場合がある．④の場合は，種々の酵母により和洋菓子，農産加工品，でん粉系食品に発生する異臭で，例えば *Saccharomyces cerevisiae* が産生した脱炭酸酵素によりまんじゅうの石油臭，シナモン抽出物含有の和菓子に生成したスチレン臭などさまざまな異臭が報告されている（酵母による食品の変敗，内藤茂三：食品衛生学雑誌，49（1）：J1〜8，2008.）．⑤の場合は，冷蔵庫内の照明に使用したハロゲン灯による牛乳の異味，異臭，原因は牛乳中の不飽和脂肪酸が，ハロゲン灯の光により揮発性物質のヘキサナール，ペンタナールなど，含硫アミノ酸からジメチルスルフィドが生成した異臭（ハロゲン灯による牛乳の異味・異臭発生事例の検証について，鹿島かおり：食品衛生研究，55（7）：47，2005.）．⑥の場合は，異臭の移り香の例で，油脂は香りを吸収する性質がある．冷蔵庫に包装が不十分なバターなどを保存した場合，庫内の食品の臭気が移行し異臭を生ずることがある．現在は実施されていないが，バラなどの花からにおいを得る方法として，なるべく無臭にした牛脂や豚脂を用い，これににおいを吸収させ香料を製造することがあったという．これは移り香の良い例である．

　ヒトの嗅覚の感度は，機器より鋭敏なことが多いので食品の微量の異臭でも感知することが可能である．したがって異臭の発生した食品を避けることができるので，実害を被ることはないが，油脂の酸敗した食品，あるいは腐敗臭のある食品は避けたほうがよい．

参考文献

1) 安藤正典. インド・バングラディシュにおける地下水ヒ素汚染と健康影響. J Natl Inst Public Health 2000；49（3）：266-74.
2) 細貝祐太郎, 編. 食品衛生の歴史と科学（人はいかにして毒を知り食の汚染を防げるようになったか）：中央法規出版；2013.
3) 食品安全委員会. ファクトシート「有機スズ化合物」平成 24 年 6 月
4) 環境省. 化学物質の内分泌かく乱作用に関する今後の対応—EXTEND2010—平成 22 年 7 月
5) 環境省. 平成 26 年版環境白書・循環型社会白書・生物多様性白書. 平成 26 年 7 月
6) 中村好志, 西島基弘編著. 食品安全学, 第二版：同文書院；2010. p 44-9.
7) 菅家祐輔, 坂本義光編著. 食安全の科学：三共出版；2009. p 86-9.
8) 細貝祐太郎編. 食品衛生の歴史と科学：中央法規出版；2013. p 119-34.
9) 日佐和夫, 仲尾玲子編著. 食品安全・衛生学：学文社；2014. p 108-9.
10) 佐竹元吉. 植物性の健康食品の安全性について. 食衛誌 2010；51：408-14.
11) 安達修一, 他. 食品衛生学雑誌 1980；20：425-34.
12) Junko Kawahara, Yazhi Zheng, Miho Terui, Akiko Shinohara, Kaori Uyama, Miyuki Yoneyama, Daisuke Nakajima, Yasuyuki Shibata, Shuichi Adachi：Food Additives & Contaminants: Part A. 36 (1)：15-25, 2019.
13) 国立医薬品食品衛生研究所. 平成 25 年度食品・添加物等規絡基準に関する試験検査「食品中の放射性物質の基準値の検証等に関する試験」.

第 **8** 章

食品添加物

1. 食品添加物の概念

1 概　　念

　人間が経験的に食物を塩漬にしたり，煙でいぶすことによって貯蔵することを考えついたのは，はるか昔のことである．このような原始的食品加工の目的は，食品の貯蔵・備蓄にあったが，文化や科学の進展に伴い，これらの目的のほかに，食品の着色・調味など，さまざまな処理が実施されるようになった．

　往時，食品加工に利用されたものは，身近にある天然物，とくに植物がよく使用された．例えば食品の着色にはヨモギ，抹茶，シソと梅，クチナシの実，ベニバナなど，甘味にはハチミツ，甘茶，アマズラなど，着香には桜の葉，保存には笹の葉などがある．このような処理のなかには現在でも受けつがれ，われわれの食生活で利用されているものもある．

　しかし，これらの天然物の利用だけでは，資源的，経済的そして効果の点から不便を感じ，天然物に代わる物質の出現が望まれるようになった．

　わが国では文明開化とともに，しだいに天然物に代えて化学薬品を食品に使用するようになったが，なかにはその毒性による事故も発生した．とくに明治初期に，緑青（ろくしょう）（塩基性炭酸銅）あるいはアニリン色素による食品の着色により事故が多発したこともあって，国としてこれら有毒，有害あるいは粗悪な化学薬品を食品に使用することが規制されるようになった．昭和 20 年以降，日本人の食生活は大きく変化した．なかでも畜産食品，油脂類などの利用が急増し，食事内容がしだいに欧米化され，経済成長に伴いライフスタイルも変化したことなどから，多種類の加工食品が開発され，利用されるようになった．そして加工食品の生産・貯蔵などに，多種類の食品添加物が利用されるようになった．その目的は，以下の通りである．

①食品の保存性を向上し，食中毒を予防する．
②食品の栄養価値を補充強化する．
③食品の風味，外観を良くし，嗜好性を向上させる．
④食品製造を合理化する．
⑤食品の品質を改良する他，食品加工に必要不可欠である．

　また，食品添加物は食品衛生法により次のように定義されている．

この法律で添加物とは，「食品の製造の過程において又は食品の加工若しくは保存の目的で，食品に添加，混和，浸潤その他の方法によって使用する物」をいう．

したがって，上記の目的で食品に対して添加，混和その他の方法で使用する物はすべて食品添加物ということになる．それは天然物であろうが，化学薬品であろうが食品に残存するしないに関わらず，すべて食品添加物といえる．

例えば，微生物による食品の変質を防ぎ食中毒を防止する保存料，殺菌料あるいは油脂の酸化を防ぐ酸化防止剤，食品の着色に使用される着色料のように長い間食品の中に残っていなければ意味のない食品添加物と，食品製造または加工の過程で使用され，最終製品完成前に取り除かれて口には直接入らない食品添加物がある．後者には，サラダ油や天ぷら油の製造の際，原料から油の抽出に用いられる製造溶剤ヘキサンや抽出した原油の精製工程で使用されるリン酸，水酸化ナトリウム，酸性白土など，あるいはミカンのシロップ漬け缶詰の製造の際，内果皮の除去に用いられる塩酸，さらにその中和に用いられる水酸化ナトリウムなどのように，製造過程で添加物そのものが変化してしまうものや除去されてしまうものもある．

水酸化ナトリウム，リン酸，塩酸などは，それ自体は劇物で直接摂取することは有害であるが，製造時にこれらを使用しても，製造過程で中和あるいは水洗いで除去される．また，油分の抽出に使用されるヘキサンも最終製品となった食用油からは蒸留によって完全に除去され，また最終食品の完成前に除去することの使用制限から，市販の食用油に残留することはなく，毒性には問題がない．

そこで，食品に使用しても差しつかえないものを食品添加物として指定することで，人体に対する安全性を保持している．

② 食品添加物の種類と指定基準

化学薬品のなかには人体に対する安全性などが不明なものもあり，したがって，無条件にこのような化学薬品を食品に使用することは，危険な場合もありうる．

そこで，食品衛生法第12条によって，「人の健康を損なうおそれのない場合として厚生労働大臣が薬事・食品衛生審議会の意見を聴いて定める場合を除いては，添加物（天然香料及び一般に食品として飲食に供されている物であって添加物として使用されるものを除く）並びにこれを含む製剤及び食品は，これを販売し，又は販売の用に供するために，製造し，輸入し，加工し，使用し，貯蔵し，若しくは陳列してはならない」と定めている（巻末付表1，201頁）．

このように添加物として認められた化学薬品を指定添加物という．つまり化学薬品を食品に使用する際は指定添加物しか使用できないということである．ただし，指定添加物以外の添加物としては，既存添加物，天然香料，一般飲食物添加物があり，これらのみが食品に使用できる．

わが国で使用されている食品添加物は次のように分類される．

- 指定添加物　　　　475品目
- 既存添加物　　　　357品目
- 天然香料　　　　　611品目
- 一般飲食物添加物　72品目　　（2023年7月現在）

　ここでいう既存添加物とは，長年わが国で使用されてきた天然由来のもので，植物や海藻，細菌，鉱物などから特定成分を抽出したもの．天然香料とは動植物から得られたもので食品の着香の目的で使用されるもの（**巻末付表1**　199頁，第4条3項）．また，一般飲食物添加物とは，通常の食品を添加物の目的をもって使用するもの．例えば緑茶を着色に使う場合など．

　何かを食品添加物として指定を受けたい場合，安全性，有効性などの必要な資料を揃えて厚生労働大臣に申請する．厚生労働大臣は要請のあった品目について食品安全委員会から意見を聴取する．食品安全委員会は当該物質についてリスク評価を行いパブリックコメントを求めるとともに1日摂取許容量（acceptable daily intake；ADI）の設定を行い厚生労働省に通知する．厚生労働省はその結果を受けて薬事・食品衛生審議会に諮問し，安全性，有効性，成分規格，使用基準，分析法などを資料に基づいて科学的に評価した結果の答申を受け，成分規格と使用基準を作成し，省令・告示改正を行う．最終的に厚生労働大臣が指定する．

③ 食品添加物の成分規格・使用基準および表示基準

（1）成分規格

　食品衛生法第13条によって，食品添加物の成分の規格または製造・使用・保存の方法について基準が定められている（**巻末付表1**，201頁）．

　成分規格は，食品添加物として指定された化学的合成品および食品添加物として指定された一部の天然物について定められている．この規格は食品添加物の品質を確保するために重要であり，この規格に適合しないものは食品添加物として使用できない．

　各食品添加物の成分規格は，食品添加物公定書に収載されており，食品衛生法第21条によってその作成が定められている（**巻末付表1**，202頁）．

　食品添加物公定書は，昭和30（1955）年，調製粉乳による多数の乳幼児の中毒事故の発生を契機として，食品添加物に関する成分規格，使用基準など，食品添加物の適正な使用を示す目的で作成されたもので，昭和35（1960）年3月に第1版が公布され，現在は第9版（平成30（2018）年）が公布されている．成分規格の内容は，構造式，分子量，含有量，性状，確認試験，乾燥減量または強熱減量，定量などである．

（2）使用基準

　食品添加物の使用基準（**巻末付表7**）には，これらの規格制限が定められているものと，まったく制限のないものがある．すなわち，使用基準のある食品添加物では，それが使用できる対象食品，使用量および使用制限が規定されている．その主旨は食品添加物を摂取する機会と量を限定し，過量にわたる摂取を避けるためといえる．

（3）表示基準

　食品添加物の表示基準は，食品衛生法第19条によって規定されている．それには①食品添加物およびその製剤に関するものと，②食品に使用された食品添加物の表示に関する二通りのものがある．

　①食品添加物およびその製剤を販売する場合は，その容器包装に，ⅰ）名称（法律により定められた名称），ⅱ）食品添加物の文字，ⅲ）賞味期限または消費期限，製造所所在地，ⅳ）製造者または販売者の住所，氏名，ⅴ）着香の目的で使用されるもの以外の化学的合成

品を含む製剤にあっては製剤に含まれる成分とその重量パーセント，ⅵ）使用または保存基準の定められている食品添加物では，その基準に合う使用または保存方法を表示しなければならない．

このような表示の意味は，製造者または販売者の責任を明らかにすると同時に，消費者が食品添加物の内容を知ることができることにある．

②食品に使用された食品添加物の表示は，消費者や食品関係業者が食品を選択する場合の重要な判断の基準となることを願ったものであり，その表示方法が規定されている．

すなわち，食品添加物は原則として物質名で表示することとなっている．物質名を表示する場合，その物質の固有の名称による表示を基本とし，名称の長いものあるいは一般的ではなく理解しにくい場合は，簡略名または類別名で表示してもよい．

簡略名：炭酸水素ナトリウム　⇒重曹

L-アスコルビン酸　⇒　アスコルビン酸　あるいは　VC

類別名：ブドウ果汁色素　⇒　アントシアニン色素

また，次の8種の添加物については，消費者の選択に役立つ情報として物質名の他，用途名を併記しなければならない．

甘味料，酸化防止剤，増粘剤・安定剤・ゲル化剤・糊料，着色料，発色剤，漂白剤，防かび剤，保存料

表示例：ソルビン酸（保存料）

次の14種の添加物については，物質名を省いて使用目的を表す一括名での表示が認められている．

イーストフード，ガムベース，かんすい，苦味料，酵素，光沢剤，香料，酸味料，軟化剤，調味料，豆腐用凝固剤，乳化剤，pH調整剤，膨張剤

例えば豆乳に苦汁を加えて凝固させ豆腐をつくる場合，通常，苦汁と呼ばれる塩化マグネシウムや塩化マグネシウム含有物質あるいは硫酸カルシウムなどの食品添加物が，凝固剤として単独，またはこれらを配合して使い分けされているが，このような場合は豆腐用凝固剤または凝固剤として表示してよいことになっている．

（4）表示の免除

食品加工に使用した食品添加物は必ず表示しなければならないが，以下に示すものについては表示しなくともよいことになっている．

❶加工助剤の場合

加工助剤とは，食品加工の際に添加されるが，①最終食品として包装する前に食品から除去されるもの，②食品中に通常存在する成分に変化して，食品中に天然に存在するその成分量を有意に増加させないもの，③最終食品中にごくわずかなレベルでしか存在せず，その食品になんら影響を及ぼさないもの，のいずれかに該当する場合である．

具体例として，①の場合は，油脂の製造に用いられた抽出溶剤のヘキサンの場合であり，ヘキサンは蒸留によって除去され，市販の食用油中に残留することはない，などである．

❷栄養強化のための食品添加物

栄養強化の目的で使用されるビタミン類，ミネラル類，アミノ酸類については表示が免除される．

しかし，同じ添加物でも，栄養強化の目的以外で使用する場合，例えば，ビタミンCやE を酸化防止の目的で使用する場合は「酸化防止剤（ビタミンC）」のように表示する必要がある．

❸キャリーオーバー

キャリーオーバーとは，①原材料に対して食品添加物の使用が認められており，②その量が原材料に許可されている最大量を超えず，③食品が原材料よりもち越された量より多く，その食品添加物を含まず，④もち越されたその量が，食品中で効果を発揮する必要量より有意に少ない場合である．これらの条件に該当する具体例として，ビールの原料であるコーンスターチ，ホップなどに亜硫酸塩が漂白剤として使用されていても，煮沸工程で除去あるいは減量され，ビール中で漂白剤としての効果がないなどである．

❹包装表示面積

容器包装の表示可能な面積が $30 \, cm^2$ 以下で表示が困難な場合（ただし，保存方法，消費期限又は賞味期限，アレルゲン，L-フェニルアラニン化合物を含む旨は省略不可）．

❺非包装食品のばら売り

販売員が量り売りをするなど，非包装加工食品の店頭販売（ばら売り）の場合（ただし，かんきつ類などに使われる防カビ剤については使用に関する表示を行うよう指導されている）．

2　食品添加物の安全性評価

食品添加物には，食品の保存，栄養の強化，品質の改良など数々の有用性がある．しかし，その安全性については，過去に起こったヒ素で汚染された調製粉乳事故，水俣病，カネミ油症などの原因物質がすべて化学物質であり，また食品添加物も化学物質であることから，ともすれば同一と考え，食品添加物は有害であると単純な考えで，極端な結論に結びつけてしまわれがちである．

現在，新たに食品添加物を指定する場合，もっとも重視されるのが毒性試験であり，また指定後の食品添加物についても毒性の再点検は，最新の評価方法によってしばしば実証されている．

食品添加物のみならず，医薬品，農薬など化学物質の安全性に関する試験については，一般に次のような方法がある．

1 化学物質の安全性に関する試験

化学物質の安全性に関する試験には次の①〜⑪のような試験がある．

①28日間反復投与毒性試験，②90日間反復投与毒性試験，③1年間反復投与毒性試験，④繁殖試験，⑤催奇形性試験，⑥発がん性試験，⑦1年間反復投与毒性/発がん性併合試験，⑧抗原性試験，⑨変異原性試験，⑩一般薬理試験，⑪体内動態試験．

（1）28日，90日および1年間反復投与毒性試験

それぞれの期間，繰り返し投与したときの影響を調べる．いずれもげっ歯類（主にラットを使う）を用い，被験物を飼料または飲料水に加え，その濃度は確実中毒量，最小中毒量，無毒性量の少なくとも3段階の投与群を設け，同時に無添加対照群も含め，計4群について

試験を行う.

　食品添加物はそれ自体が非常に毒性の低い物質なので, 50%致死量（LD_{50}；median lethal dose）を算出すること自体意味がない場合も少なくないので, 反復投与して試験を行う. 飼育期間中は飼料摂取量, 体重, 一般状態を観察する. 飼育期間終了後は解剖して臓器重量, 病理解剖所見, 血液学的検査, 血清生化学的検査などを行う.

　28日間反復投与毒性試験は期間としては短いので, 1年間反復投与毒性試験の予備試験, 90日間反復投与毒性試験は発がん性試験および1年間反復投与毒性/発がん性併合試験などの予備試験として実施する.

（2）次世代試験

　繁殖試験, 催奇形性試験とも次世代に対する影響を調べることが目的で, 通常, ラットを用いて実施する.

　繁殖試験は摂取した場合, 生殖腺機能, 受胎, 分娩, 哺育, 離乳および出産後の新生仔の生育に及ぼす影響, 催奇形性試験は妊娠動物およびその胎仔の外形や骨格に異常がないかどうかを調べる.

（3）発がん性試験

　一生涯にわたって動物に被験物を投与し, がんの発生の有無を試験する. 実験動物によっては発がんに差異があることも考慮し, 1つの試験で判定することは適切でないとされている. 通常, 試験にはラット, マウス, ハムスターが用いられる.

（4）変異原性試験

　変異原性は発がん性と高い相関があること, 発がん性試験は期間が長くかかることなどの理由から, 発がん物質を検索するためのスクリーニングテストとして利用されている.

　変異原性試験は, アミノ酸のヒスチジンがないと増殖することができないサルモネラ属菌の特定変異株を用い実施する. 試料に変異原性があると菌が突然変異を起こしヒスチジンの合成能力を回復し, ヒスチジンがない培地でも増殖できるようになることを利用したもので, Ames らが開発したことから, エームステストといわれている. このほか, 動物の培養細胞を用いる染色体異常試験などがある.

（5）1年間反復投与毒性/発がん性併合試験

　1年間反復投与毒性と同時に発がん性があるかを調べる.

（6）抗原性試験

　アレルギー反応を起こさないかどうか, 抗原性（アレルギー原性）を調べる.

（7）一般薬理試験

　中枢神経系や自律神経系に及ぼす影響, 消化酵素の活性を阻害し, 実験動物の成長を妨げる能力があるかどうかを調べる.

（8）体内動態試験

　体内に摂取された被験物が生体内でどのような変化を受けるか, 体内での吸収, 分布, 排泄などを調べる.

②1日摂取許容量

　以上に示した食品添加物の安全性評価方法は, 元来, 化学的合成品である食品添加物につ

いて定められたものであるが，既存添加物にも応用され，安全性の確保が図られている．

以上のような諸項目を勘案して毒性の評価を行うが，動物実験の結果をそのまま人間にあてはめることは妥当ではないので，動物実験によって得られた毒性の現れない無毒性量（NOAEL），あるいは何ら生体への作用が現れない無作用量（NOEL）に，安全係数として，動物とヒトの差が 1/10，個人間の差を 1/10 として考え，つごう 1/100 を乗じた値を 1 日摂取許容量（ADI）として表す．すなわち，

　　ADI　＝ NOAEL あるいは NOEL　×　1/100

1 日摂取許容量はヒトが食品添加物を一生涯毎日摂取し続けてもなんら影響の現れない量で，mg/kg/日（kg はヒトの体重）として表される．

なお，無毒性量の 1/100 を食品添加物の許容量とする考え，すなわち 100 倍の安全率をみて考えていることは，けっして緩やかな値ではないが，より確実性を考えるならば，食品添加物の摂取量はこの 1 日摂取許容量を超えないことが望ましいといえる．

なお，FAO/WHO 合同食品添加物専門家会議（JECFA）では，食品添加物の安全性評価を行い，その安全性は国際的にも評価されている．

③ ヒトの食品添加物摂取量

日常の食生活で食品添加物をどの程度摂取しているかを把握しておくことは，安全性の評価のうえからも重要である．

そこで，より現実的な摂取量を知るために，食品中に含まれる保存料や甘味料，着色料等の食品添加物を化学的に実測することが，昭和 51（1976）年より厚生労働省により実施されている．その結果，ほとんどの食品添加物の摂取量は ADI の 1% 以下であることが判明しており，食品添加物によるヒトへの影響はないと考えられる．しかし，食品添加物は使用しないですむのであれば使用しないほうがよく，また，いかに有用性があっても，使用量は必要最小限にとどめることが原則である．

3 主な食品添加物の種類と用途

① 栄養強化剤

食品を製造加工・保存する場合，失われる栄養素を補充するための添加物である．

使用基準のあるもの（巻末付表 7，230 頁参照）

亜セレン酸ナトリウム，グルコン酸亜鉛，硫酸亜鉛，デュナリエラカロテン，ニンジンカロテン，パーム油カロテン，β-カロテン，グルコン酸第一鉄，L-システイン塩酸塩，クエン酸カルシウムなどのカルシウム化合物，銅塩類およびニコチン酸ならびにそのアミド，トコフェロール酢酸エステル，ビオチンなど

使用基準のないもの

ビタミン類（L-アスコルビン酸およびその塩類，エルゴカルシフェロール，ジベンゾイルチアミン，パントテン酸ナトリウム，ビタミン A 脂肪酸エステル，ピリドキシン塩酸塩，メチルヘスペリジン，リボフラビンなど），ミネラル（塩化第二鉄などの鉄塩，リン酸水素マグネシウム），アミノ酸（L-グルタミン酸など）

使用基準のある亜鉛塩類などの多くのものは，母乳代替食品，離乳食品，保健機能食品，パン，天然果汁などにミネラル類を補充するために使用される．

使用基準のないビタミン類では，例えば米を精白する際に失われるビタミン B_1 を補充するために，白米炊飯時にジベンゾイルチアミンを含浸させた強化米を加えることにより，その不足を補う目的で使用される．

なお，栄養強化剤のなかでも，グルコン酸第一鉄は色調調整剤，リボフラビンは着色料など，このほか品質改良剤，乳化剤，調味料，膨張剤，豆腐用凝固剤，イーストフード，ガムベース，酸化防止剤として複数の働きがあるものもある．

② 甘 味 料

甘味物質には，砂糖，ブドウ糖，果糖など多くのものが知られているが，これらはいずれもカロリー源となること，あるいは発酵性があることなどの理由から，糖質の摂取が制限される場合や，齲歯予防の目的で人工甘味料が利用されている．

使用基準のあるもの（巻末付表7，230頁参照）

アセスルファムカリウム，グリチルリチン酸二ナトリウム，サッカリン，サッカリンカルシウム，サッカリンナトリウム，スクラロース

使用基準のないもの

アスパルテーム，キシリトール，D-ソルビトール，ネオテーム，アドバンテーム

（1）サッカリンナトリウム

サッカリンは水に溶けにくいことから，サッカリンナトリウムが広く使用される．

無色〜白色の結晶で，空気中で徐々に風化する．天然にはまったく存在しない化学的合成品であり，多くの国々で認められている．ショ糖の約500倍の甘味がある．

通常の食品加工では安定であるが，水溶液を加熱していると徐々に分解し，苦味を呈するようになる．とくに有機酸が存在すると分解が促進される．

食品以外では，日本薬局方にも収載され，糖質を与えることが適当でない患者の甘味料として用いられる．また，練り歯みがきの甘味料としても使用される．

（2）グリチルリチン酸二ナトリウム

白色〜淡黄色の粉末で，水によく溶け，ショ糖の200倍の持続性のある甘味を有している．

しょう油やみその塩なれ，こくづけ，風味などに使用される．

なお，グリチルリチン酸は甘草の成分である．

（3）アスパルテーム

アスパルテームはアミノ酸のフェニルアラニンとアスパラギン酸が結合したジペプチドをメチルエステルとしたもので，白色の結晶性粉末，水に溶け，ショ糖の200倍の甘味がある．苦味，くせが少なく，ショ糖に似た甘味がある．サッカリンなどの甘味料に比べ，熱や水溶液の pH の影響を受けやすく，高温で加熱する料理には不向きである．

（4）D-ソルビトール

6価のアルコールで白色の顆粒，粉末または結晶性粉末，清涼な甘味を有し，水に溶けやすい．ブドウ糖を還元して合成されるが，天然には果物中に1〜10％程度，海藻中に10％程度含まれ，また動物界にも存在している．摂取すればエネルギー源となる．

　ソルビトールは，保湿作用があり，食品に上品な甘味とこくを与え，乾燥や湿りすぎを防止し，さらにきめを細かくする作用がある．

　本品には使用基準がなく，また毒性がきわめて低いこともあって，練り歯みがきの甘味料などにも使用され，また日本薬局方にも収載されている．

（5）アセスルファムカリウム

　アセスルファムカリウムはアセスルファム K と表示されることもある．1967 年にドイツ人化学者カール・クラウスにより偶然発見された．平成 12（2000）年に食品添加物として指定され，甘味度は砂糖の 200 倍，甘さの質も砂糖に類似し，加工の際の安定性も高いことが知られている．清涼飲用水，菓子類，漬け物などに使用される．

（6）スクラロース

　昭和 51（1976）年にイギリスでショ糖を基に開発された．平成 11（1999）年に食品添加

天然に存在する添加物

　食品添加物は，化学的につくられたもの，すなわち化学的合成品である．例えば保存料の安息香酸は，日常われわれが食べている野菜のなかに普遍的に存在している．この天然の安息香酸と食品添加物の安息香酸は，まったく同一物である．したがって添加物の安息香酸を避けても野菜を食べれば安息香酸を摂取することになるので，避ける意味がない．そして世界中どこの国でも，植物から得た天然の安息香酸を食品添加物として使用しているところはない．

　次に，天然に存在する添加物の例をあげてみよう．

　香料の大部分は植物に含まれている．例えばバニリンはバニラ豆の臭気成分バニリンで，これは化学的に合成ができ，天然のバニリンよりも安いため，多くの食品に使用されている．同じく薄荷に含まれる芳香成分メントールも合成が可能になり，合成メントールが多く使用されている．現在は化学が進歩したおかげで多くの食品がどのような化学物質でできているかほとんどが判明している．例えば焙煎したコーヒーの揮発成分は 800 種類余り．イチゴの臭気成分はエステル，酸，アルコール類，カルボニル化合物など 300 種類以上．乳では酸類，アルデヒド類，ケトン・ラクトン類，硫黄化合物が臭気成分である．保存料の安息香酸は，穀類をはじめとして多くの食品に含まれる．発色剤の硝酸塩，亜硝酸塩は野菜類に多く，食肉製品の添加量よりもはるかに多く含まれている．また，殺菌料の過酸化水素，着色料の β-カロテン，漂白料の亜硫酸など多くのものが天然にも存在している．なお，添加物ではない

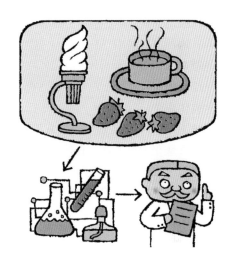

がプラスチック溶出物として一時問題となったホルムアルデヒドも，食品中に存在している．

　逆にまったく天然に存在しない人間が合成した添加物もある．1 例をあげるとサッカリンがある．サッカリンはもともと甘味料として開発されたものではなく，1879 年 Fahlberg によって偶然に発見されたものである．

　添加物の起源となったものは天然物を出発点としたものが多く，天然物中の有効成分を研究開発されて見出されたものがかなりある．

　添加物のみならず食品は化学物質からできていることをよく理解することが大切である．

物として指定された．砂糖に近い甘みをもち，熱に対する安定性も優れ，砂糖の600倍の甘味度をもつ．清涼飲料水，デザート，ドレッシングなどに使用されている．

（7）天然由来の甘味料（既存添加物）

L-アラビノースのほか，11品目のものが指定されている．代表的なものとしてよく使用されるステビア抽出物およびステビア末などがある．ステビア抽出物はキク科ステビア（*Stevia rebaudiana* HEMSL）の葉より水抽出，精製して得られたもので，甘味成分はステビオサイドおよびレバウディオサイドであり，甘味度はショ糖の250〜350倍である．白色〜淡黄色粉末，顆粒で，水によく溶ける．

炭酸飲料，冷菓，菓子，漬け物，佃煮，ノンカロリー食品などに0.002〜0.5%程度添加される．

③ 殺 菌 料

殺菌料は細菌類を殺滅する作用のある化学的合成品である．

使用基準のあるもの（巻末付表7，234頁参照）

亜塩素酸水，亜塩素酸ナトリウム，オクタン酸，過酢酸，過酢酸製剤，過酸化水素，次亜塩素酸水（強酸性次亜塩素酸水，弱酸性次亜塩素酸水，微酸性次亜塩素酸水），次亜塩素酸ナトリウム，次亜臭素酸水，1-ヒドロキシエチリデン-1,1-ジホスホン酸，二炭酸ジメチル

使用基準のないもの

高度サラシ粉（現在ほとんど使用されていない）

（1）過酸化水素

過酸化水素の30〜35%水溶液である．無色透明の液体で臭気がないか，わずかに臭気を有する．強力な酸化力があり，直接皮膚に触れると表面に白斑を生じ，痛みを感ずる．

通常，使用する場合は1〜3%程度に希釈し，器具などの洗浄，殺菌，脱臭に用いられる．

対象食品の規定はないが，最終食品の完成前に分解または除去することが使用基準に定められている．

（2）次亜塩素酸ナトリウム

次亜塩素酸ナトリウムは無色または淡黄緑色の液体で，塩素の臭気を有する．空気中で徐々に分解し不安定なことから，有効塩素を4%以上含むという規定がある．

強力な酸化力を有することから，飲料水，野菜および果実，乳製品製造を始め，各種食品の製造加工工程において，装置，器具の消毒殺菌に50〜100 ppmの濃度で使用されるが，十分に水洗しないと塩素が残ることがある．なお本品には，ゴマに使用してはならない旨の制限がある．

④ 酸化防止剤

食品の変質は，微生物などによる腐敗などのほかに，空気中の酸素による食品の褐変や油脂の酸化変質（酸敗）がある．

これらの変化には，いずれも酸素が関与しているが，使用基準の定められているもののなかで，エチレンジアミン四酢酸塩およびクエン酸イソプロピルを除く他の酸化防止剤はいずれも還元性があり，これによって酸化を防止している．

すなわち，その原理は食品中の易酸化物質よりも<u>酸化防止剤</u>自身が先に酸化され，効果を発揮することにある．現在，指定されている酸化防止剤には水溶性と脂溶性がある．

　使用基準のあるもの（巻末付表7，235頁参照）

　亜硫酸水素アンモニウム水，亜硫酸ナトリウム，次亜硫酸ナトリウム，二酸化硫黄，ピロ亜硫酸カリウム＆ナトリウム，エチレンジアミン四酢酸カルシウム二ナトリウム，エチレンジアミン四酢酸二ナトリウム，エリソルビン酸＆ナトリウム，グアヤク脂，クエン酸イソプロピル，L-システイン塩酸塩，ジブチルヒドロキシトルエン，dl-αトコフェロール，ブチルヒドロキシアニソール，没食子酸プロピルなど

　使用基準のないもの

　L-アスコルビン酸，L-アスコルビン酸ステアリン酸エステル，L-アスコルビン酸パルミチン酸エステル，L-アスコルビン酸ナトリウム

（1）エリソルビン酸およびそのナトリウム塩

　白色または帯黄白色の結晶または結晶性粉末で，無臭，酸味があり，水に溶ける．L-アスコルビン酸の立体異性体で強い還元性があるが，エリソルビン酸の作用はL-アスコルビン酸の1/20にすぎない．

　毒性は弱く，食品の褐変防止，酒類の混濁防止，風味低下防止などの目的で広く使用される．

（2）エチレンジアミン四酢酸二ナトリウム

　白〜類白色の結晶性粉末，無臭で水に溶け，天然には存在しない．一般的にはEDTA・Na_2と略称される．EDTAは金属イオンと結合し錯塩を形成するキレート剤で，酸化を促進する金属を封鎖することにより効果を発揮する．缶・びん詰食品に対して使用が認められている．

　なお，エチレンジアミン四酢酸カルシウム二ナトリウムも指定されており，缶・びん詰清涼飲料水に対して使用が認められている．

　EDTAは，食品，化粧品関係などのほか，広く工業用にも使用されている．

（3）ジブチルヒドロキシトルエン

　BHTともいわれ，無色の結晶，または白色の結晶性粉末または塊で，無味，無臭である．

　油脂に溶けやすく，水に溶けず，天然には存在しない．光および熱に対しても安定であり，加熱加工を施しても効力は低下しない．

　フェノール性水酸基を有し，ブチルヒドロキシアニソールとともに代表的な油脂用の酸化防止剤である．

（4）ブチルヒドロキシアニソール

　BHAともいわれ，無色またはわずかに褐色を帯びた結晶，塊，または白色の結晶性粉末で，わずかに石油様の臭気と刺激性の味がある．水にはほとんど溶けない．油脂類に溶けやすく，BHTと同様フェノール性水酸基を有している．熱にはかなり安定であるが，長時間光にさらすと着色する．天然には存在しない合成品である．

　BHTと同様な食品に対して使用が認められているが，チューインガムには許可されていない．

　以上の脂溶性酸化防止剤のほかに，dl-α-トコフェロール（ビタミンE），没食子酸プロピル，グアヤク脂などが指定されているが，これらはいずれもフェノール性水酸基を有する化

合物である. dl-α-トコフェロール以外のものはあまり使用されていない. なお, 還元性を有する亜硫酸塩類, 二酸化硫黄も指定されている.

⑤ 増粘剤 （安定剤, ゲル化剤または糊料）

食品に加えることにより, 滑らかさや粘り気を与える添加物で, 安定剤, ゲル化剤または糊料ともいわれる. 小麦粉中のグルテン, 海藻のアルギン酸などもこの性質をもっている.

増粘剤には使用基準のあるものとないものがあるが, 使用基準のあるものには対象食品の指定はなく, 使用量の制限がある.

使用基準のあるもの

アルギン酸プロピレングリコールエステル, カルボキシメチルカルシウム, カルボキシメチルナトリウム, デンプングリコール酸ナトリウム, メチルセルロース, ポリアクリル酸ナトリウム, ポリビニルピロリドン

使用基準のないもの

アルギン酸ナトリウムなど

（1） カルボキシメチルセルロースナトリウムおよびカルシウム

CMCともいわれ, 白～類白色の粉末または繊維状の物質で, 無臭である. アルコールなど有機溶媒には溶けないが, 水を吸収して膨潤する. ケチャップ, ジャム, ピーナッツバター, 濃厚ソース, 菓子類に, 粘性付与と増粘の目的で使用され, アイスクリーム, シャーベットなどに乳化安定の目的でそれぞれ使用される.

毒性は弱く, 食品に対し2.0%以下の添加が認められているが, ほかの増粘剤と併用する場合は, 全体の増粘剤の使用量は食品の2.0%以下でなければならない.

本品は食品のみならず, いわゆる化学のりとして家庭用品にも使用される.

⑥ 着 色 料

食品の色は自然のままであることが望ましいが, 天然の色は不安定であり, 食品加工や貯蔵によってしだいに色調が変化し, 自然の色をそのまま保持することができない場合が多く, そのため食品の魅力を失うことがあるので, 嗜好性や食欲増進の目的で人工的に着色することが昔から行われている.

使用基準のあるもの （巻末付表7, 238頁参照）

β-アポ-8-カロナール, β-カロテン, 三二酸化鉄, 食用赤色2号, 同3号, 同40号, 同102号, 同104号, 同105号, 同106号, 食用黄色4号, 同5号, 食用緑色3号, 食用青色1号, 同2号の12色の合成タール色素およびそれらのアルミニウムレーキ, 二酸化チタン, 水溶性アナトー, 鉄クロロフィリンナトリウム, 銅クロロフィリンナトリウムおよび銅クロロフィル等

使用基準のないもの

リボフラビンなど

このほか化学的合成品以外の着色料として, ウコン色素, 金, 銀などが, また, 一般に食品として飲食に供される物であって添加物としても使用される赤キャベツ色素ほか多数が指定されている. なお, 三二酸化鉄はバナナの果柄部分および赤こんにゃく （滋賀県近江八幡

特産品）に限って使用が許可されている．また，二酸化チタンは主にホワイトチョコレート，ホワイトチーズ，砂糖菓子に使用される．

　食品に使用される着色料の濃度は，マニキュアあるいは口紅などの着色料の使用濃度に比べ，はるかに低濃度である．また，単独使用の場合と2品目以上を混合した，いわゆる調色した形でも使用される．

（1）β-カロテン

　カロテンは天然に広く存在し，とくに植物界，例えばニンジン，トウガラシ，ミカン，カボチャ，アンズなどの黄色果実，緑葉，黄色の花など，動物界では，卵黄，体脂，乳，血液などに含まれている．葉緑素とともに動物の呼吸作用に重要な役割を果たし，プロビタミンAとして動物の成長を促進する．

　以前は，ニンジンなどカロテンを含有する天然物からの抽出法によってつくられていたが，この方法では純度のよいものは得られず，現在は，工業的に合成された高純度のものが使用されるようになった．

　β-カロテンは，赤紫～暗赤色の結晶または結晶性粉末で，わずかに特異な臭いと味がある．

　水には不溶で，油脂，有機溶媒に溶ける．酸には酸素が共存すると分解し，とくに温度が加わると分解が促進される．このような性質から，保存基準が定められており，「遮光した密封容器に入れ，空気を窒素ガスで置換して保存しなければならない」とある．

　脂溶性の色素であるから，マーガリン，ラード，チーズ，食用油，菓子類などに使用される．なおβ-カロテンは栄養強化剤としても指定されている．

（2）食用色素とアルミニウムレーキ

　食用赤色2号のように食用と名称があるものは，いわゆる合成タール色素あるいは酸性タール色素と称されるもので，その原料が石油から得られる芳香族炭化水素であり，酸性を示すことから，このように呼ばれるようになった化学合成色素である．これらは水溶性でそのまま食品の着色に使用されるが，粉末食品などの着色には色素を分散させる必要があるためアルミニウムレーキが用いられる．アルミニウムレーキとは，食用色素溶液に硫酸アルミニウムまたは塩化アルミニウムを加え沈殿させたものである．食用赤色2号，同3号，同40号，黄色4号，同5号，緑色3号，青色1号および同2号の8種がアルミニウムレーキとして指定されている．

⑦ 発 色 剤

　ハム，ソーセージなどの食肉製品，鯨肉ベーコン，魚肉ソーセージ，魚肉ハムおよびいくらなどの魚卵に使用される．ウシ，ブタなどの獣肉は新鮮なうちはヘモグロビンなどによる鮮紅色を呈しているが，しだいに空気中の酸素によって酸化されメトヘモグロビンおよびメトミオグロビンとなり，褐色を呈する．このように食肉製品などの変色を防止する添加物を発色剤という．

使用基準のあるもの（巻末付表7，242頁参照）

　亜硝酸ナトリウム，硝酸カリウム，硝酸ナトリウム

（1）亜硝酸ナトリウム

　亜硝酸ナトリウムは，白～淡黄色の結晶性粉末または粒状もしくは棒状の塊であるが，食

肉に添加することにより存在するリン酸または加工中に生じた乳酸などにより，還元されて酸化窒素を生じ，これがミオグロビンと結合してニトロソミオグロビンとなり，発色し食肉製品の色を安定化する働きがある．

しかし，亜硝酸化合物を摂取すると血管拡張とメトヘモグロビン形成が起こり，血液の酸素運搬能力を低下させるので使用基準がある．また，亜硝酸は反応性に富み，食品成分の二級アミンと酸性下で反応し，発がん物質のニトロソ化合物を生成することも考えられるので，いくら，すじこ，たらこのような魚卵に対する添加量は 0.005 g/kg と，厳しい基準となっている．

亜硝酸は発色の目的以外に，ボツリヌス菌の生育抑制，食肉製品に特有な香味の発生を促進する働きがある．

発色剤としては，硝酸カリウム，硝酸ナトリウムなどの硝酸塩も指定されているが，食品に添加した場合，これらがバクテリアの作用によって亜硝酸塩に還元されることを利用したものである．なお，輸入コンビーフ缶詰などには，ほとんど発色剤が使用されている．

⑧漂　白　剤

漂白剤は食品中の有色物質を化学的に分解し，無色の物質とし，嗜好性を向上させるために使用する添加物であり，亜硫酸塩類のような還元剤と亜塩素酸ナトリウムのような酸化剤がある．

いずれも使用基準がある．

使用基準のあるもの（巻末付表 7，242 頁参照）

亜塩素酸ナトリウム，亜硫酸ナトリウム，次亜硫酸ナトリウム，二酸化硫黄，ピロ亜硫酸カリウム，ピロ亜硫酸ナトリウム

使用基準のないもの

高度サラシ粉

（1）二酸化硫黄および亜硫酸塩類

二酸化硫黄は無水亜硫酸のことで，無色で刺激性の気体である．その塩類としては亜硫酸ナトリウム，次亜硫酸ナトリウム，ピロ亜硫酸カリウム，ピロ亜硫酸ナトリウムが指定されている．亜硫酸塩類は無～白色の結晶または粉末で，水に溶けやすく強い還元性があり，しだいに酸化，分解され，硫酸となるか，あるいは亜硫酸となって揮散する．

使用基準は，いずれも二酸化硫黄としての残存量である．

あんずやかんぴょう，干しがきのような食品は空気中で次第にその成分が酸化され変色するので，硫黄を燃焼させて生じた二酸化硫黄ガスで変色を防止している．なお，市販のかんぴょうは製造，販売，そして消費者が入手するまでに亜硫酸は減少し，そして調理前に水洗することによって溶出し，さらに調味料を加えて加熱することにより，亜硫酸量はさらに著しく減少する．また，食品に使用された亜硫酸はしだいに遊離型より結合型に変化する．

なお亜硫酸塩類，二酸化硫黄は保存料，酸化防止剤の効果も認められることから，これらにも指定されている．

（2）亜塩素酸ナトリウム

白色の粉末で，臭気がないかまたはわずかに臭気を有し，水に溶けやすい．水溶液はアル

カリ性を呈し比較的安定であるが，酸性では亜塩素酸を遊離し，さらに二酸化塩素に分解する．本品の漂白作用は，二酸化塩素中の原子状酸素によるといわれている．

　かずのこの調味加工品，かんきつ類果皮，さくらんぼ，生食用野菜類および卵類，ふき，ぶどう，ももに対して使用が認められているが，最終食品の完成前に分解または除去することとなっている．

⑨ 防カビ剤

　防カビ剤は，かんきつ類の運搬，貯蔵中のカビの発生を防ぐ添加物である．国内のかんきつ類にはほとんど使用されないが，わが国のレモンやバナナなどのかんきつ類や果実類の多くは輸入される．出荷する諸外国では輸送や貯蔵中のカビの発生を防ぐため，収穫後に農薬を使用する．その農薬をポストハーベスト農薬という．しかし，わが国では，収穫後の農産物に農薬を散布することを認めていない．そのため，これらを食品添加物「防カビ剤」として使用基準を設けて指定している．

　使用基準のあるもの（巻末付表7，243頁参照）

　アゾキシストロビン，イマザリル，オルトフェニルフェノール，同ナトリウム，ジフェニル，ジフェノコナゾール，チアベンダゾール，ピリメタニル，フルジオキソニル，プロピコナゾール

（1）ジフェニル

　淡黄色ないし無色の結晶で刺激臭がある．水に溶けない．昇華性があることからグレープフルーツ，レモン，オレンジ類の貯蔵，または運搬に用いる容器の中に入れる紙片に浸潤させて使用される場合に限って許可される．近年，検出例はみられない．

（2）オルトフェニルフェノールおよびそのナトリウム塩

　白色ないし淡黄色の粉末で，特異な臭気がある．本品は水に溶けないが，オルトフェニルフェノールナトリウムは水に溶ける．両者ともかんきつ類に対して使用が認められている．通常 OPP と略称される．

　以上のほか，イマザリルはみかんを除くかんきつ類およびバナナに対して，チアベンダゾールはかんきつ類，バナナに対して，フルジオキソニルおよびアゾキシストロビンは，キウイ，かんきつ類など10種の果物に対して，ピリメタニルはあんず，西洋なし，マルメロなどに使用基準がある．このほか，アゾキシストロビン，イマザリル，チアベンダゾール，ピリメタニル，フルジオキソニルなどがある．

　防カビ剤は，国内産の果物に対して使用されることはほとんどない．輸入果物から微量検出されることがある．また，近年割りばしから防カビ剤オルトフェニルフェノールおよび漂白剤の残留が確認され，暫定的限度値が定められた．

⑩ 保存料

　食品の保存あるいは防腐のために使用される化学物質である．その作用は微生物を増殖させないという働きがある．殺菌作用はなく静菌作用である．保存料が微生物の発育だけを阻害して毒性が弱く，食品成分によって効果が低下せず，使用法が容易といえば理想的であるが，少なくとも微生物の発育阻害を起こすことは，ヒトに対しても若干の毒性があることが

考えられるので，食品の使用には使用基準が定められている，なお，国によっては亜硫酸塩類を保存料として指定しているところがあり，わが国でも漂白剤の二酸化硫黄およびその塩類が保存料として指定されている．

使用基準のあるもの（巻末付表7，245頁参照）

亜硫酸水素アンモニウム水，亜硫酸ナトリウム，次亜硫酸ナトリウム，二酸化硫黄，ピロ亜硫酸カリウム＆ナトリウム，安息香酸，安息香酸ナトリウム，ソルビン酸，ソルビン酸カリウム＆カルシウム，デヒドロ酢酸ナトリウム，ナイシン，パラオキシ安息香酸イソブチル，同イソプロピル，同エチル，同ブチル，同プロピル，プロピオン酸，プロピオン酸カルシウム＆ナトリウム

（1）安息香酸およびそのナトリウム塩

光沢のある針状結晶で，無色で，わずかにベンツアルデヒド（杏仁）のような臭気がある．

水には溶けにくく，熱湯にやや溶け，アルコールに溶けやすい．天然には初め安息香（ツツジ目エゴノキ科）から発見されたためこの名があるが，多くの植物中にも存在している．

安息香酸のような保存料の効果は，食品のpHによって著しい影響を受け，そのpHが低いほど効果が大きい．これは溶液中ではある一定の割合で解離し，非解離分子と解離分子と

COLUMN **気体の食品添加物**

食品添加物の大部分が固体のため，気体（ガス）が指定されていることはあまり気づかないが，水素，窒素，二酸化炭素，アンモニアは食品添加物として指定されている．

これらのガスは，いずれも鋼鉄製容器（ボンベ）に高圧ガスとして充填され，充填ガス名，ボンベ固有の番号，容積，重量，耐圧試験圧力，最高充填圧力が刻印されている．充填ガスの識別のため，ガスの種別にボンベの色が決められている．

次に，気体食品添加物の用途，性質などを紹介しておこう．

水素（赤色ボンベ）：製造用剤として，植物油，魚油に含まれる不飽和脂肪酸を飽和脂肪酸（固体脂肪，硬化油）とする場合に添加される．

水素はすべての気体の中でもっとも軽く，15℃で水100 mlに対し1.9 mlしか溶けない．引火性が強く，燃えて水となる．

昔は縁日でゴム風船を膨らませるための赤色ボンベを見かけたが，人の多い場所で使用することは危険である．

また，飛行船にはかつて浮揚のために大量の水素が使用されたが，1937年，ドイツのツェッペリン飛行船ヒンデンブルク号が大爆発を起こし，大惨事となった（現在では，直接の発火原因は船体外皮に使用された酸化鉄・アルミニウム混合塗料であるという説が有力になりつつある）．現在，都会を飛行している宣伝用の小型飛行船やアドバルーンには不燃性のヘリウムガス（ねずみ色ボンベ）が使用されているが，ヘリウムは世界的に産出量が少なく，高価である．

窒素（ねずみ色ボンベ）：品質保持剤，製造用剤として指定されている．不活性のため酸化されやすい缶入り粉乳，その他，酸化により劣化しやすい容器包装食品に，栄養成分保護のため封入されている．このほか，食品凍結用冷媒としても用いられている．

二酸化炭素（液化炭酸ガスとして緑色ボンベに充填）：製造用剤，pH調整剤，酸味料として指定されている．冷却して固体となったドライアイスは保冷用に使用される．飲食店でよく見かける緑色ボンベは，ビール樽からの生ビールの押し出し用に使用される．

水溶液中に存在する炭酸はきわめて弱い無機酸で，刺激性のある酸味を呈し，爽快味があることから，清涼飲料水に利用される．

なお，食品添加物ではないが，病院などで見かける黒色ボンベは酸素吸入用，見かけることは少ないが黄色ボンベは塩素である．

なって存在し，食品のpHを低くすることにより非解離分子の量が増加するので，抗菌力が増大する．すなわち，安息香酸のような酸型保存料の抗菌力の主体が溶液内の非解離分子であるということである．

このようなことから，安息香酸の場合，微生物の発育を阻止する最適のpHは2.5～4.0であり，その使用に際しては食品の風味に悪影響を与えないように，適当な酸を加え，pHを低く調整することが必要である．

（2）ソルビン酸およびそのカリウム，カルシウム塩

天然にはナナカマドの中にパラソルビン酸となって存在する．無色の針状結晶，または白色の結晶性粉末で，ほとんど無臭．空気中に長く放置すると吸湿し，また酸化分解して着色する．水に溶けやすい．

ソルビン酸は，保存料のなかでも毒性が弱く，世界各国で使用されている．わが国における食品添加物の摂取量調査の結果では，もっとも摂取量が多い．これは，加工食品の保存料としてよく使用されているということであろう．

（3）デヒドロ酢酸ナトリウム

天然には存在せず，まったくの合成品である．白色の結晶性粉末で，ほとんど無臭，水に溶けやすい．光，熱に対して比較的安定である．

チーズ，バター，マーガリンに対して使用が認められているが，あまり使用されていない．また，世界各国でもあまり認められていない．

（4）パラオキシ安息香酸エステル類

エステル類として使用が認められているものは，パラオキシ安息香酸イソブチル，パラオキシ安息香酸イソプロピル，パラオキシ安息香酸エチル，パラオキシ安息香酸ブチルおよびパラオキシ安息香酸プロピルの5種類である．

いずれも無色の結晶または白色の結晶性粉末で，無味無臭，いずれも水に溶けにくい．

パラオキシ安息香酸エステルは，パラベンとも略称され，医薬品，化粧品，紙製のお手ふきなどにも使用されることがある．

（5）プロピオン酸およびそのカルシウム，ナトリウム塩

いずれも白色の結晶，顆粒または粉末で，無臭か，わずかに特異臭があり，水によく溶ける．

本品は，いずれも酸性でプロピオン酸を遊離し，効果を発揮する．毒性は弱く，カビに有効であることから，チーズ，パン，洋菓子に対して使用が認められている．

なお，天然には微生物の代謝産物として生成され，発酵食品さらにはみそ，しょう油の香気および呈味成分として存在している．このほか，ナイシンが食肉製品，チーズ，ソース類，洋菓子，卵加工品，穀類およびでんぷんを主原料とする洋菓子に対して使用が認められている．

以上，主要な食品添加物について記述したが，これらのほかに，イーストフード，ガムベース，香料，固結防止剤，小麦粉処理剤，色調調整剤，消泡剤，製造用剤，チューインガム軟化剤，調味料，豆腐用凝固剤，乳化剤，発酵調整剤，被膜剤，表面処理剤，品質改良剤，品質保持剤，噴射剤（プロペラント），防虫剤，膨張剤，保水乳化安定剤，離型剤，かんすい，結着剤，酸味料，醸造用剤，pH調整剤などがある．

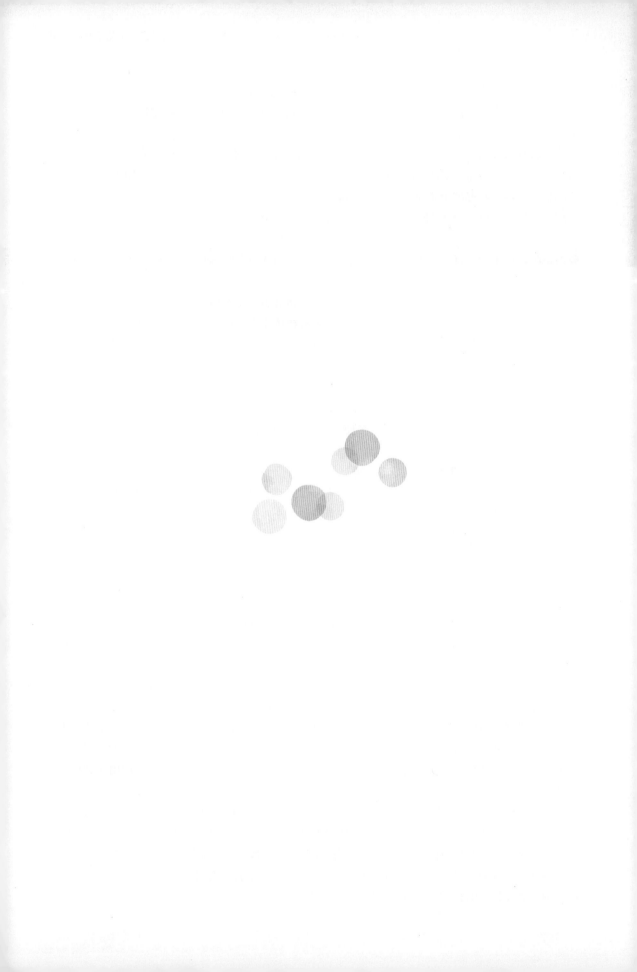

第 9 章

食品の器具・容器包装と台所用洗浄剤

1 食品の器具・容器包装

　食品衛生法では第 4 条で「この法律で食品衛生とは，食品，添加物，器具及び容器包装を対象とする飲食に関する衛生をいう」と規定し，器具・容器包装を食品衛生三本柱の一つとして位置づけている．器具・容器包装は，食品に直接触れることから，器具・容器包装に含まれる有害な化学物質が食品に移行し，ヒトの健康を損なうことがないように規制されている．具体的には，「食品，添加物等の規格基準」の中に「器具若しくは容器包装又はこれらの原材料一般の規格」（表 9-1）および「器具若しくは容器包装又はこれらの原材料の材質別規格」が定められ，原料の未反応物，添加剤や重金属不純物などによる食品汚染が生じることがないように規制されている．

　器具・容器包装の規制は，国が規格基準を定めた物質についてのみ規制されるネガティブリスト制度で安全性の確保がなされてきた．しかし，平成 30（2018）年 6 月に食品衛生法が

表9-1　器具もしくは容器包装またはこれらの原材料の一般の規格

原材料	種類	規格
一般	器具・容器包装	着色料：化学的合成品にあっては，食品衛生法施行規則別表第 1 掲載品目（ただし，着色料が溶出または浸出する恐れのない場合は除く）
金属	器具	器具は，銅もしくは鉛またはこれらの合金が削り取られる恐れのある構造であってはならない
	メッキ用スズ	食品に接触する部分に使用するメッキ用スズは，鉛を 0.1％を超えて含有してはならない
	器具，容器包装の製造または修理に用いる金属	鉛を 0.1％を超えてまたはアンチモンを 5％以上含む金属であってはならない
	器具，容器包装の製造または修理に用いるハンダ	鉛を 0.2％を超えて含有してはならない
	電流を直接食品に通ずる装置を有する器具の電極	鉄，アルミニウム，白金およびチタンに限る．ただし，食品を流れる電流が微量である場合にあっては，ステンレスを使用できる
ポリ塩化ビニル*	油脂または脂肪性食品を含有する食品に接触する器具，容器包装	フタル酸ビス（2-エチルヘキシル）を用いてはならない．ただし，溶出または浸出して食品に混和する恐れのないように加工されている場合は除く

*　2020 年 6 月に削除

食品用器具・容器包装にポジティブリスト制度導入される

器具・容器包装の規制は，国が規格基準を定めた物質についてのみ規制されるネガティブリスト制度で安全性の確保がなされてきた．しかし，ネガティブリスト制度では欧米等で使用が禁止されている物質であっても，個別に規格基準を定めない限り，直ちに規制することができない．そこで，器具・容器包装に対しても国際的整合性を踏まえた規制が必要となったため，平成30（2018）年6月に食品衛生法が改正され，食品用器具・容器包装について，安全性を評価して安全性が担保された物質でなければ使用できない仕組みであるポジティブリスト制度が導入された．公布の日から起算して2年が経過した令和2（2020）年6月に施行されている．

国際整合的な食品用器具・容器包装の衛生規制の整備

〇食品用器具・容器包装の安全性や規制の国際整合性の確保のため，規格が定まっていない原材料を使用した器具・容器包装の販売等の禁止等を行い，安全が担保されたもののみ使用できることとする．

改正前	改正後（ポジティブリスト制度）
〇原則使用を認めた上で，使用を制限する物質を定める．海外で使用が禁止されている物質であっても，規格基準を定めない限り，直ちに規制はできない．	〇原則使用を禁止した上で，使用を認める物質を定め，安全が担保されたもののみ使用できる． ＊当面は合成樹脂を対象

改正され，食品用器具・容器包装について，安全性を評価して安全性が担保された物質でなければ使用できない仕組みであるポジティブリスト制度が導入され，令和2（2020）年6月から施行された．今回の食品衛生法改正による「器具・容器包装のポジティブリスト制度」導入では，コラムに示したように当面は合成樹脂を対象とすることとされている．

ここにいう器具とは，茶碗や皿などの飲食器具をはじめ調理用，製造加工用，あるいは運搬，貯蔵，陳列用に至るまでのものを指し，また容器包装とは，食品用カップ類，トレー，びん，缶，ラップ類など，多種類に及んでいる．これらの器具，容器包装に用いる原材料は，かつては木，紙，陶磁器などの天然素材が用いられてきたが，今日では価格の安い合成樹脂がもっとも汎用されている．

以下に器具，容器包装に用いられている主な素材と，これらの原材料別に食品衛生上の諸点について取り上げ，さらに乳幼児が口に接触することにより，健康障害を起こす恐れのある「おもちゃ」について述べる（第3章「5 食品添加物・器具および容器包装・おもちゃ・洗浄剤の規格・基準」20頁参照）.

1 合成樹脂（プラスチック）

器具・容器包装の原材料としてプラスチック（plastics）はなくてはならない存在である．広辞苑によるとプラスチックは，「可塑性物質，とくに合成樹脂またはその製品」とされており，一般にプラスチックと合成樹脂は，ほぼ同様な意味で使用されている．すなわち，ポリマー（重合体）に添加剤等を加えたもの，およびそれを原料として成形加工した製品あるい

表9-2	食品関係の主なプラスチックの種類・耐熱性・用途		

	種類（JIS略語）	耐熱性（約）	食品関係への主用途
熱硬化性樹脂	フェノール樹脂（PF）	150℃	弁当箱，漆器の素地材（製品への着色困難）ほか
	尿素樹脂 （ユリア樹脂）（UF）	100℃	お盆，茶たく，漆器の素地材（製品は着色可能），食器ほか
	メラミン樹脂（MF）	110〜130℃	食器，盆，はしほか
熱可塑性樹脂	ポリエチレン（PE）	70〜100℃	ラップフィルム，ざる，容器ほか
	ポリプロピレン（PP）	100〜140℃	レトルト食品，食器，水筒ほか
	ポリ塩化ビニリデン（PVC）	130〜150℃	ラップフィルムほか
	ポリ塩化ビニル（PVDC）	60〜70℃	ラップフィルム，卵のパックほか
	ポリスチレン （スチロール樹脂）（PS）	70〜90℃	卵のパック，ストロー，まな板，乳酸菌飲料用ボトルほか
	ポリアミド（ナイロン）（PA）	130℃	冷凍食品，レトルト食品
	ポリエチレンテレフタレート （ポリエステル樹脂）（PET）	200℃	各種清涼飲料水用ボトル，レトルト食品ほか

COLUMN　植物由来プラスチック，ポリ乳酸とは

　植物由来プラスチックとして知られているポリ乳酸は，平成19（2007）年に器具，容器包装の個別規格に加えられ，従来の石油由来プラスチックの代替材料として注目を浴びている．ポリ乳酸は安全性が高く，耐久性にも優れていることから，国内では，野菜や果物等の袋や容器，惣菜や弁当用のトレー，菓子類の包装などにすでに使用されている．また，農業用のシートフィルムや医療用具などにも使われている．ポリ乳酸は，トウモロコシやサトウキビなどの植物から得られたでん粉を酵素でグルコースにし，それを乳酸発酵して得られた乳酸を重合させたものである．従来のプラスチックは，環境中ではほとんど分解しない．しかし，ポリ乳酸は環境中の水分により加水分解を受け低分子化され，微生物などにより最終的には二酸化炭素と水にまで分解される．こうした性質をもつ生分解性プラスチックのなかでも，ポリ乳酸はもっとも研究・実用化が進んでいる高分子である．家庭や工場などで廃棄されるゴミの多くを占めるプラスチック製容器包装は，埋め立て処分では分解しない．また，焼却処分すると，毒性の強いダイオキシンなどが生成し，その処分が大きな問題であった．

は製品に近いものを合成樹脂またはプラスチックと呼んでいる．なお，可塑性とは外力を取り去っても歪みが残り，変形する性質であり，熱や圧力によって成形できる性質をいう．プラスチックは，その性質により熱可塑性樹脂（加熱により軟化し，冷却すれば硬化する樹脂）と熱硬化性樹脂（加熱により硬化し，一度硬化すると再加熱しても軟化しない樹脂）に大別される．各種の食品用器具，容器包装に用いられている主なプラスチックの種類やそれぞれの耐熱性，食品関係への用途などについては，**表9-2**に示したとおりである．

　合成樹脂には，有害性のある未反応の原料モノマーや，安定剤，可塑剤などの添加剤が含まれている．したがって，合成樹脂製の器具，容器包装には，これらの化学物質の材質中濃度や溶出濃度が定められている．また，プラスチック関連物質のなかで，ノニルフェノール，

オクチルフェノールなどのアルキルフェノール類，ビスフェノール A，フタル酸エステル，さらにスチレンなどが内分泌かく乱化学物質として大きく問題視された．

　例えば，プラスチックなどに柔軟性を与え，加工を容易にするために可塑剤として使用されるフタル酸エステル類についても，内分泌かく乱作用問題から，2002 年にはフタル酸ビス（2-エチルヘキシル）（DEHP）を含有するポリ塩化ビニル樹脂は，油脂または脂肪性食品を含有する食品への使用が禁止された．しかし，ポジティブリスト制度の施行に伴い，プラスチック製品に使用可能な原材料はリスト化されることから，DEHP を含有するポリ塩化ビニルについて，油脂または脂肪性食品を含有する食品への使用規制は削除された（表 9-1）．なお，DEHP については，ポジティブリスト制度において，「油脂及び脂肪性食品に接触する部分には使用してはならない」と規定された．これにより，ポリ塩化ビニルだけではなく，プラスチック全般に対して油性食品に接触する部分への使用が禁止されたことになる．

② 金　　属

　紀元前 3000 年頃に金属製品として青銅器が人類史上最初に用いられたとされる．現在では，器具・容器包装に用いられている金属素材としては，鉄，ステンレス，アルミニウム，銅などがある．主に金属缶として汎用されており，ヒ素，カドミウム，鉛などの溶出量が規制されている．

（1）鉄，ステンレス

　鉄は建築，土木，機械類から器具・容器包装まで，幅広く利用されており，その生産量は金属のなかでも大部分を占めている．鉄は，ニッケル，クロム，モリブデン，チタンなどを加えることにより，さびにくくなり，耐蝕性，耐熱性などの性質も向上する．ステンレスはその代表的なものである．

　ステンレスは，鉄に約 12％のクロムを含んだ合金で，スプーンなどに利用されている．また，鉄をスズメッキしたブリキは金属缶として汎用されている．昭和 38（1963）年，列車の乗客が，缶ジュースを飲んで嘔吐，下痢，腹痛などを訴えた食中毒事件が起こっている．この原因は，缶内容物の pH や硝酸イオンなどの影響によりスズが内容物中に溶出して起こったとされている．以後，製造用水中の硝酸イオン濃度を低くすることなどでスズ中毒の発生はみられなくなった．なお，現在，果実缶詰などでは開缶後速やかにほかの容器に移し替えることの表示がなされている．

（2）アルミニウム

　近年，アルミニウムが器具・容器包装材として多用されているが，これは，金属光沢を有し，さびにくく，軽量で，ほかの金属よりも低毒性であるなどの性質による．単独に，あるいは合金として，または内面をプラスチックなどの皮膜で処理したものが食品用に利用されている．また，アルミホイルは，0.2〜0.05 mm の厚さにまで圧延してつくられたもので，容器，包装材として汎用されている．

③ セラミックス製品（ガラス，陶磁器，ホウロウ製品）

　セラミックスとは，狭義では陶磁器をさすが，広義ではガラス，ホウロウ製品を含めてセラミックス製品と呼んでいる．ガラス製品は，コップ，グラス，皿などの食器や耐熱性ガラ

スの鍋に用いられている.

　陶磁器では,絵付けを行ったもの,なかでもカドミウム,鉛,銅,またはクロムなどの金属を含む顔料を多く用いた食器類のうち,高温で焼成(1,300〜1,500℃)したものは鉛,カドミウムなどの溶出はほとんどみられないが,低温で焼成(1,000℃以下)したものからは溶出の恐れがある.

　ホウロウ製品は,金属の表面にガラス質の特殊ガラス(釉薬)を薄く塗り,800℃前後で焼成したものである.ホウロウ製品は金属のもつ強度と,ガラスのもつ耐蝕性を兼ね備えたものである.なお,陶磁器およびホウロウ製品は,絵付けに用いられる有害性金属の溶出が問題となる.

④木製品,紙製品

　木製品は,しゃもじ,せいろ,まな板などに,紙製品は食品の包装材として古くから用いられてきた.木,紙製品は断熱効果に優れており,廃棄物問題も少ない.しかし,紙製品は殺菌剤,漂白剤などの化学物質による処理や印刷着色料などの化学物質の溶出問題がある.一方,木製品においても防腐剤,防カビ剤などによる処理が行われている場合があることから,それら化学物質の溶出に対して注意が必要である.

⑤ゴ　ム

　ゴムとは,特有な弾性をもつ物質の総称で,天然ゴムはゴムの木の分泌する乳液(ラテックス)から得られる固形物で,合成ゴムはイソプレンやそれに類似の物質を重合したものである.

　ゴム製の器具または容器包装とは,基ポリマー中のゴムの含有率が50%以上のものをいう.ゴムは,食品関係のものとして,かっぽう用具,ゴム手袋,さらに哺乳器具などがある.ゴムは,各種の製品をつくるのに必要な添加剤,架橋剤,架橋促進剤,酸化防止剤などを添加している.したがって,添加剤や添加剤に含まれる不純物が食品に移行する恐れがある.このことから,材質試験としてカドミウムや鉛など,溶出試験としてフェノール,ホルムアルデヒド,亜鉛,重金属などが規制されている.

⑥おもちゃ

　おもちゃは,乳幼児がなめたりすることにより化学物質が溶出する恐れがあることから,食品衛生法第68条において,食品,添加物及び器具,容器包装の規定を準用することにより安全性を確保している.

　おもちゃの主な素材には紙,木,竹,革,ゴム,セルロイド,合成樹脂,金属または陶製のものが使用されている.また副素材には塗料,接着剤,着色剤,安定剤などがある.とくに木製,金属製玩具には塗料が用いられており,塗料からの化学物質の溶出が懸念されている.

　米国で景品の鉛合金製メダルを飲み込んだ幼児の鉛中毒による死亡事故があった.また,おもちゃには鉛やカドミウムを含んだ着色料が使用されることも少なくない.このことから平成20(2008)年におもちゃ塗膜中の鉛,カドミウム,ヒ素について,また乳幼児が飲み込

む恐れのある金属製アクセサリー玩具中の鉛について規制強化が行われた.

乳幼児が接触することを本質とするおもちゃとして,下記のものがある.

①紙または布製のもの:うつし絵,折り紙,カード類,人形,動物玩具,粘土など.

②ゴム,合成樹脂性のもの:がらがら,おしゃぶり,歯がため,風船,ボールなど.

③合成樹脂:ままごと玩具,アクセサリー玩具,知育玩具,ミニカー,音のでるものなど.

④金属製のアクセサリー玩具

これらの原材料の規格やおもちゃの製造基準,溶出試験などが,乳幼児の安全性確保のために定められている.

2. 台所用洗浄剤

洗剤は,衣類や食器,人の体や機械などの洗浄を目的としたもので,親水基と疎水基(親油基)をもち,水に溶けにくい汚れを包み込んで水などの溶媒中に分散させる効果がある.野菜,果物あるいは飲食器の洗浄に用いられる台所用洗浄剤は,食品や食器類に付着する可能性があることから,食品衛生上の規制対象となっている.食品衛生法第13条に基づき,用途が「野菜・果物」の洗浄剤には,成分規格および使用基準が,また用途が「飲食器」のものについては,使用基準(すすぎの基準)が定められている.

洗浄剤の有効成分は,高級脂肪酸塩(通常の石けん)やアルキルベンゼンスルホン酸塩などのアニオン系界面活性剤,ポリオキシエチレンアルキルエーテルなどの非イオン系界面活性剤などに分類される.現在,台所用洗浄剤の主流となっている中性洗剤は,水に溶解した場合,ほぼ中性付近にあるので,その名がついている.なお,かつて汎用されていたアルキルフェノール系は,内分泌かく乱作用や生分解性の問題から,洗浄剤には使われなくなっている.

1 洗浄剤の分類と成分

台所用として用いられている洗浄剤の有効成分は,天然系の高級脂肪酸塩(通常の石けん)や合成洗剤であるアルキルベンゼンスルホン酸塩などのアニオン系界面活性剤,ポリオキシエチレンアルキルエーテルなどの非イオン系界面活性剤などに分類される.

(1)高級脂肪酸塩(石けん)

動・植物性の油脂(ヤシ油,パーム油など)から製造され,主な成分はラウリン酸,パルミチン酸,ステアリン酸,オレイン酸などのナトリウム塩,カリウム塩である.

(2)合成洗剤

合成洗剤は,第一次世界大戦中,ドイツで脂肪酸ナトリウム塩,すなわち石けんの製造原料である動・植物性油脂の欠乏から,石けん製造が困難となって開発されたものであり,その後,世界各国で広く利用されるようになった.合成洗剤の利点は,石けんと比較して,軟水,硬水を選ばず,また水温にも関係なく使用でき,しかも洗浄力,浸透性などは石けんと比較して高い性能を有している点である.

❶直鎖アルキルベンゼンスルホン酸ナトリウム（Linear AlkylbenzeneSulfonate；LAS）

　代表的なものとしてドデシルベンゼンスルホン酸ナトリウムがある．かつては，合成洗剤の界面活性剤として，分枝鎖型アルキルベンゼンスルホン酸ナトリウム（ABS）が使われていたが，魚毒性，河川が泡だらけになるなど著しい環境問題が問題になったので分解性の高いLASが使われるようになった．

❷非イオン界面活性剤（ノニオン界面活性剤）

　親水部が非電解質，つまりイオン化しない親水性部分をもつもので，ショ糖脂肪酸エステル，ソルビタン脂肪酸エステル，ポリオキシエチレンアルキルエーテル，ポリオキシエチレン脂肪酸エステルなどに分類される．

② 台所用洗浄剤の成分規格と使用基準

　台所用洗浄剤の成分規格は，下記のように「食品，添加物等の規格基準」に定められている．

・ヒ素：0.05 ppm（As_2O_3として）以下
・重金属：1 ppm（Pbとして）以下
・メタノール：$1 \mu L/g$以下
・液性：pHは非脂肪酸系6.0〜8.0，脂肪酸系6.0〜10.5
・酵素，漂白剤は含有しないこと
・香料は食品添加物として指定されている香料を，また着色料は食品添加物として指定されている着色料のほか，インダントレンブルーRS，パテントブルーV，ウールグリーンBS，キノリンイエローの4種類以外の合成着色料を含んではならない．

　使用基準は，実際の使用濃度を界面活性剤として，非脂肪酸系0.1％以下，脂肪酸系0.5％以下となっている．また，洗浄剤の使用に際しては，野菜，果実などの洗浄では，洗浄剤溶液中に5分間以上浸漬しないこととし，すすぎは流水の場合30秒間以上かけて十分にすすぐ．また飲食器については，溶液で洗浄後5秒間以上流水で十分すすぐ．ため水を用いる場合には，水をかえて2回以上すすがなければならないなど，安全性を考慮しての使用基準がきめ細かく定められている．

③ 洗浄効果

　食品には，カビや細菌などの付着や残留農薬などの汚染が懸念される．また，調理や食事の際に使用される種々の器具や容器に関しては，当然のことながら清潔が要求される．このような意味から，調理に使用する種々の食品および飲食器の洗浄は不可欠である．

　これらの洗浄には，水のみを使用する場合と台所用洗浄剤を併用する場合があるが，例えば，油脂類のように水に不溶のもの，あるいは葉菜類のようにひだが深く，しわが細かいものにあっては，水洗いだけで汚れを落とすよりは，洗浄剤を併用するほうが汚れの除去率は高い．

　このようなことから，従来より微生物，残留農薬などに対する台所用洗浄剤による除去効果について，種々の研究報告がされている．例えば，東京都の報告によると，市販のリンゴ，イチゴ，トマトなどに残留する殺虫剤由来の銅，および有機リン系殺虫剤マラチオンの除去

についての調査の結果では，水洗いのみよりも洗浄剤を使用するほうが約2倍の除去効果があるとされ，さらに手でこすり洗いすることで，約82%除去されることが認められている．

　また，食器，調理器具などの汚染に対する洗浄剤使用による場合の洗浄効果は，水洗いのみよりも高いことが認められている．さらに汚染されたふきんについての洗浄効果は，水洗いのみよりも洗浄剤使用の場合のほうが除菌率の高いことが証明されている．

④ 食品飲食器具などへの残留性と推定摂取量

　野菜約220g，果物，イモ類約200gを，それぞれ0.05%LASの洗浄液3L中に，使用基準によって浸漬し，流水で洗浄した後の野菜中の残留量は2〜25ppm，果物，イモ類では約2ppmである．また，茶わん，皿などの食器類を50枚使用して，使用基準による洗浄を行った結果，残留量は0.01〜0.03mgとされ，これらの残留量から試算された洗剤の推定摂取量は体重1kg当たり1日0.14mgであるとされている．

⑤ 安　全　性

　現在使用されている台所用洗浄剤は，発がん性，催奇形性，変異原性，繁殖性異常などの毒性はなく，蓄積性もないとされている．安全性については，食品衛生調査会（現薬事・食品衛生審議会）においても審議され，また国内外においても各種の界面活性剤について，動物による毒性実験が実施されている．それによると，台所用として多用されている洗浄剤のマウスの経口投与での急性毒性（LD_{50}）は，次のとおりである．

　LAS（直鎖アルキルベンゼンスルホン酸ナトリウム）1,500〜2,000mg/kg.

　AES（アルキルエーテル硫酸塩）900mg/kg.

　AOS（α-オレフィンスルホン酸塩）1,000〜2,000mg/kg.

　また，LASのTDI（耐容1日摂取量）は，3mg/kg/日であるとされている．上記の洗剤の推定摂取量である0.14mg/kg/日と比べると，約20倍の安全性があることになる．

　台所用洗浄剤は，使用基準を守って使用するかぎり，安全性についてはとくに問題はないと考えられる．しかし，過去に取り扱いの不注意により，誤飲による食中毒を発生したことがあるので，その取り扱いには十分な注意が必要である．

COLUMN　合成洗剤を使い過ぎないように

合成洗剤分枝鎖型アルキルベンゼルスルホン酸ナトリウム（ABS）は油脂資源の乏しいドイツでコールタールの成分から開発され，その後米国の石油化学技術によって石油の成分からの大量生産が可能となった．わが国では昭和25（1950）年米国からABSが紹介され，シャンプーなどに利用されるようになり，次々と他種類の洗剤が開発され，昭和31（1956）年にはABSを利用した台所用洗剤が市販された．

当時は農作物中の残留農薬，寄生虫卵，核実験に伴う放射性降下物，さらには食生活における油脂使用量の増加に伴う食器類の油汚れなど，従来用いられていたクレンザーでは解決できない問題があったが，洗浄力の強い台所用洗剤の出現で，これらの除去に優れた効果を示すことにより，次第に家庭に利用されるようになった．しかし，一方で生活排水による河川の発泡，洗浄効果を上げるために洗剤に加えられたリンによる富栄養化，さらに洗剤を使用したことによる手荒れなどの問題が起こった．

手荒れの問題は，洗剤の使用によって手の皮脂が脱脂されるからで，この場合は水でも温水でもさらに石けんを使用しても大なり小なり手荒れが起こるということで，合成洗剤だけの問題ではない．脱脂力が強力であるということは，逆にそれだけ汚れが落ちるということである．したがって少しでも

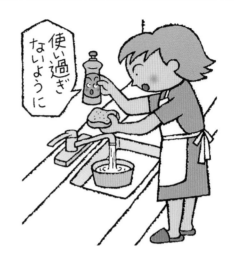

手荒れを防ぐためには油脂や汚れた部分を紙で除いてから薄めた洗剤で洗浄することが必要で，洗剤を使い過ぎないようにすることが大切である．そして，手荒れのひどい場合は，家事の終ったあととクリームなどで皮膚を保護することである．

なお，現在はヤシ油を分解して得られる脂肪酸を原料とした台所用洗剤が主流を占め，昔の洗剤よりは手荒れの問題は改善している．

第10章

食品衛生対策

　飲食に起因する健康障害を防止するためには，食品の生産，製造から最終的にヒトが摂取するまでのすべての段階において，食品の安全性，健全性を確保する必要がある．

　この目的を達成するために食品衛生法および食品安全基本法を制定し，これに基づいて食品などの製造や加工，あるいは保存基準，それに成分規格などを定めるとともに，食品衛生監視員制度，営業の許可制度，製品検査制度，食品衛生管理者設置，食中毒の届出など種々の規定を設けて，衛生上の危害防止の対策が講じられている．

　このように，食品衛生対策は多岐にわたるので，本章では，他章との重複を避けて，食品関係の施設・設備と従業員の衛生対策を中心に述べる．

1. HACCPによる食品の衛生管理

　食品工場が安全で健全，かつ良質の食品を生産するためには，自主検査や品質管理は欠くことのできない製造管理システムである．そこで，自主衛生管理方式として平成7（1995）年に食品衛生法の一部が改正され，総合衛生管理製造過程という表現でHACCPが導入されるようになった．

　そして，平成30（2018）年の食品衛生法の一部改正により，原則すべての食品関連業者にHACPPの導入を義務づけることとなった（詳細は厚生労働省HP参照）．

　HACCPシステムとは，HAのHazard Analysis（食品の危害分析）と，CCPのCritical Control Point（重要管理点）を組み合わせたもので，Hazard Analysis Critical Control Point System の略称で，日本では食品の危害分析重要管理点（管理または監視）方式と訳されている．すなわち，食品の原料の生産から始まり，製造，加工，保存，流通を経て，最終消費者の手に渡るまでの各段階で発生する恐れのある生物学的・化学的・物理学的危害の潜在箇所を重要な管理点として認定し，その危害を制御できる重要な管理点を監視することにより，食品の安全性と品質を確保するための計画的な監視方式を立てることである．

　危害は，ヒトの健康に有害な生物学的・化学的・物理学的危害の3つに大別される．

　これらのさまざまな危害を食品の製造工程のなかで，どのような危害はどこで制御できるかを見極め，制御のための重要管理点をできるだけ頻繁に監視し，そのデータを記録として取っておく方法がHACCPである．

　なお，国際標準化機構（ISO）は，「食品安全性マネジメントシステム要求事項」として

表10-1	HACCP の 7 原則・12 手順
手順 1	HACCP のチーム編成
手順 2	製品・原材料の明確化
手順 3	用途・対象消費者の確認
手順 4	製造工程一覧図の作成
手順 5	製造工程一覧図の現場確認
手順 6 （原則 1）	危害要因分析の実施
手順 7 （原則 2）	重要管理点（CCP）の設定
手順 8 （原則 3）	管理基準の設定
手順 9 （原則 4）	CCP の監視方法の設定
手順 10 （原則 5）	改善措置の設定
手順 11 （原則 6）	検証方法の設定
手順 12 （原則 7）	記録の保管管理

HACCP を基本とした国際規格を作成している.

1 HACCP に関する 7 原則・12 手順 （表 10-1）

HACCP の実施には，チームを編成して 7 原則・12 手順に沿って進める.

手順 1：HACCP チームの編成

HACCP プラン作成およびその衛生管理実施を担う専門家チームを編成する.

手順 2：製品・原材料の明確化

製品（食品）の種類，原材料・使用食品添加物など，衛生に関する内容を明確にする.

手順 3：用途・対象消費者の確認

製品（食品）はいつ，だれが，どこで，どのようにして食べるのか，それらの使用用途を明確にする.

手順 4：製造工程一覧図の作成

原材料の受け入れから製品（食品）の出荷までの製造工程図，施設設備の構造・製品（食品）の移動経路などを記載した施設の図，機械や器具の性能・作業の手順など製造上の衛生管理項目を記載した標準作業書を作成する.

手順 5：製造工程一覧図の現場確認

製造工程一覧図に関し，実際の作業現場において内容が一致しているかを確認する.

手順 6（原則 1）：危害要因分析の実施

食品の生産から，加工，調理，貯蔵，輸送，消費の各段階で発生する恐れのある危害を明らかにし，その発生の可能性について解析し，さらに制御するための対策を確立しておくことである.

手順 7（原則 2）：重要管理点（CCP）の設定

確認された危害の除去，または発生の可能性を最小限に抑えるために必要な重要管理点（CCP）を決定する. 原則 1 で認定した危害を制御する重要な管理点のことで，塩蔵品であれば食塩濃度が，熱処理される食品では温度と時間がそれぞれの CCP である. そのほか pH，Aw，冷蔵温度，粘度，使用水の水質，従業員の検便，手指の衛生状態，再加熱条件などであ

る.

　このCCPの数は，できるだけ必要不可欠なものにしぼり込むほうが，実施上管理が徹底する. 具体的には，その製品の製造工程図を作成し，その中に危害を抑制するためのCCPを位置づけていく方法がわかりやすく，かつ徹底しやすい.

手順8（原則3）：管理基準の設定

　確認されたCCPが適正に管理されていることを確認するため，適合しなければならない管理基準を定めておく. すなわち，危害の発生を防止するためにCCPの管理基準を設け，常にその範囲内に収まっているかどうかを監視していく.

　例えば，熱処理の場合の限界では，有害微生物が殺滅される温度と時間が，また，冷蔵保存温度では有害微生物が発育してくる温度がそれぞれの管理基準となる.

手順9（原則4）：CCPの監視方法の設定

　CCPの管理状態を監視するための計画的な測定，または観察のシステム化を確立しておく. すなわち，CCPが適正に機能しており，その管理基準を逸脱していないかどうかを頻繁に，あるいは各種計器類を用いて連続的に監視する.

手順10（原則5）：改善措置の設定

　監視により管理基準から逸脱したときに取るべき改善措置をあらかじめ定めておく. 例えば停電などでラインが停止した場合，その製品の安全性が保証できることが判明したのちに出荷するなどの改善措置を定めておき，記録に残しておく.

手順11（原則6）：検証方法の設定

　HACCPシステムが，正しく実施されているかどうかを確認するための検証方法（生物学的・化学的・官能的方法）を確立しておく. このなかには，センサーや計器類での定期的な精度検査と記録の必要性も含まれる.

手順12（原則7）：記録の保管管理

　HACCP計画に関わるすべての手段，および記録に関する文書保管システムを確立しておく. 例えば危害の認定，CCPの監視結果の記録にも，製品名，ロット番号，製造日時などを記入し，総括責任者の署名捺印も必要とする.

② 食品工場におけるHACCPの必要性

　食品に起因する危害は極力排除しなければならないが，現在の食材の流通は，原料，製品を含め，国際的規模で行われるようになってきている.

　一方，地球環境の汚染は進み，自然環境のもとでつくり出される原料もいろいろな化学物質や微生物で汚染されている可能性が高い.

　このような条件下で加工・製造される食品の安全性は，従来のような最終製品だけをチェックする方式では，その危害を十分に防止することが困難となってきている. そこで，危害の発生を予防する効果的な手段として，原料の受け入れから製造工程の各段階での危害防止につながる重要管理点を効率的に監視ができるHACCPシステムを，食品製造側は自主衛生管理法として活用せざるをえなくなってきた.

2　国際標準化機構（ISO）

　国際標準化機構は英語では International Organization for Standardization だが，国際的な略語としてはギリシャ語の isos（均質，均等）から ISO とされた．

　スイスのジュネーブに工業分野の標準化，国際規格を策定するためにつくられた非政府，非営利組織のことで，食品の安全マネジメントシステムとして ISO9001（食品を生産する事業者を対象とし企業組織全体の管理に適した規格：品質保証の標準を制定），ISO22000（農業を含む食品の製造，流通，小売，フードチェーンに直接，間接に関わるすべての組織が認証対象）等があり，ISO22000 は，食品安全マネジメントシステムとして，HACCP（食品の安全を確保する工程管理の仕組み）と ISO マネジメントシステム（食品を含む工業製品の品質管理を標準化する）の両者の概念を含む．日本では財団法人日本適合性認定協会などが認証を与える．この認証は，食品が安全なマネジメントのもとで製造されていることを国際的な規準によって示すことになるので，食品輸出入の条件となっていることがある．

3　食品関係の施設・設備の衛生

　衛生的でよい品質の食品を製造・加工するには，都道府県知事が，公衆衛生上の見地から定めた施設基準に適合した施設・設備でなければならない．

　つまり，施設・設備の環境，構造，広さ，区画，補修，給排水などが，公衆衛生上，必要にして最低限の要件を満たす必要がある．

　そこで，まず食品関係施設・設備を，建物の構造，食品取り扱い設備，給水および汚物処理設備に大別して，それらの整備すべき主要件について述べる．

①建物の構造
（1）構　　造

　建物は，衛生的な環境の場所に設置することが必要で，飲用に適する良質の水が豊富に得られ，かつ，排水や汚物の処理に便利で，有毒ガスや粉塵，異臭あるいは衛生害虫などの発生しにくい場所に位置することが望ましい．

　建物の広さや構造は，使用目的によってそれぞれ異なるが，作業が能率的に行える十分な広さと，それに原材料と食品類と調理機器類の相互汚染を防止するうえで，汚染作業区域と非汚染作業区域とが明確に区分されていることが大切である．

（2）天井・壁・床

　天井は塵埃や水滴が落下してこないような構造で，しかも清掃しやすく，結露しにくいような資材でつくることが必要である．

　側壁は，床などの清掃の場合に水がはねあがるので，少なくとも床の上 1 m 付近までタイルやコンクリートやステンレスなどの耐水性の材料でつくる必要がある．天井は明色なものとし，すき間なく清掃しやすい構造とする．

　床は水を使って清掃することが多いので，耐水性と堅ろう性をかねそなえたタイルやコン

クリートなどの床材を用いてつくり，そして排水溝に向かってゆるい傾斜をつけて，排水が十分に行えるようにしておく必要がある．

（3）採光・換気

作業場の衛生管理や従業員の健康管理のうえから，作業環境を適当な明るさに保つことが重要である．採光の方法としては，自然光線を十分に取り入れることができる構造であることが望ましいが，やむを得ない場合および夜間において 100 ルクス以上の明るさが得られるよう配慮する．

作業場における換気は，室内の温度や湿度の制御面からも，あるいは除菌，除臭，除塵などの作業環境の改善および製品の衛生・品質管理上からも重要で，各施設に適合した換気設備を設置することが必要である．

（4）防虫・防そ設備と駆除

ハエ，ゴキブリ，ネズミは，食品媒介感染症の病原体を作業場内に持ち込むので，これらの侵入防止のためには，窓や排水口など外部に開放する箇所は，金属網や格子などを設け，出入口のドアを自動式またはバネ式とすることが望ましい．また，ゴキブリやネズミに対しては，殺虫剤や殺そ剤などを利用して，それらの発生防止や駆除に努めるとともに，これらの有害昆虫やネズミの食餌となる食品の残りくずなどは，そのつど，速やかに処理することが大切である．

（5）周囲・周辺

作業場の周囲の環境衛生は，作業場内部の衛生保持に密接な関連があるので，作業場の周囲はコンクリートで固めるか，砕石，砂利，芝生などを敷きつめて，ほこりが舞わないようにしなければならないので，つねに周囲の清掃を心がけることが大切である．また，排水設備を整備して水が溜まったり，ごみが溜まったりしないように努める．なお，排水溝は暗渠（地下に埋設されている水路）にすることも必要である．

（6）洗浄・手洗い設備

食品業種によって，洗浄対象となる汚れの種類もさまざまで，洗浄の仕方は異なるが，いずれも原材料，作業場の設備・機器・容器および従業員の手指などの洗浄・消毒は，安全な食品を生産し，確保するうえでの基本的な重要操作の1つである．

洗浄は洗い，すすぎ，乾燥の3工程からなり，一般に調理場などの洗浄設備としては，水切りの付設された三段槽の流し場の設置が必要である．最近，作業の効率化，時間短縮のために，食器器具の自動洗浄装置を設置する施設が多くなってきている．

一方，手洗い設備は，作業場の出入口や汚染作業区域から非汚染区域への入口など，作業区域内で，とくに清潔度が要求される場所には，専用のものを設ける必要がある．その設備は，流水・温水式であって，給水栓は足踏式，腕式，下カラン式または自動式とし，石けん，爪ブラシ，逆性石けんを常備し，手洗い後，ペーパータオルまたは温風手指乾燥器を設置することが必要である．

また，食品取り扱い者の便所についても，手洗い設備は同様の形式のものを設置すべきである．

② 食品取り扱い設備

（1）食品取り扱い器具

食品取り扱い器具は，すべてが耐水性で容易に清掃のできるものであって，消毒，滅菌操作で変質したり，錆びたりせず，しかも食品に接する内面からは有毒，有害なものが溶出しないものであることが必要である．

食品取り扱い器具は，使用目的に応じて必要な数と大きさのものを準備しておく必要がある．

（2）配　　置

機械・器具の配置は，室内の清掃と衛生保持に加えて作業能率の観点から考慮して，最善の位置に置くようにしなければならない

重い機械や器具類で移動させにくいものや半固定的な設備は，側壁や隣接する設備との間隔を十分に取って，清掃が容易に行えるようにするか，間隔をなくしてその間が非衛生的にならないように工夫することが望まれる．

（3）保管設備

簡単に動かせる容器・器具類は，作業中以外は扉のある保管設備の中に保管して，ネズミ，昆虫，塵埃などの汚染を防止する．

食品戸棚などは，使用が非常に頻繁で内部が非衛生的になる恐れがあるので，内部の清掃と衛生保持にとくに注意をしなければならない．できればステンレス製の戸棚にすることが望ましい．

（4）温度計・圧力計

食品の加熱殺菌・冷蔵・冷凍は，その効率性や食品の品質保持のうえから，それらの温度，あるいは圧力を正しく知る必要がある．

冷蔵庫や冷凍庫には隔測温度計を，蒸気を使用する設備には圧力計をそれぞれ装置し，随時調節を行うようにする．また，作業場内の温度の調節は，従業員の健康管理や食品の品質管理上，重要な事項なので適当な箇所に温度計を備え，室温の調節を行うように心がける．

③ 給水・汚物処理

（1）用　　水

食品の洗浄や食品の製造設備，器具・容器などの洗浄に用いられる水は，衛生的で安全であることが絶対条件である．

したがって，水道法で規定する要件に適合する水でなければならない．

食品の製造加工用水（原料用水，製品処理用水，洗浄用水）には，井戸水や上水道が使用されている．水道水は水道法の水質基準に従って衛生管理されているので，直結方式で給水されている場合は衛生上問題はないが，受水槽と高架水槽を経由して給水されている場合は，途中で汚水が混入して細菌汚染を受けたり，水質が変化したりすることもあって必ずしも安全とはいえない．

まれに，用水中に病原微生物や有害化学物質が混入して，集団的な感染症や食中毒の発生をみることがある．

したがって，食品の製造加工用水は，必ず定期的に保健所など官公立の試験機関または指

定検査機関で水質検査を行って，水道法水質基準に適合する水であることを確認して使用する必要がある．

❶水の消毒

水道水は塩素消毒を行うことが義務づけられている．水道法施行規則によると「給水栓における水が，遊離残留塩素を 0.1 ppm（結合残留塩素の場合は 0.4 ppm）以上保持するように塩素消毒すること」と規定されている．

残留塩素は，消毒の目的で用いた塩素が一定時間後に残留している塩素のことで，遊離型と結合型があり，それぞれ遊離残留塩素，結合残留塩素と呼んでいる．

遊離残留塩素は，塩素が水に溶けて生成される次亜塩素酸（HOCl）と，次亜塩素酸イオン（OCl⁻）のことであり，結合残留塩素は次亜塩素酸と水中に存在するアンモニアと結合して生成されるクロラミンのことである．

殺菌力の強さは，次亜塩素酸，次亜塩素酸イオン，クロラミンの順である．塩素の消毒効果は，残留塩素濃度，接触時間によって左右されるほか，水温，pH，微生物の種類とその菌量などによっても影響される．

衛生的で安全な用水を確保するには，遊離残留塩素の検査を週1回以上，水質検査は6カ月に1回以上，貯水槽の掃除は年1回以上，それぞれ実施する必要がある．

水の消毒法としては，塩素による消毒のほかに，オゾンや紫外線を使用する方法がある．オゾンや紫外線による方法はともに水に異臭味をつけず，トリハロメタンを生成しないとい

⬤COLUMN 水の塩素消毒

水は人々が生活するうえで不可欠なことからその水質が重要となる．とくにかつて多数の死者が発生したコレラ，腸チフスおよび赤痢など飲料水を原因とする感染症を予防するために水道水の塩素消毒は，水道法によって義務づけられている．また，塩素消毒は水道原水の鉄，マンガン，アンモニアの除去にも役立っている．

ところが 1974 年ニューオリンズ市の水道水から動物実験で発がん性を示すクロロホルムなど 66 種類の化学物質が検出され，社会問題となった．これは分析機器の進歩によって判ったことで，直ちに人体にとって有害な量ではなかった．わが国の水道水でも調査が実施されているが，基準値を超えた例はない．

水の塩素消毒以外には，オゾンや紫外線，二酸化塩素などがある．

オゾンはカビ臭や脱色有機物質の分解などに活性炭処理と併用される．

しかし，オゾンは気体のため残留性がなく，効果が持続しない欠点がある．また，紫外線は化学物質ではないので，残留はないが，オゾン同様効果の持続性は期待できない．そして，オゾン，紫外線ともに発生に電力が必要なことから，大都会の大量の水道水の消毒には適していない．このほか，二酸化塩素もあるが毒性の点で実用はむずかしいようである．

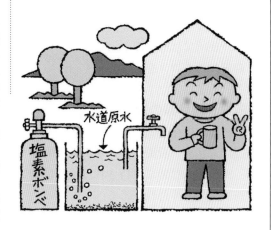

う利点があるが，オゾンの殺菌効果は持続性がなく，また，紫外線の殺菌効果は水質や水深によって変動するという欠点がある．

紫外線消毒法は，生ガキの浄化用海水の殺菌に応用されている．

❷貯水槽の衛生管理

水道水をいったん貯水槽に貯留してから給水（受水槽から圧力給水するか，または受水槽と高架水槽を経由して給水する方式）しているところでは，定期的に清掃や水質検査を行うなど普段から衛生管理に十分注意する必要がある．そのためには，受水槽や高架水槽などの給水設備やその周辺を常に清潔に保持し，汚水やネズミ，昆虫による汚染や残留塩素の消失について監視する必要がある．

（2）廃棄物容器

食品の残りくずなどは，ハエの産卵の場となり，ゴキブリやネズミの餌ともなりやすいので，速やかに蓋（ふた）つきの廃棄物容器中に投入する．

容器は作業場の内外を問わず，合成樹脂などの耐水性の材料のものでつくられ，清掃がしやすく，汚水や汚臭がもれないように密閉できるものとする．蓋の開閉は足踏み式になっているものが衛生上望ましい．

室内のものは，1日の廃棄物を十分に入れられる容量のものとし，室外のものは蓄積する量を十分見込んだ容量のものを用意しておくことが必要である．廃棄物は1日の作業の終わりに必ず室外の廃棄物容器に捨てるようにする．

廃棄物容器は，非常に汚れやすいので，常に清潔保持を心がけなければならない．廃棄物集積場は，定期的に清掃し，必要に応じて消毒薬を散布する．これらの設置場所には，洗浄のための給・排水設備が必要である．

（3）便　　所

便所は，調理場からできるだけ隔離して，作業場に影響のない位置に設置し，構造は水洗式とし，窓や出入口には適切な防虫設備を設け，出入口の扉は自動式または手を使用しなくても開閉できるように工夫する．

便所の手洗い設備は，給水栓は足踏式，腕式，下カラン式，または自動式のものとし，温水が出るようにして，石けん，爪ブラシ，逆性石けんやアルコールなどを常備する．

手洗い後，ペーパータオルを用いて手を拭くか，あるいは温風手指乾燥器で乾燥させるのがよく，決して汚れた布で拭かないようにする．

また，便所には専用の下足をおき，外衣は必ずとって使用することが大切で，そのために便所の外に外衣掛けを設けておくべきである．

4 施設・器具類の衛生管理

（1）施設の衛生管理

食品関係施設・設備が，いかに近代的で立派な優れた機能をもっていても，それが常に清潔で，衛生的な状態に保持されるように適切に衛生管理されていなければ，食中毒や経口感染症を引き起こす恐れがある．

食品は，衛生的な施設・設備での衛生的な管理のもとで取り扱われて，初めてその安全性が確保できる．衛生管理を円滑にかつ効果的に進めるためには，衛生管理体制を整備し，専

任の衛生管理者が，施設・設備の整備，調理器具・機械および容器の衛生管理，使用水の衛生管理，調理従事者の衛生管理などを計画的に行って，施設・設備の清潔保持に努める必要がある．

（2）冷凍・冷蔵庫の衛生管理

冷凍・冷蔵庫は，食品の変質防止や微生物の増殖防止面から庫内の温度管理と清潔保持が重要である．温度管理は隔測温度計を取りつけて，冷凍庫では−18℃以下，冷蔵庫では5℃以下に調節しなければならない．

庫内の温度は，扉の開閉により上昇するので，扉の開閉を必要最小限とし，食品の出し入れはまとめて速やかに行うように心がけることが大切である．

食品の収納は，冷却気流が流れやすいように食品と食品との間にすき間をもたせる．また，食品は必ずラップフィルムなどで包む，あるいは蓋つき容器に入れて保管し，食品の相互汚染と乾燥を防ぐように注意することが重要である．

冷蔵庫の保守管理としては，定期的に洗剤とアルコールまたは逆性石けん液などの消毒剤による庫内外の清掃を行うなどの管理が必要である．

（3）器具類の衛生管理

❶ま な 板

木製まな板は傷つきやすく，乾燥しにくいので，なるべく合成樹脂製のものを用いる．また，洗浄しやすい大きさのものを用途に応じて何枚も用意し，洗浄，消毒後，乾燥を十分に行って清潔な場所に保管することが大切である．

❷包　　丁

包丁の柄の部分，とくに木製の場合は汚れやすいので，洗浄，消毒，乾燥をきちんと行って清潔な場所に保管するようにする．

❸ふ き ん

常に清潔なふきんを何枚も用意しておき，適切に取り換え，そして作業別，用途別に分けて使用する．汚れたふきんは，洗浄，消毒後，乾燥を完全に行うことが大切である．また，市販の使い捨てのペーパータオルを使用すると便利である．

❹食器・容器類

食品，容器類洗浄を行うには，洗剤を入れた40℃くらいの温湯に数分間つけて置いたのち，タワシなどを用いて汚れを落とし，次に流水で十分にすすぎ洗いをして洗剤を流す．さらに80℃以上の熱湯で消毒して，十分乾燥した後食品戸棚に収納する．

最近は，食器自動洗浄機が普及し，これを使用する施設が多くなってきている．自動洗浄機は高圧の噴射水と洗剤で汚れを落としたのち，熱湯で消毒を行うものである．自動洗浄機はノズルから高圧の洗浄水を噴射して洗浄を行うので，ノズルの目詰まりは洗浄効果を低下させる．目詰まりの原因は食品由来の食品残渣，もしくは水垢なので，これらが洗浄水に混入しないようにストレーナーやノズルの洗浄が必要であり，また食品などは下洗いしてから自動洗浄機にかけるように心がけることが大切である．

4 従業員の衛生

　食品を取り扱う人は，食品衛生に関して正しい知識をもち，健康であることが必須条件で，十分な衛生教育と厳重な健康管理が必要であり，とくに検便と健康診断を定期的に受けて経口感染症や食中毒の発生防止に努めなければならない．

1 食品取り扱い者の健康

　食品取り扱い者が，赤痢菌やサルモネラなどの病原菌を保有していたり，化膿性疾患にかかっていたりすると，感染症や食中毒を起こす原因となりうるので，十分に警戒するとともに，定期的に検便を受けるなど健康状態の把握に留意する必要がある．

　下痢をしている者は，たとえ症状が軽くても，ノロウイルスや赤痢等の可能性を考えて，食品を取り扱う仕事に携わることを避けなければならない．

　また，手指に傷や化膿創あるいは水虫（汗疱状白癬）がある者は，ブドウ球菌食中毒の原因，食品の汚染源となっている事例が多いので，直接，調理業務にかかわらないのが原則である．そのほか，風邪をひいたりすると，のどや鼻にブドウ球菌が多く存在するようになるので，マスクなどをして，食品に咳やくしゃみによる唾液が付着することがないように注意しなければならない．

　いずれにしても，食品を取り扱う者は，常に健康の維持増進を図ることが重要である．

2 清潔な習慣

　清潔で衛生的な食品の取り扱いには，従業員の衛生的習慣，身体の清潔保持，正しい服装が必須条件である．

　身体のなかでもとくに手指は，直接食品に触れるだけに，その清潔はもっとも重要である．

　具体的には，爪を常に短く切って，垢がたまらないようにしておき，食品を取り扱う前と用便後は，石けんを用いてよく手を洗い，消毒する習慣を身につけることが必要である．

　手指のほか，頭髪，鼻腔，口腔，耳などにも多数の細菌が付着・汚染しているので，調理作業中は絶対に触れてはならない．

　また，食品を取り扱うときは，常に清潔な作業衣を身につけ，帽子または三角巾およびマスクを着用しなければならない．

　下処理を行う「汚染作業区域」と，調理・加工工程以降の「非汚染作業区域」で働く者の服装や履物などは区別する必要がある．「非汚染作業区域」専用の履物のまま便所に出入りしてはならない．

　そのほか，身につけてほしい習慣としては，調理作業場においては，マニキュア，指輪，腕時計，ネックレス，イヤリングなどをはずすようにすることや，場内において喫煙，飲食，放痰，更衣をしないこと，または就業前，用便後，休憩後，電話使用後，生肉・鮮魚・卵・野菜・汚れた原材料・調理器具・容器などに触れた後には必ず手洗いを行うこと，従業員の用便は専用の便所ですることなどがあげられる．

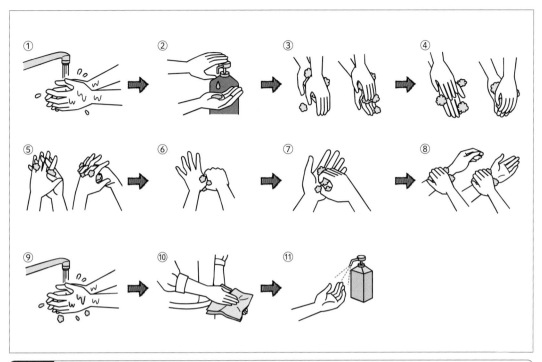

図10-1　手指の洗浄・消毒

（公益社団法人日本食品衛生協会：日食協が推奨する衛生的な手洗い—基本の手洗い手順—より改変）

（1）手指の洗浄・消毒

　食品衛生の基本は手洗いである．

　日本食品衛生協会は，衛生的な手洗いとして，基本の手洗い手順を推奨している（**図10-1**）．①流水で手を洗う，②洗浄剤を手に取る，③手のひら，指の腹面を洗う，④手の甲，指の背を洗う，⑤指の間（側面），股（付け根）を洗う，⑥親指と親指の付け根のふくらんだ部分を洗う，⑦指先を洗う，⑧手首を洗う（内側，側面，外側），⑨洗浄剤を十分な流水でよく洗い流す，⑩手を拭き乾燥させる（タオル等の共有はしないこと），⑪アルコールによる消毒（爪下，爪周辺に直接かけた後，手指全体によく擦り込む）．さらに，2度洗いが効果的である，としている．

5　洗浄と消毒

　清潔で衛生的な食品を確保するには，洗浄と消毒は欠くことのできないもので，洗浄によって，設備や機械，手指など，対象物に付着している汚れや微生物を除去し，消毒によって残留している微生物を殺滅することが必要である．洗浄は消毒効果を高めるうえで，きわめて重要な意義をもっている．

1 洗　　浄

　洗浄は，対象物の汚れを落とし，微生物の絶対量を減少させ，食品への汚れの混入や微生

物の汚染を防止するうえで重要である．洗浄の方法としては，水が基本となるが，水だけでは油脂やたんぱく質の汚れに対して洗浄力が不十分なため，いろいろな洗剤が併用される．

（1）洗剤の種類

❶界面活性剤

界面活性剤は油性の汚れ，その他あらゆる種類の汚れに低濃度で有効である．界面活性剤は，その水溶液の電解特性から，陰イオン系，陽イオン系，非イオン系，両性系に分けられる．

（a）陰イオン系（アニオン）活性剤

水溶液中で解離して，活性部分が陰イオンを形成する界面活性剤のことで，普通の石けんやアルキルベンゼン系（ABS系）活性剤（中性洗剤とも呼ばれる）などがこの類に含まれる．

石けんは強い洗浄力をもつが，酸性の汚れや酸性液中では洗浄力が減退するか，またはまったく消失する．また，硬水中では洗浄力が著しく減退する．

ABS系活性剤は強い脱脂洗浄力を有するが，低温水ではすすぎにくく，洗浄対象物の表面に残留しやすい欠点がある．

（b）陽イオン系（カチオン）活性剤

水溶液中で解離して，活性部分が陽イオンを形成する界面活性剤のことで，4級アンモニウム塩（逆性石けん）がこの類に含まれる．逆性石けんは洗浄力は弱いが，強い殺菌力を有し，手指の消毒剤として広く用いられている．

陽イオン系活性剤には，洗浄力のすぐれたものがみあたらない．

（c）非イオン系活性剤

水溶液中では解離しない界面活性剤のことで，設備・機械の洗浄に広く使用される．この洗剤は酸性の汚れや酸性液中でも強い洗浄力を示すのが特色である．

（d）両性界面活性剤

水溶液中で解離して，活性部分が陰イオンと陽イオンの両イオンを形成する界面活性剤のことで，アルキルポリアミノエチルグリシンがこの類に含まれる．両性系活性剤は，洗浄力と殺菌力を同様に発揮できることから広く使用されている．

❷アルカリ洗剤

アルカリ洗剤は，油脂類やたんぱく質に対して強い洗浄力を有し，設備・機械の洗浄に広く用いられる．アルカリ類としては，水酸化ナトリウム，炭酸ナトリウム，リン酸ナトリウムなどが主に使用されている．

水酸化ナトリウムなどの強アルカリ性洗剤は，びんの強固な有機質・無機質の汚れの除去に用いられる．

炭酸ナトリウムやリン酸ナトリウムなどの弱アルカリ洗剤は，機器や床，壁などの中程度の油脂，たんぱく質，炭水化物の汚れの洗浄に適している．

❸酸性洗剤

酸性洗剤は，乳製品工場などの製造機器に生成する乳石や乳膜の除去や，その他金属スケール，鉄さびなどの除去に使用される．

酸性洗剤としては，硝酸，塩酸，硫酸，リン酸，スルファミン酸などの無機酸のほかに，

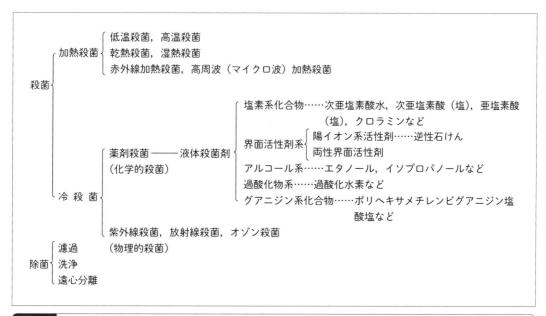

図10-2 殺菌および除菌の手段

クエン酸，グリコール酸などの有機酸も使用される．洗剤の選定にあたって，洗浄対象である汚れと，機器の材質の腐食について考慮しなければならない．

②殺　　菌

殺菌の方法は，大別して加熱殺菌と冷殺菌とに分けられ，後者はさらに薬剤殺菌，紫外線殺菌，放射線殺菌などがある（**図10-2**）．

（1）加熱殺菌

加熱殺菌は，殺菌法のうちでもっとも適用範囲が広く，現在，衛生上の見地からみてもきわめて安全性の高い方法といえる．

加熱殺菌の熱源としては，熱水，水蒸気，加圧蒸気，熱風，赤外線，高周波（マイクロ波）などがある．

食品自体を殺菌したり，機械器具，容器などの殺菌には，湿熱や乾熱を利用する方法が広く用いられている．湿熱の殺菌効果は乾熱よりもはるかに大きく，器具や容器類の殺菌には，煮沸や熱湯殺菌法が，機械設備などの消毒には蒸気殺菌法が用いられている．

食品の加熱殺菌は，適用温度により低温殺菌と高温殺菌に分けられている．低温殺菌は100℃以下で加熱する殺菌処理であり，主として食品の殺菌，とくに病原菌の殺菌のみを目的とする場合に用いられる．代表的なものに，牛乳の低温殺菌（63℃　30分間）がある．高温殺菌は100℃以上で加熱する殺菌処理であり，缶詰，レトルト食品，ロングライフ牛乳（LL牛乳）の殺菌など，微生物の完全殺菌を目的とする場合に用いられる．

（2）紫外線殺菌

波長が210～296 nmの間にある紫外線は殺菌力をもっているが，殺菌力のもっとも強い波長は254 nmのものである．

　紫外線殺菌灯による殺菌は，あらゆる菌種に有効であるといわれているが，菌種により抵抗力に差があり，一般にカビや細菌の胞子（芽胞）は強い抵抗力をもっている．

　紫外線殺菌は空気，水の殺菌，あるいは物体の表面の殺菌に応用されている．

（3）薬剤殺菌

　食品工場や食品取り扱い施設で広く利用されている殺菌剤は，塩素系化合物と逆性石けんである．そのほか，エタノール，過酸化水素，両性界面活性剤，グアニジン系化合物，ヨウ素などが使用されている．

❶塩素系化合物

　塩素系殺菌剤として，次亜塩素酸ナトリウム，次亜塩素酸水，亜塩素酸ナトリウム，高度サラシ粉，サラシ粉，クロラミンなどがあるが，なかでも次亜塩素酸ナトリウムが，現在，食品工場においてもっとも広範囲に使用されている．高度サラシ粉，亜塩素酸水，次亜塩素酸水，次亜塩素酸ナトリウム，亜塩素酸ナトリウムは食品添加物として指定されているため，食品を始め，食品製造機器，調理器具，容器の殺菌に利用されている．

　次亜塩素酸ナトリウムは，強い殺菌力を有し，細菌芽胞に対しても効果が認められる．一般的にpHが低く，酸性側で殺菌力は強く現れるが，たんぱく質などの有機物が存在すると殺菌効果は低下する．したがって，機械・器具類，容器などを処理する場合は，あらかじめよく洗浄し，汚れを除去しておく必要がある．

　塩素系殺菌剤は，鉄，ステンレス鋼，その他の金属に対して腐食性を有し，皮膚や粘膜に対して刺激性を有している．

❷逆性石けん

　別名4級アンモニウム塩あるいは陽イオン系界面活性剤ともいわれ，代表的なものに塩化ベンザルコニウムがある．

　逆性石けんは強い殺菌力を有しているが，細菌芽胞に対する効力は期待できない．無色，無臭で，毒性が低いので，食品工場や食品取り扱い施設で従業員の手指の消毒に広く用いられている．普通の石けん（陰イオン系界面活性剤）と一緒に使用すると，両者の活性部分が打ち消しあって殺菌力が消失する．また，有機物が共存しても殺菌力は急激に低下する．

❸両性界面活性剤

　この活性剤は，陰イオン系と陽イオン系の両者の性格を併有していることから，殺菌力と洗浄力をもっている．アルキルポリアミノエチルグリシンが代表的なもので，殺菌力は逆性石けんに比べて弱い．しかし，有機物が共存しても殺菌力の低下は少ないので，環境殺菌剤として食品工場で広く使用されている．

❹アルコール

　アルコールは，古くから殺菌剤として利用されており，一般的に細菌に対して強い殺菌力を有している．しかし，細菌芽胞に対してはほとんど無効である．アルコールの殺菌力は，濃度により大きく左右されるので注意を要する．

❺過酸化水素

　過酸化水素は，食品添加物殺菌料として指定され，無菌充填用の包装材料の殺菌などに使用されている．

❻グアニジン系化合物

代表的なものとして，ポリヘキサメチレンビグアニジン塩酸塩がある．一般細菌に対して強い殺菌力を有するが，細菌芽胞に対しては効力が劣る．機械・器具や室内環境の殺菌剤として広く使用されている．

③ 除　菌

除菌とは，対象物に付着あるいは混入している微生物を物理的に除去する手段である．除菌の方法としては，濾過，洗浄，遠心分離などがあるが，なかでも洗浄は食品工場や食品取り扱い施設で，日常，きわめて広く利用されている．洗浄については第9章の「2 台所用洗浄剤」において詳述しているので省略する．

洗浄に次いで汎用されている除菌法に濾過がある．これは，メンブランフィルター（ミリポアフィルター）などの特殊な濾過膜あるいはセラミック濾材を用いて，気体や液体中の微粒子を分離除去する方法である．除菌の応用は，空気の濾過，食品原料用水や製造用水の濾過，生ビールや日本酒の濾過などがある．

6 家庭における衛生管理

家庭での食中毒の発生は減少傾向にあるものの，食中毒事件全体の約10％程度の割合を占め，飲食店に次いで2番目に多く報告されている．病因物質として，以前は細菌性のものが多く報告されていたが，最近では，自然毒によるものが多く報告されている．平成29（2017）年では，自然毒によるもののほか，アニサキスを原因とする事件の報告が多かった．

家庭内の衛生管理として，自然毒によるものが多い傾向にあるが，自然毒による食中毒予防は第6章に詳述されていることから，家庭でもっとも注意すべき，食品の購入，下準備，調理，食事など各段階における微生物制御について述べる．

（1）食品の購入

品質期限表示のある食品については，表示の確認を行い期限の過ぎたものは購入しない．また生鮮食品については，新鮮なものを必要な分だけ計画的に買い，速やかに持ち帰り，すぐに冷蔵庫に保存し，汚染菌の増殖を阻止する．

（2）下 準 備

魚介類，野菜類は下処理の段階で流水を用いて十分に洗浄し除菌する．使用後のまな板，包丁，ボウルなどは洗剤とたわしを用いて流水で汚れを落とした後，熱湯処理または漂白剤で消毒し，乾燥させて保管する．

なお，台所で使用する水が井戸水の場合は，必ず水質検査を行って飲用滴の水であることを確認することが必要である．

（3）調　理

調理する人は，身体の清潔保持に努めるとともに，調理開始前，調理中，用便後，また生の魚介類，食肉，卵殻などの食品に触れた後に，他の食品や調理器具類に触れる場合は必ず手指の洗浄・消毒を励行する．

加熱して調理する食品は，十分に加熱（中心温度が75℃1分間以上，二枚貝などノロウイ

ルスに関わる食材の場合，85〜90℃，90秒以上が推奨されている）して汚染菌を殺菌することが重要である．

　調理後の食品は，できるだけ速やかに喫食する．喫食するまで時間がかかる場合は，冷蔵庫に保管し，細菌の増殖を防止する．

（4）食　　事

　喫食者は食事前に手指の洗浄を励行する．残った食品は，早く冷えるように底の浅い容器に小分けしてすぐに冷蔵庫に保管する．また残った食品を温め直すときには十分加熱することが大切である．

　このように家庭における衛生管理も基本は食品製造工程や調理施設と同じであり，汚染源対策，殺菌，増殖防止対策を実行することである．

7. 特定給食（学校・集団）における衛生管理

　特定給食施設とは，健康増進法により「特定かつ多数の者に対して，継続的に食事を供給する施設のうち栄養管理が必要なものとして厚生労働省令で定めるものをいう．（第20条第1項）」と定義されている．

　「特定給食施設」を種類別にみるとほぼ40％は「学校」であり，次いで「老人福祉・児童福祉・社会福祉・矯正施設」，「病院・介護老人保健施設」となっている．

　特定給食施設は，食数等により次の3つに分類される．

1. 指定施設：医学的な管理を必要とする者に食事を提供する施設であって，継続的に1回300食以上又は1日750食以上の食事を供給するもの又はそれ以外の管理栄養士による特別な栄養管理を必要とする特定給食施設であって，継続的に1回500食以上又は1日1,500食以上の食事を供給するものの内，都道府県知事が指定している施設．
2. 1を除く，1回300食以上又は1日750食以上の食事を供給する施設．
3. 1，2を除く，1回100食以上又は1日250食以上の食事を供給する施設．

　特定給食施設における衛生管理の目的は，喫食者に必要な栄養量および嗜好を満たすと同時に，食品衛生上安全な給食を提供し，事故を未然に防ぐことであり，給食業務全般における人，食品，施設・設備の管理体制が確立していることが重要である．そのための注意事項についての詳細は本章1〜4に記載されている．

　以下に，平成9（1997）年に厚生労働省によって示された「大量調理施設衛生管理マニュアル」（最終改正平成29（2017）年6月16日付け）に記載されている項目の一部を抜粋する．

①大量調理施設衛生管理マニュアルの要点
（1）本マニュアルの趣旨

　集団給食施設等における食中毒を予防するため，HACCPの概念に基づいて，調理過程における重要管理事項として①原材料受け入れおよび下処理段階における管理の徹底，②加熱調理食品については，中心部まで十分加熱し，ウイルスを含む食中毒菌等を死滅させる，③加熱調理後

大量調理施設衛生管理
マニュアル

の食品および非加熱調理食品の二次汚染防止の徹底，④食中毒菌が付着した場合に菌の増殖を防ぐため，原材料および調理後の温度管理を徹底することを示している．

　本マニュアルは同一メニューを 1 回 300 食以上又は 1 日 750 食以上を提供する調理施設に適用する．

（2）重要管理事項

❶原材料の受け入れ・下処理段階における管理

　原材料の情報の保管（1 年間），納入に際して調理従事者の立ち会いによる点検と記録，生鮮食品の当日仕入れ，非加熱食品（野菜・果実等）は流水（食品製造用水として用いるもの，飲用適の水）で洗浄し，必要に応じ次亜塩素酸ナトリウム等で殺菌[1]後，流水で十分すすぎ洗いを行う．また，とくに高齢者等抵抗力の弱い者を対象とした施設では殺菌を行う．

> ※1　次亜塩素酸ナトリウム溶液又はこれと同等の効果を有する亜塩素酸水（きのこ類を除く），亜塩素酸ナトリウム溶液（生食用野菜に限る），次亜塩素酸水並びに食品添加物として使用できる有機酸溶液．

❷加熱調理食品の加熱温度管理

　中心部の温度が 75℃ 1 分間以上（<u>二枚貝等ノロウイルス汚染のおそれのある食品の場合 85～90℃ 90 秒以上</u>）又はこれと同等以上の加熱がされていることを確認し，温度と時間を記録すること．

❸二次汚染の防止

　調理従事者（臨時職員を含む）の手指，食材の保管，汚染作業区域と非汚染作業区域，器具・容器等の取り扱いに注意し，使用した器具・容器は飲用適の流水で洗浄後，さらに 80℃，5 分間以上又は同等の効果を有する方法[2]で殺菌し，衛生的に保管する．

> ※2　塩素系消毒剤（次亜塩素酸ナトリウム，亜塩素酸水，次亜塩素酸水等）やエタノール系消毒剤には，ノロウイルスに対する不活化効果を期待できるものがある．使用する場合，濃度・方法等，製品の指示を守って使用すること．浸漬によって使用することが望ましいが，浸漬が困難な場合にあっては，不織布等に十分染みこませて清拭する．

❹食品の温度管理

　調理後直ちに提供される以外の食品は食中毒菌の増殖を抑制するために 10℃以下又は 65℃以上で管理する．加熱調理後の冷却は 30 分以内に中心温度を 20℃付近（又は，60 分以内に中心部温度 10℃付近）まで下げ，調理が終了した食品は速やかに提供できるよう工夫する等．

❺そ の 他

（a）施設設備の構造

（b）施設設備の管理

とくにノロウイルス対策としてノロウイルスに関する Q & A（厚生労働省）参照．

（c）検食の保存

　原材料および調理済み食品は食品ごとに 50 g 程度ずつ清潔な容器（ビニール袋等）に入れ密封し，－20℃以下で 2 週間以上保存する．

　原材料は，洗浄・殺菌を行わず，購入した状態で，調理済み食品は配膳後の状態で保存する．

（d）調理従事者等の衛生管理

調理従事者等は，便所および風呂等における衛生的な生活環境を確保し，臨時職員も含め，定期的な健康診断および月に1回以上の検便を受ける．検便検査には腸管出血性大腸菌の検査を含める．また，10月から3月は月に1回以上又は必要に応じノロウイルスの検査を行う．ノロウイルスの保有（無症状）が判明した調理従事者等は，ノロウイルスを保有していないことが確認されるまで食品を直接触れる作業を控えるなどの措置をとる．

調理従事者は下痢，嘔吐，発熱などの症状があったとき，手指等に化膿創があったときは調理作業に従事しない．

医療機関受診の結果，ノロウイルスを原因とする感染症疾患と診断された調理従事者等は，検便検査によりノロウイルスの保有がないことを確認されるまで，食品に直接触れる調理作業を控えるなどの適切な処置を行うことが望ましい．

ノロウイルスの検査は，概ね便1g当たり10^5オーダーのノロウイルスを検出できる検査法を用いることが望ましい．

（e）その他

以上の項目および衛生管理体制についての詳細は「大量調理施設衛生管理マニュアル」参照．

第11章

食品の安全性

　人間の生命の維持，健康の保持増進のために食品が安全であることは不可欠な要素である．食品の安全性を脅かす要因としては，各種汚染・混入物質（環境汚染物質，農薬，動物用医薬品，カビ毒など），天然有害成分などの化学物質，病原微生物などがある．

　これらの有害物質にしても病原微生物にしても，その有害性はそれらの質と量に大きく左右される．たとえ毒性の強い化学物質であっても，作用閾値以下であれば有害作用が現れないが，作用閾値以上ではその濃度に応じて有害作用が現れ，その量が多くなればなるほど重篤な反応が現れる．一方，安全，無害な物質と考えられている食塩や砂糖も閾値以上に過剰摂取すれば有害作用が現れる．したがって，「絶対安全」あるいは「絶対無害」という物質は存在しえないのであって，「安全とは危険をどこまで許容するか」という考えがベースとなっている．そのため，現在の食品安全基本法では「リスクアナリシス」（15頁）を導入し，許容できる安全を科学的根拠のもとに判断することにより，食品の安全を確保している．

1 特別栽培農産物

　農産物には，残留基準のもと農薬等の使用が認められているが，合成農薬さらに化学肥料の使用を避けることなどを基本とした有機農産物，無農薬栽培農作物あるいは減化学肥料栽培農産物など農薬や化学肥料の使用状況に応じて区分ごとに基準および名称が農林水産省によって示されていた．

　しかし，これらの基準は消費者にとって商品選択に際し煩雑であることから，平成16（2004）年4月1日よりこれらの区分を統一して「特別栽培農産物」の名称とすることとなった．

　すなわち，特別栽培農産物とは生産の原則（農業の自然循環機能の維持増進を図るため，化学合成された農薬および肥料の使用を低減することを基本として，土壌の性質に由来する農地の生産力を発揮させるとともに，農業生産に由来する環境への負荷をできる限り低減した栽培方法を採用して生産すること）と，慣行レベル（農薬や化学肥料の削減割合を算定する際の比較基準は地方公共団体が策定もしくは確認したものと定められている）を主旨としたもので，これらの詳細は国が示す「特別栽培農産物に係る表示ガイドライン」で具体的に定められている．

特別栽培農産物に係る
表示ガイドライン

　なお，特別栽培農産物には，化学合成農薬，化学合成肥料等の節減割合や使用していない旨の表示もすることとなった．

②遺伝子組換え食品

　世界の人口は年々増加の一途をたどり，人口の増加や所得水準の向上に伴い，食料の需要増加が見込まれている．これまで食料の生産は，作物の育種改良，農薬および化学肥料の使用量の増加，さらに新たな耕地の開拓などに支えられてきたが，これ以上作物の収穫量を増加させることは次第に難しくなってきている．

　すなわち，世界各国で都市化が進み，新たに耕地を求めることが困難になりつつあることと，また作物の収穫量を増加させることも従来の方法では限度があること，加えて農薬や化学肥料の使用量を増加することは環境に影響を及ぼすことがあることなどのためである．

　このようなことから遺伝子組換え技術を利用することにより，例えばアレルギーの原因物質を除いた食品，飼料や加工食品の原料となる農作物に除草剤に対する耐性，日持らや害虫に抵抗性のある性質を獲得させた農作物の生産が可能となりつつある．

　動植物は多くの細胞の集まりによってできているが，細胞の中の染色体には遺伝子が存在し，これは DNA（デオキシリボ核酸）により構成されている．遺伝子組換え技術は，ある生物から目的とする有用な遺伝子（DNA）を取り出し，改良しようとする生物に組み込み新しい性質を付与する技術で，これによって生まれた食品が遺伝子組換え食品である．

　遺伝子組換え食品の安全性は，先進国を中心に経済協力開発機構（OECD）で検討されてきたが，この結果，農作物に組み込むための遺伝子がつくり出すたんぱく質の毒性やアレルギーなどの安全性を確認し，また，組換え農作物と元の農作物を比較して，組成，栄養価，使用方法などによる変化がなければ，もとの農作物と安全性は同一であるという考え，すなわち実質的同等性ということで解釈されている．

　このような考え方に基づき，安全性評価が確認された遺伝子組換え食品※は令和4（2022）年9月現在，じゃがいも，大豆，てんさい，とうもろこし，なたね，綿実，アルファルファ，パパイヤ，カラシナの9種類（331品種）である．なお，添加物は遺伝子組換え微生物によってつくられたα-アミラーゼ，キモシン，プルラナーゼ，リパーゼ，リボフラビン，グルコアミラーゼ，α-グルコシルトランスフェラーゼ，シクロデキストリングカノトランスフェラーゼなどの74品目である．

　※　遺伝子組換え食品：遺伝子組換え農産物とその加工品の両方をいう．

　一方，遺伝子組換え食品は実用化されてまだ年月を経ていないことなどもあり，その安全性に不安を感じている消費者が多いことなどから，「農林物資の規格化等に関する法律（JAS法）」により，平成13（2001）年4月から表示制度が実施され，「遺伝子組換えである」旨または「遺伝子組換え不分別である旨」の表示が義務づけられている．

　表示義務の対象となるのは，大豆，とうもろこし，ばれいしょ，なたね，綿実，アルファルファおよびてん菜，パパイヤの8種類の農産物と，これを原材料とし，加工工程後も組み換えられた DNA またはこれによって生じたたんぱく質が残る加工食品33食品群および高オレイン酸遺伝子組換え大豆およびこれを原材料として使用した加工食品（大豆油など）などである．

　遺伝子組換え農産物の使用について表示が義務づけられている加工食品は，原材料が大豆（枝豆および大豆もやしを含む）のものは，①豆腐類および油揚げ類，②凍豆腐，おからおよびゆば，③納豆，④豆乳類，⑤みそ，⑥大豆煮豆，⑦大豆缶詰および大豆瓶詰，⑧きな粉，

⑨大豆いり豆，⑩①～⑨を主な原料とするもの，⑪調理用の大豆を主な原材料とするもの，⑫大豆粉を主原料とするもの，⑬大豆たんぱくを主な原材料とするもの，⑭枝豆を主な原材料とするもの，⑮大豆もやしを主な原材料とするものであり，原料がとうもろこしのものは⑯コーンスナック菓子，⑰コーンスターチ，⑱ポップコーン，⑲冷凍とうもろこし，⑳とうもろこし缶詰およびとうもろこし瓶詰，㉑コーンフラワーを主な原材料とするもの，㉒コーングリッツを主な原材料とするもの（コーンフレークを除く），㉓調理用のとうもろこしを主な原材料とするもの，㉔⑯～⑳を主な原材料とするものであり，原料がばれいしょのものは㉕ポテトスナック菓子，㉖乾燥ばれいしょ，㉗冷凍ばれいしょ，㉘ばれいしょでん粉，㉙㉕～㉘を主な原材料とするもの，㉚調理用のばれいしょを主な原料とするものであり，さらに，㉛アルファルファを主な原材料とするもの，㉜調理用のてん菜を主な原材料とするもの，㉝パパイヤを主な原材料とするもの，などである．

③ ゲノム編集技術応用食品（ゲノム編集食品）

2019年10月から販売が許可された新たな食品に「ゲノム編集食品」がある．

ゲノム編集とは，先の遺伝子組換えと違って，他の生物の遺伝子を組み入れるのではなく，生物がもともともっている遺伝子を壊したり，変えたりすることをさす．ゲノム（全遺伝情報）に人工酵素を用いて，狙った場所に切れ込みを入れたり，特定の遺伝子を働かなくしたり，別の塩基配列で置き換えて新たな機能をもたせる技術である．

どんな食品ができるかというと，次のような食品が開発されている．

トマト：健康成分・GABAを多く含む（2021年販売）

マダイ：身が多い

ジャガイモ：有毒なソラニンを作らない

イネ：収穫量が多い

タマネギ：涙が出ない　等

厚生労働省ではこれらについて現在，遺伝子の変化が自然現象，あるいは育種技術の範囲であれば，安全性に問題はなしとして，遺伝子組換え（GMO）検査のような安全審査はせず，届け出のみで「表示」はいらないとしている．今後これらの食品が出回ることが考えられる．

④ 食物アレルギー

ヒトは免疫反応で外敵から身体を守っている．外からの異物，病原菌やウイルスが侵入すると体内に抗体を作ってこれらの異物を抗原・アレルゲンとみなし攻撃して排除することで，身体を防御している．ただし，異物を攻撃するはずの抗体が自らの細胞を過度に攻撃してしまったら，それはヒトにアレルギーとして発症する．

食品は私たちにとっては異物である，食品中のたんぱく質はヒトにとって異たんぱく質でありアレルゲンとなりうるのである．通常，消化することで異たんぱく質が体内に侵入することはない．しかし，もし間違って体内に侵入すれば，それはアレルゲンとなって，ヒトによってはアレルギーを引き起こす．食品の摂取によるアレルギーを食物アレルギー（food allergy）と呼ぶ．症状は，多くの場合摂取後15分以内から1時間以内に発現し，口腔内の

違和感から皮膚では発赤，じんましん，消化器系では下痢，腹痛，嘔吐，呼吸器系ではくしゃみ，鼻づまり，咳，気管支喘息など呼吸困難を引き起こす．これら症状が重なってアナフィラキシーという全身症状になると死に至ることがある．

（1）特定原材料

食物アレルギーを引き起こす食品のうち，原材料として必ず表示されなければならないものを特定原材料といい，とくに重症になりやすく，また，患者数の多い食品として8品目が規定されている．これらが食品中に含まれる時は必ず製造，販売者はその旨を食品に表示しなければならない（義務）．また，重篤な症状は示さないものの，患者数の多い食品として20品目があり，これらについては特定原材料に準ずるものとして表示が推奨されている（任意）．表示は特定原材料名を原材料ごとに示す「個別表示」を原則として，表示面積に限りがある場合は，原材料名の最後に特定原材料のすべてをまとめて表示する「一括表示」が認められている（9頁，**表2-1，2**参照）．

（2）経年による変化

近年，食物アレルギーをもつ小児や成人が増加している．しかし，小児の場合，加齢に伴い免疫寛容作用等によって耐性が獲得され発症しなくなることが多い．一般的に鶏卵，牛乳，小麦，大豆は耐性が獲得されやすく，そば，落花生，甲殻類などは耐性が獲得されにくい．

アレルギーをもった小児も年齢を重ねることでアレルギーの原因となる食品は変化する．逆に成人では初めて発症する食物アレルギーも増加している．原因となる食物は，小児では，鶏卵，牛乳のアレルギーが半数を占めるのに対して，成人では，リンゴ，モモ，ナシ，キウイ，メロンなどの果物やトマトなどの野菜類，小麦，甲殻類，魚類，そばなどが多くなる．

食物アレルギーをもつヒトは，アレルゲンとなる食品を避けることが大事ではあるが，前述のように耐性を獲得することもあり，小児では検査で食物アレルギーの有無を確認することが必要である．アレルギーになる原因は不明であるが，牛乳や乳製品の場合，幼児期の消化管が未熟な時に開始する早すぎる離乳食がいけないともいわれるが，幼児期にこれらを与える時期を遅らせたり，まったく摂取させないからといって，子供が食物アレルギーになりにくくなるといった発症予防効果は認められていない．

（3）花粉症と食物アレルギー

花粉症の患者では，果物や野菜にアレルギーをもつ人も多い．とくに摂取後，唇，舌，口蓋，咽頭などにかゆみや刺激を覚えることがある．花粉と果物・野菜の関係を**表11-1**に示す．

表11-1　主な花粉と交差反応性のある果物・野菜

花粉	果物・野菜
カバノキ科	リンゴ，モモ，サクランボ，ナシ，アンズ，アーモンド等
スギ	トマト
イネ科	メロン，スイカ，トマト，キウイフルーツ等
ブタクサ	メロン，スイカ，ズッキーニ，キュウリ，バナナ等
ヨモギ	セロリ，ニンジン，マンゴー等

（食物アレルギー診療ガイドライン2021（日本小児アレルギー学会）より）

表11-2	金属アレルギー患者が注意を要する食品

穀類，豆類，種実類，キノコ，海藻，魚介類，香辛料，紅茶，日本茶，ココア，チョコレート，果実缶詰等．

（4）食物依存性運動誘発アナフィラキシー

何のアレルギーももたない人が，食後，数時間内に散歩など運動をしたことで発症するアレルギーで，小麦（約60％）やえび，かに（約30％）が原因になることが多い．主に学童から成人に多く，運動のほか，飲酒や入浴，風邪薬の服用などが契機になることがある．これは消化中に運動することで胃腸からの吸収に異常を起こし，アレルゲンとなるたんぱく質の吸収が促進されるからといわれている．

（5）金属アレルギー

ニッケル，コバルト，クロム，亜鉛，スズ等の金属アレルギーをもつ人は，これらの金属を多く含有する食品の摂取によってもアレルギーを発症することがある．表11-2に示す食品等にはこれらの金属を比較的多く含有することがあり，金属アレルギーの人は注意が必要である．

参考文献

1）厚生労働省．リスク分析．In　食品関係用語集．http://www.mhlw.go.jp/topics/bukyoku/iyaku/syoku-anzen/glossary.html

付　表

管理栄養士国家試験出題基準(ガイドライン)と栄養士実力認定試験ガイドライン

管理栄養士国家試験出題基準 食べ物と健康(4. 大項目「食品の安全性」)第1回～第37回出題頻度				栄養士養成課程コアカリキュラム ((社)全国栄養士養成施設協会) 食品と衛生(大項目:食品の安全性)		
中項目		小項目(新 2023.2～)	出題数 (概数)*	中項目		内容
A	食品衛生と法規	a リスク分析:リスク評価,リスク管理,リスクコミュニケーション	26	A	食品衛生行政と法規	a リスク分析(リスク評価,リスク管理,リスクコミュニケーション)
		b 食品安全基本法と食品衛生法				b 食品衛生行政
		c 食品衛生関連法規				c 食品衛生法
		d 食品衛生行政組織				d 食品安全基本法
		e 国際機関:世界保健機関(WHO),国連食糧農業機関(FAO),コーデックス委員会(CAC)				e 食品表示法 f 食品の国際規格
B	食品の変質	a 微生物による変質:腐敗	29	B	食品の変質	a 微生物による変質:腐敗
		b 化学的変質:油脂の酸敗				b 化学的変質:油脂の酸敗
		c 変質の防止法				c 鮮度・腐敗・酸敗の判定法
		d 鮮度・腐敗・酸敗の判定法				d 変質の防止法
C	食中毒	a 食中毒の定義	47	C	食中毒	a 食中毒の定義と分類
		b 食中毒の発生状況				b 食中毒の発生状況
		c 細菌性食中毒				c 細菌・ウイルス性食中毒
		d ウイルス性食中毒				d 自然毒食中毒
		e 自然毒食中毒				e 化学性食中毒
		f 化学性食中毒				f 食中毒予防 g 消毒と殺菌・滅菌法
D	食品による感染症・寄生虫症	a 経口感染症	17	D	経口感染症・寄生虫症	a 主な経口感染症
		b 人畜共通感染症				b 食品から感染する寄生虫症
		c 食品から感染する寄生虫症				c 人畜共通感染症
E	食品中の有害物質	a かび毒(マイコトキシン)	26	E	食品中の汚染・有害物質	a かび毒
		b 化学物質				b 化学物質(農薬・内分泌攪乱化学物質など)
		c 有害元素・放射性物質				c 放射性物質
		d 食品成分の変化により生ずる有害物質				d 食品の有害成分
		e 混入異物				
		f 残留農薬:ポジティブリスト制				
F	食品添加物	a 食品添加物の役割	34	F	食品添加物	a 食品添加物の定義
		b 安全性評価:毒性試験,無毒性量(NOAEL),一日摂取許容量(ADI),使用基準				b 食品添加物の種類と用途
		c 食品衛生法による分類と表示				c 有用性と安全性
		d 種類と用途				d 安全性の評価(ADI)
G	食品の安全性に関するその他の物質	a トランス脂肪酸	2	G	食品衛生管理	a HACCPによる衛生管理
		b BSE:プリオン				b 食品工場などにおける衛生管理
		c 環境ホルモン				
H	食品衛生管理	a HACCPの概念	5	H	食品の安全性問題	a 遺伝子組換え食品
		b 食品工場における一般衛生管理事項				b アレルギー物質を含む食品
		c 家庭における衛生管理				
		d 国際標準化機構(ISO)				

＊ 選択肢の中に関連項目の出題された回数

付表 1

食品衛生法（抜粋）

昭和 22 年 12 月 24 日
法律第 233 号

最終更新：平成 30 年 6 月 13 日公布
（平成 30 年法律第 46 号）

第 1 章　総則

第 1 条　この法律は，食品の安全性の確保のために公衆衛生の見地から必要な規制その他の措置を講ずることにより，飲食に起因する衛生上の危害の発生を防止し，もつて国民の健康の保護を図ることを目的とする.

第 4 条　この法律で食品とは，全ての飲食物をいう．ただし，医薬品，医療機器等の品質，有効性及び安全性の確保等に関する法律（昭和 35 年法律第 145 号）に規定する医薬品及び再生医療等製品は，これを含まない.

②　この法律で添加物とは，食品の製造の過程において又は食品の加工若しくは保存の目的で，食品に添加，混和，浸潤その他の方法によつて使用する物をいう.

③　この法律で天然香料とは，動植物から得られた物又はその混合物で，食品の着香の目的で使用される添加物をいう.

④　この法律で器具とは，飲食器，割ぽう具その他食品又は添加物の採取，製造，加工，調理，貯蔵，運搬，陳列，授受又は摂取の用に供され，かつ，食品又は添加物に直接接触する機械，器具その他の物をいう．ただし，農業及び水産業における食品の採取の用に供される機械，器具その他の物は，これを含まない.

⑤　この法律で容器包装とは，食品又は添加物を入れ，又は包んでいる物で，食品又は添加物を授受する場合そのままで引き渡すものをいう.

⑥　この法律で食品衛生とは，食品，添加物，器具及び容器包装を対象とする飲食に関する衛生をいう.

⑦　この法律で営業とは，業として，食品若しくは添加物を採取し，製造し，輸入し，加工し，調理し，貯蔵し，運搬し，若しくは販売すること又は器具若しくは容器包装を製造し，輸入し，若しくは販売することをいう．ただし，農業及び水産業における食品の採取業は，これを含まない.

⑧　この法律で営業者とは，営業を営む人又は法人をいう.

⑨　この法律で登録検査機関とは，第 33 条第 1 項の規定により厚生労働大臣の登録を受けた法人をいう.

第 2 章　食品及び添加物

第 5 条　販売（不特定又は多数の者に対する販売以外の授与を含む．以下同じ．）の用に供する食品又は添加物の採取，製造，加工，使用，調理，貯蔵，運搬，陳列及び授受は，清潔で衛生的に行われなければならない.

第 6 条　次に掲げる食品又は添加物は，これを販売し（不特定又は多数の者に授与する販売以外の場合を含む．以下同じ．），又は販売の用に供するために，採取し，製造し，輸入し，加工し，使用し，調理し，貯蔵し，若しくは陳列してはならない.

1　腐敗し，若しくは変敗したもの又は未熟であるもの．ただし，一般に人の健康を損なうおそれがなく飲食に適すると認められているものは，この限りでない.

2　有毒な，若しくは有害な物質が含まれ，若しくは付着し，又はこれらの疑いがあるもの．ただし，人の健康を損なうおそれがない場合として厚生労働大臣が定める場合においては，この限りでない.

3　病原微生物により汚染され，又はその疑いがあり，人の健康を損なうおそれがあるもの.

4　不潔，異物の混入又は添加その他の事由により，人の健康を損なうおそれがあるもの.

第 7 条　厚生労働大臣は，一般に飲食に供されることがなかつた物であつて人の健康を損なうおそれがない旨の確証がないもの又はこれを含む物が新たに食品として販売され，又は販売されることとなつた場合において，食品衛生上の危害の発生を防止するため必要があると認めるときは，薬事・食品衛生審議会の意見を聴いて，それらの物を食品として販売することを禁止することができる.

②　厚生労働大臣は，一般に食品として飲食に供されている物であつて当該物の通常の方法と著しく異なる方法により飲食に供されているものについて，人の健康を損なうおそれがない旨の確証がなく，食品衛生上の危害の発生を防止するため必要があると認めるときは，薬事・食品衛生審議会の意見を聴いて，その物を食品として販売することを禁止することができる.

③　厚生労働大臣は，食品によるものと疑われる人の健康に係る重大な被害が生じた場合において，当該被害の態様からみて当該食品に当該被害を生ずるおそれのある一般に飲食に供されることがなかつた物が含まれていることが疑われる場合において，食品衛生上の危害の発生を防止するため必要があると認めるときは，薬事・食品衛生審議会の意見を聴いて，その食品を販売することを禁止することができる.

④　厚生労働大臣は，前 3 項の規定による販売の禁止をした場合において，厚生労働省令で定めるところにより，当該禁止に関し利害関係を有する者の申請に基づき，又は必要に応じ，当該禁止に係る物又は食品に起因する食品衛生上の危害が発生するおそれがないと認めるときは，薬事・食品衛生審議会の意見を聴いて，当該禁止の全部又は一部を解除するものとする.

⑤　厚生労働大臣は，第 1 項から第 3 項までの規定による販売の禁止をしたとき，又は前項の規定による禁止の全部若しくは一部の解除をしたとき

は，官報で告示するものとする．

第8条　食品衛生上の危害の発生を防止する見地から特別の注意を必要とする成分又は物であつて，厚生労働大臣が薬事・食品衛生審議会の意見を聴いて指定したもの（第3項及び第70条第1項において「指定成分等」という．）を含む食品（以下この項において「指定成分等含有食品」という．）を取り扱う営業者は，その取り扱う指定成分等含有食品が人の健康に被害を生じ，又は生じさせるおそれがある旨の情報を得た場合は，当該情報を，厚生労働省令で定めるところにより，遅滞なく，都道府県知事，保健所を設置する市の市長又は特別区の区長（以下「都道府県知事等」という．）に届け出なければならない．

②　都道府県知事等は，前項の規定による届出があつたときは，当該届出に係る事項を厚生労働大臣に報告しなければならない．

③　医師，歯科医師，薬剤師その他の関係者は，指定成分等の摂取によるものと疑われる人の健康に係る被害の把握に努めるとともに，都道府県知事等が，食品衛生上の危害の発生を防止するため指定成分等の摂取によるものと疑われる人の健康に係る被害に関する調査を行う場合において，当該調査に関し必要な協力を要請されたときは，当該要請に応じ，当該被害に関する情報の提供その他必要な協力をするよう努めなければならない．

第9条　厚生労働大臣は，特定の国若しくは地域において採取され，製造され，加工され，調理され，若しくは貯蔵され，又は特定の者により採取され，製造され，加工され，調理され，若しくは貯蔵される特定の食品又は添加物について，第26条第1項から第3項まで又は第28条第1項の規定による検査の結果次に掲げる食品又は添加物に該当するものが相当数発見されたこと，生産地における食品衛生上の管理の状況その他の厚生労働省令で定める事由からみて次に掲げる食品又は添加物に該当するものが相当程度含まれるおそれがあると認められる場合において，人の健康を損なうおそれの程度その他の厚生労働省令で定める事項を勘案して，当該特定の食品又は添加物に起因する食品衛生上の危害の発生を防止するため特に必要があると認めるときは，薬事・食品衛生審議会の意見を聴いて，当該特定の食品又は添加物を販売し，又は販売の用に供するために，採取し，製造し，輸入し，加工し，使用し，若しくは調理することを禁止することができる．

1　第6条各号に掲げる食品又は添加物
2　第12条に規定する食品
3　第13条第1項の規定により定められた規格に合わない食品又は添加物
4　第13条第1項の規定により定められた基準に合わない方法により添加物を使用した食品
5　第13条第3項に規定する食品

②　厚生労働大臣は，前項の規定による禁止をしようとするときは，あらかじめ，関係行政機関の長に協議しなければならない．

③　厚生労働大臣は，第1項の規定による禁止をした場合において，当該禁止に関し利害関係を有する者の申請に基づき，又は必要に応じ，厚生労働

省令で定めるところにより，当該禁止に係る特定の食品又は添加物に起因する食品衛生上の危害が発生するおそれがないと認めるときは，薬事・食品衛生審議会の意見を聴いて，当該禁止の全部又は一部を解除するものとする．

④　厚生労働大臣は，第1項の規定による禁止をしたとき，又は前項の規定による禁止の全部若しくは一部の解除をしたときは，官報で告示するものとする．

第10条　第1号若しくは第3号に掲げる疾病にかかり，若しくはその疑いがあり，第1号若しくは第3号に掲げる異常があり，又はへい死した獣畜（と畜場法（昭和28年法律第114号）第3条第1項に規定する獣畜及び厚生労働省令で定めるその他の物をいう．以下同じ．）の肉，骨，乳，臓器及び血液又は第2号若しくは第3号に掲げる疾病にかかり，若しくはその疑いがあり，第2号若しくは第3号に掲げる異常があり，又はへい死した家きん（食鳥処理の事業の規制及び食鳥検査に関する法律（平成2年法律第70号）第2条第1号に規定する食鳥及び厚生労働省令で定めるその他の物をいう．以下同じ．）の肉，骨及び臓器は，厚生労働省令で定める場合を除き，これを食品として販売し，又は食品として販売の用に供するために，採取し，加工し，使用し，調理し，貯蔵し，若しくは陳列してはならない．ただし，へい死した獣畜又は家きんの肉，骨及び臓器であつて，当該職員が，人の健康を損なうおそれがなく飲食に適すると認めたものは，この限りでない．

1　と畜場法第14条第6項各号に掲げる疾病又は異常
2　食鳥処理の事業の規制及び食鳥検査に関する法律第15条第4項各号に掲げる疾病又は異常
3　前2号に掲げる疾病又は異常以外の疾病又は異常であつて厚生労働省令で定めるもの

②　獣畜の肉，乳及び臓器並びに家きんの肉及び臓器並びに厚生労働省令で定めるこれらの製品（以下この項において「獣畜の肉等」という．）は，輸出国の政府機関によつて発行され，かつ，前項各号に掲げる疾病にかかり，若しくはその疑いがあり，同項各号に掲げる異常があり，又はへい死した獣畜の肉，乳若しくは臓器若しくは家きんの肉若しくは臓器又はこれらの製品でない旨その他厚生労働省令で定める事項（以下この項において「衛生事項」という．）を記載した証明書又はその写しを添付したものでなければ，これを食品として販売の用に供するために輸入してはならない．ただし，厚生労働省令で定める国から輸入する獣畜の肉等であつて，当該獣畜の肉等に係る衛生事項が当該国の政府機関から電気通信回線を通じて，厚生労働省の使用に係る電子計算機（入出力装置を含む．）に送信され，当該電子計算機に備えられたファイルに記録されたものについては，この限りでない．

第11条　食品衛生上の危害の発生を防止するために特に重要な工程を管理するための措置が講じられていることが必要なものとして厚生労働省令で定める食品又は添加物は，当該措置が講じられていることが確実であるものとして厚生労働大臣が

定める国若しくは地域又は施設において製造し，又は加工されたものでなければ，これを販売の用に供するために輸入してはならない．

② 第6条各号に掲げる食品又は添加物のいずれにも該当しないことその他厚生労働省令で定める事項を確認するために生産地における食品衛生上の管理の状況の証明が必要であるものとして厚生労働省令で定める食品又は添加物は，輸出国の政府機関によつて発行され，かつ，当該事項を記載した証明書又はその写しを添付したものでなければ，これを販売の用に供するために輸入してはならない．

第12条 人の健康を損なうおそれのない場合として厚生労働大臣が薬事・食品衛生審議会の意見を聴いて定める場合を除いては，添加物（天然香料及び一般に食品として飲食に供されている物であつて添加物として使用されるものを除く．）並びにこれを含む製剤及び食品は，これを販売し，又は販売の用に供するために，製造し，輸入し，加工し，使用し，貯蔵し，若しくは陳列してはならない．

第13条 厚生労働大臣は，公衆衛生の見地から，薬事・食品衛生審議会の意見を聴いて，販売の用に供する食品若しくは添加物の製造，加工，使用，調理若しくは保存の方法につき基準を定め，又は販売の用に供する食品若しくは添加物の成分につき規格を定めることができる．

② 前項の規定により基準又は規格が定められたときは，その基準に合わない方法により食品若しくは添加物を製造し，加工し，使用し，調理し，若しくは保存し，その基準に合わない方法による食品若しくは添加物を販売し，若しくは輸入し，又はその規格に合わない食品若しくは添加物を製造し，輸入し，加工し，使用し，調理し，保存し，若しくは販売してはならない．

③ 農薬（農薬取締法（昭和23年法律第82号）第2条第1項に規定する農薬をいう．次条において同じ．），飼料の安全性の確保及び品質の改善に関する法律（昭和28年法律第35号）第2条第3項の規定に基づく農林水産省令で定める用途に供することを目的として飼料（同条第2項に規定する飼料をいう．）に添加，混和，浸潤その他の方法によつて用いられる物及び医薬品，医療機器等の品質，有効性及び安全性の確保等に関する法律第2条第1項に規定する医薬品であつて動物のために使用されることが目的とされているものの成分である物質（その物質が化学的に変化して生成した物質を含み，人の健康を損なうおそれのないことが明らかであるものとして厚生労働大臣が定める物質を除く．）が，人の健康を損なうおそれのない量として厚生労働大臣が薬事・食品衛生審議会の意見を聴いて定める量を超えて残留する食品は，これを販売の用に供するために製造し，輸入し，加工し，使用し，調理し，保存し，又は販売してはならない．ただし，当該物質の当該食品に残留する量の限度について第1項の食品の成分に係る規格が定められている場合については，この限りでない．

第14条 厚生労働大臣は，前条第1項の食品の成

分に係る規格として，食品に残留する農薬，飼料の安全性の確保及び品質の改善に関する法律第2条第3項に規定する飼料添加物又は医薬品，医療機器等の品質，有効性及び安全性の確保等に関する法律第2条第1項に規定する医薬品であつて専ら動物のために使用されることが目的とされているもの（以下この条において「農薬等」という．）の成分である物質（その物質が化学的に変化して生成した物質を含む．）の量の限度を定めるとき，同法第2条第9項に規定する再生医療等製品であつて専ら動物のために使用されることが目的とされているもの（以下この条において「動物用再生医療等製品」という．）が使用された対象動物（同法第83条第1項の規定により読み替えられた同法第14条第2項第3号ロに規定する対象動物をいう．）の肉，乳その他の生産物について食用に供することができる範囲を定めるときその他必要があると認めるときは，農林水産大臣に対し，農薬等の成分又は動物用再生医療等製品の構成細胞，導入遺伝子その他厚生労働省令で定めるものに関する資料の提供その他必要な協力を求めることができる．

第3章　器具及び容器包装

第15条 営業上使用する器具及び容器包装は，清潔で衛生的でなければならない．

第16条 有毒な，若しくは有害な物質が含まれ，若しくは付着して人の健康を損なうおそれがある器具若しくは容器包装又は食品若しくは添加物に接触してこれらに有害な影響を与えることにより人の健康を損なうおそれがある器具若しくは容器包装は，これを販売し，販売の用に供するために製造し，若しくは輸入し，又は営業上使用してはならない．

第17条 厚生労働大臣は，特定の国若しくは地域において製造され，又は特定の者により製造される特定の器具又は容器包装について，第26条第1項から第3項まで又は第28条第1項の規定による検査の結果次に掲げる器具又は容器包装に該当するものが相当数発見されたこと，製造地における食品衛生上の管理の状況その他の厚生労働省令で定める事由からみて次に掲げる器具又は容器包装に該当するものが相当程度含まれるおそれがあると認められる場合において，人の健康を損なうおそれの程度その他の厚生労働省令で定める事項を勘案して，当該特定の器具又は容器包装に起因する食品衛生上の危害の発生を防止するため特に必要があると認めるときは，薬事・食品衛生審議会の意見を聴いて，当該特定の器具又は容器包装を販売し，販売の用に供するために製造し，若しくは輸入し，又は営業上使用することを禁止することができる．

1 前条に規定する器具又は容器包装

2 次条第1項の規定により定められた規格に合わない器具又は容器包装

3 次条第3項の規定に違反する器具又は容器包装

② 厚生労働大臣は，前項の規定による禁止をしようとするときは，あらかじめ，関係行政機関の長

に協議しなければならない.

③ 第9条第3項及び第4項の規定は, 第1項の規定による禁止が行われた場合について準用する. この場合において, 同条第3項中「食品又は添加物」とあるのは, 「器具又は容器包装」と読み替えるものとする.

第18条 厚生労働大臣は, 公衆衛生の見地から, 薬事・食品衛生審議会の意見を聴いて, 販売の用に供し, 若しくは営業上使用する器具若しくは容器包装若しくはこれらの原材料につき規格を定め, 又はこれらの製造方法につき基準を定めることができる.

② 前項の規定により規格又は基準が定められたときは, その規格に合わない器具若しくは容器包装を販売し, 販売の用に供するために製造し, 若しくは輸入し, 若しくは営業上使用し, その規格に合わない原材料を使用し, 又はその基準に合わない方法により器具若しくは容器包装を製造してはならない.

③ 器具又は容器包装には, 成分の食品への溶出又は浸出による公衆衛生に与える影響を考慮して政令で定める材質の原材料であつて, これに含まれる物質(その物質が化学的に変化して生成した物質を除く.)について, 当該原材料を使用して製造される器具若しくは容器包装に含有されることが許容される量又は当該原材料を使用して製造される器具若しくは容器包装から溶出し, 若しくは浸出して食品に混和することが許容される量が第一項の規格に定められていないものは, 使用してはならない. ただし, 当該物質が人の健康を損なうおそれのない量として厚生労働大臣が薬事・食品衛生審議会の意見を聴いて定める量を超えて溶出し, 又は浸出して食品に混和するおそれがないように器具又は容器包装が加工されている場合(当該物質が器具又は容器包装の食品に接触する部分に使用される場合を除く.)については, この限りでない.

第4章 表示及び広告

第19条 内閣総理大臣は, 一般消費者に対する器具又は容器包装に関する公衆衛生上必要な情報の正確な伝達の見地から, 消費者委員会の意見を聴いて, 前条第1項の規定により規格又は基準が定められた器具又は容器包装に関する表示につき, 必要な基準を定めることができる.

② 前項の規定により表示につき基準が定められた器具又は容器包装は, その基準に合う表示がなければ, これを販売し, 販売の用に供するために陳列し, 又は営業上使用してはならない.

第5章 食品添加物公定書

第21条 厚生労働大臣及び内閣総理大臣は, 食品添加物公定書を作成し, 第13条第1項の規定により基準又は規格が定められた添加物及び食品表示法第14条第1項の規定により基準が定められた添加物につき当該基準及び規格を収載するものとする.

第6章 監視指導

第21条の2 国及び都道府県等は, 食品, 添加物, 器具又は容器包装に起因する中毒患者又はその疑いのある者(以下「食中毒患者等」という.)の広域にわたる発生又はその拡大を防止し, 及び広域にわたり流通する食品, 添加物, 器具又は容器包装に関してこの法律又はこの法律に基づく命令若しくは処分に係る違反を防止するため, その行う食品衛生に関する監視又は指導(以下「監視指導」という.)が総合的かつ迅速に実施されるよう, 相互に連携を図りながら協力しなければならない.

第21条の3 厚生労働大臣は, 監視指導の実施に当たつての連携協力体制の整備を図るため, 厚生労働省令で定めるところにより, 国, 都道府県等その他関係機関により構成される広域連携協議会(以下この条及び第66条において「協議会」という.)を設けることができる.

② 協議会は, 必要があると認めるときは, 当該協議会の構成員以外の都道府県等その他協議会が必要と認める者をその構成員として加えることができる.

③ 協議会において協議が調つた事項については, 協議会の構成員は, その協議の結果を尊重しなければならない.

④ 前3項に定めるもののほか, 協議会の運営に関し必要な事項は, 協議会が定める.

第7章 検査

第25条 第13条第1項の規定により規格が定められた食品若しくは添加物又は第18条第1項の規定により規格が定められた器具若しくは容器包装であつて政令で定めるものは, 政令で定める区分に従い厚生労働大臣若しくは都道府県知事又は登録検査機関の行う検査を受け, これに合格したものとして厚生労働省令で定める表示が付されたものでなければ, 販売し, 販売の用に供するために陳列し, 又は営業上使用してはならない.

② 前項の規定による厚生労働大臣又は登録検査機関の行う検査を受けようとする者は, 検査に要する実費の額を考慮して, 厚生労働大臣の行う検査にあつては厚生労働大臣が定める額の, 登録検査機関の行う検査にあつては当該登録検査機関が厚生労働大臣の認可を受けて定める額の手数料を納めなければならない.

③ 前項の手数料は, 厚生労働大臣の行う検査を受けようとする者の納付するものについては国庫の, 登録検査機関の行う検査を受けようとする者の納付するものについては当該登録検査機関の収入とする.

④ 前3項に定めるもののほか, 第1項の検査及び当該検査に合格した場合の措置に関し必要な事項は, 政令で定める.

⑤ 第1項の検査の結果については, 審査請求をすることができない.

第26条 都道府県知事は, 次の各号に掲げる食品, 添加物, 器具又は容器包装を発見した場合において, これらを製造し, 又は加工した者の検査の能力等からみて, その者が製造し, 又は加工する食

品，添加物，器具又は容器包装がその後引き続き当該各号に掲げる食品，添加物，器具又は容器包装に該当するおそれがあり，食品衛生上の危害の発生を防止するため必要があると認めるときは，政令で定める要件及び手続に従い，その者に対し，当該食品，添加物，器具又は容器包装について，当該都道府県知事又は登録検査機関の行う検査を受けるべきことを命ずることができる．

1　第 6 条第 2 号又は第 3 号に掲げる食品又は添加物
2　第 13 条第 1 項の規定により定められた規格に合わない食品又は添加物
3　第 13 条第 1 項の規定により定められた基準に合わない方法により添加物を使用した食品
4　第 13 条第 3 項に規定する食品
5　第 16 条に規定する器具又は容器包装
6　第 18 条第 1 項の規定により定められた規格に合わない器具又は容器包装
7　第 18 条第 3 項の規定に違反する器具又は容器包装

② 厚生労働大臣は，食品衛生上の危害の発生を防止するため必要があると認めるときは，前項各号に掲げる食品，添加物，器具若しくは容器包装又は第 12 条に規定する食品を製造し，又は加工した者が製造し，又は加工した同種の食品，添加物，器具又は容器包装を輸入する者に対し，当該食品，添加物，器具又は容器包装について，厚生労働大臣又は登録検査機関の行う検査を受けるべきことを命ずることができる．

③ 厚生労働大臣は，食品衛生上の危害の発生を防止するため必要があると認めるときは，生産地の事情その他の事情からみて第 1 項各号に掲げる食品，添加物，器具若しくは容器包装又は第 12 条に規定する食品に該当するおそれがあると認められる食品，添加物，器具又は容器包装を輸入する者に対し，当該食品，添加物，器具又は容器包装について，厚生労働大臣又は登録検査機関の行う検査を受けるべきことを命ずることができる．

④ 前 3 項の命令を受けた者は，当該検査を受け，その結果についての通知を受けた後でなければ，当該食品，添加物，器具又は容器包装を販売し，販売の用に供するために陳列し，又は営業上使用してはならない．

⑤ 前項の通知であつて登録検査機関がするものは，当該検査を受けるべきことを命じた都道府県知事又は厚生労働大臣を経由してするものとする．

⑥ 第 1 項から第 3 項までの規定による厚生労働大臣又は登録検査機関の行う検査を受けようとする者は，検査に要する実費の額を考慮して，厚生労働大臣の行う検査にあつては厚生労働大臣が定める額の，登録検査機関の行う検査にあつては当該登録検査機関が厚生労働大臣の認可を受けて定める額の手数料を納めなければならない．

⑦ 前条第 3 項から第 5 項までの規定は，第 1 項から第 3 項までの検査について準用する．

第 27 条　販売の用に供し，又は営業上使用する食品，添加物，器具又は容器包装を輸入しようとする者は，厚生労働省令で定めるところにより，その都度厚生労働大臣に届け出なければならない．

第 28 条　厚生労働大臣，内閣総理大臣又は都道府県知事等は，必要があると認めるときは，営業者その他の関係者から必要な報告を求め，当該職員に営業の場所，事務所，倉庫その他の場所に臨検し，販売の用に供し，若しくは営業上使用する食品，添加物，器具若しくは容器包装，営業の施設，帳簿書類その他の物件を検査させ，又は試験の用に供するのに必要な限度において，販売の用に供し，若しくは営業上使用する食品，添加物，器具若しくは容器包装を無償で収去させることができる．

② 前項の規定により当該職員に臨検検査又は収去をさせる場合においては，これにその身分を示す証票を携帯させ，かつ，関係者の請求があるときは，これを提示させなければならない．

③ 第 1 項の規定による権限は，犯罪捜査のために認められたものと解釈してはならない．

④ 厚生労働大臣，内閣総理大臣又は都道府県知事等は，第 1 項の規定により収去した食品，添加物，器具又は容器包装の試験に関する事務を登録検査機関に委託することができる．

第 29 条　国及び都道府県は，第 25 条第 1 項又は第 26 条第 1 項から第 3 項までの検査（以下「製品検査」という．）及び前条第 1 項の規定により収去した食品，添加物，器具又は容器包装の試験に関する事務を行わせるために，必要な検査施設を設けなければならない．

② 保健所を設置する市及び特別区は，前条第 1 項の規定により収去した食品，添加物，器具又は容器包装の試験に関する事務を行わせるために，必要な検査施設を設けなければならない．

③ 都道府県等の食品衛生検査施設に関し必要な事項は，政令で定める．

第 30 条　第 28 条第 1 項に規定する当該職員の職権及び食品衛生に関する指導の職務を行わせるために，厚生労働大臣，内閣総理大臣又は都道府県知事等は，その職員のうちから食品衛生監視員を命ずるものとする．

② 都道府県知事等は，都道府県等食品衛生監視指導計画の定めるところにより，その命じた食品衛生監視員に監視指導を行わせなければならない．

③ 内閣総理大臣は，指針に従い，その命じた食品衛生監視員に食品，添加物，器具及び容器包装の表示又は広告に係る監視指導を行わせるものとする．

④ 厚生労働大臣は，輸入食品監視指導計画の定めるところにより，その命じた食品衛生監視員に食品，添加物，器具及び容器包装の輸入に係る監視指導を行わせるものとする．

⑤ 前各項に定めるもののほか，食品衛生監視員の資格その他食品衛生監視員に関し必要な事項は，政令で定める．

第 8 章　登録検査機関

第 31 条　登録検査機関の登録を受けようとする者は，厚生労働省令で定めるところにより，実費を勘案して政令で定める額の手数料を納付して，厚生労働大臣に登録の申請をしなければならない．

第 34 条　登録検査機関の登録は，3 年を下らない政

令で定める期間ごとにその更新を受けなければ，その期間の経過によつて，その効力を失う．（第2項以下略）

第9章　営業

第48条　乳製品，第12条の規定により厚生労働大臣が定めた添加物その他製造又は加工の過程において特に衛生上の考慮を必要とする食品又は添加物であつて政令で定めるものの製造又は加工を行う営業者は，その製造又は加工を衛生的に管理させるため，その施設ごとに，専任の食品衛生管理者を置かなければならない．ただし，営業者が自ら食品衛生管理者となつて管理する施設については，この限りでない．

②　営業者が，前項の規定により食品衛生管理者を置かなければならない製造業又は加工業を2以上の施設で行う場合において，その施設が隣接しているときは，食品衛生管理者は，同項の規定にかかわらず，その2以上の施設を通じて一人で足りる．

③　食品衛生管理者は，当該施設においてその管理に係る食品又は添加物に関してこの法律又はこの法律に基づく命令若しくは処分に係る違反が行われないように，その食品又は添加物の製造又は加工に従事する者を監督しなければならない．

④　食品衛生管理者は，前項に定めるもののほか，当該施設においてその管理に係る食品又は添加物に関してこの法律又はこの法律に基づく命令若しくは処分に係る違反の防止及び食品衛生上の危害の発生の防止のため，当該施設における衛生管理の方法その他の食品衛生に関する事項につき，必要な注意をするとともに，営業者に対し必要な意見を述べなければならない．

⑤　営業者は，その施設に食品衛生管理者を置いたときは，前項の規定による食品衛生管理者の意見を尊重しなければならない．

⑥　次の各号のいずれかに該当する者でなければ，食品衛生管理者となることができない．

1　医師，歯科医師，薬剤師又は獣医師

2　学校教育法（昭和22年法律第26号）に基づく大学，旧大学令（大正7年勅令第388号）に基づく大学又は旧専門学校令（明治36年勅令第61号）に基づく専門学校において医学，歯学，薬学，獣医学，畜産学，水産学又は農芸化学の課程を修めて卒業した者（当該課程を修めて同法に基づく専門職大学の前期課程を修了した者を含む．）

3　都道府県知事の登録を受けた食品衛生管理者の養成施設において所定の課程を修了した者

4　学校教育法に基づく高等学校若しくは中等教育学校若しくは旧中等学校令（昭和18年勅令第36号）に基づく中等学校を卒業した者又は厚生労働省令で定めるところによりこれらの者と同等以上の学力があると認められる者で，第1項の規定により食品衛生管理者を置かなければならない製造業又は加工業において食品又は添加物の製造又は加工の衛生管理の業務に3年以上従事し，かつ，厚生労働大臣の登録を受けた講習会の課程を修了した者

⑦　前項第4号に該当することにより食品衛生管理者たる資格を有する者は，衛生管理の業務に3年以上従事した製造業又は加工業と同種の製造業又は加工業の施設においてのみ，食品衛生管理者となることができる．

⑧　第1項に規定する営業者は，食品衛生管理者を置き，又は自ら食品衛生管理者となつたときは，15日以内に，その施設の所在地の都道府県知事に，その食品衛生管理者の氏名又は自ら食品衛生管理者となつた旨その他厚生労働省令で定める事項を届け出なければならない．食品衛生管理者を変更したときも，同様とする．

第50条　厚生労働大臣は，食品又は添加物の製造又は加工の過程において有毒な又は有害な物質が当該食品又は添加物に混入することを防止するための措置に関し必要な基準を定めることができる．

②　営業者（食鳥処理の事業の規制及び食鳥検査に関する法律第6条第1項に規定する食鳥処理業者を除く．）は，前項の規定により基準が定められたときは，これを遵守しなければならない．

第51条　厚生労働大臣は，営業（器具又は容器包装を製造する営業及び食鳥処理の事業の規制及び食鳥検査に関する法律第2条第5号に規定する食鳥処理の事業（第54条及び第57条第1項において「食鳥処理の事業」という．）を除く．）の施設の衛生的な管理その他公衆衛生上必要な措置（以下この条において「公衆衛生上必要な措置」という．）について，厚生労働省令で，次に掲げる事項に関する基準を定めるものとする．

1　施設の内外の清潔保持，ねずみ及び昆虫の駆除その他一般的な衛生管理に関すること．

2　食品衛生上の危害の発生を防止するために特に重要な工程を管理するための取組（小規模な営業者（器具又は容器包装を製造する営業者及び食鳥処理の事業の規制及び食鳥検査に関する法律第6条第1項に規定する食鳥処理業者を除く．次項において同じ．）その他の政令で定める営業者にあつては，その取り扱う食品の特性に応じた取組）に関すること．

②　営業者は，前項の規定により定められた基準に従い，厚生労働省令で定めるところにより公衆衛生上必要な措置を定め，これを遵守しなければならない．

③　都道府県知事等は，公衆衛生上必要な措置について，第1項の規定により定められた基準に反しない限り，条例で必要な規定を定めることができる．

第52条　厚生労働大臣は，器具又は容器包装を製造する営業の施設の衛生的な管理その他公衆衛生上必要な措置（以下この条において「公衆衛生上必要な措置」という．）について，厚生労働省令で，次に掲げる事項に関する基準を定めるものとする．

1　施設の内外の清潔保持その他一般的な衛生管理に関すること．

2　食品衛生上の危害の発生を防止するために必要な適正に製造を管理するための取組に関すること．

②　器具又は容器包装を製造する営業者は，前項の

規定により定められた基準（第18条第3項に規定する政令で定める材質以外の材質の原材料のみが使用された器具又は容器包装を製造する営業者にあつては，前項第1号に掲げる事項に限る．）に従い，公衆衛生上必要な措置を講じなければならない．

③　都道府県知事等は，公衆衛生上必要な措置について，第1項の規定により定められた基準に反しない限り，条例で必要な規定を定めることができる．

第53条　第18条第3項に規定する政令で定める材質の原材料が使用された器具又は容器包装を販売し，又は販売の用に供するために製造し，若しくは輸入する者は，厚生労働省令で定めるところにより，その取り扱う器具又は容器包装の販売の相手方に対し，当該取り扱う器具又は容器包装が次の各号のいずれかに該当する旨を説明しなければならない．

1　第18条第3項に規定する政令で定める材質の原材料について，同条第1項の規定により定められた規格に適合しているもののみを使用した器具又は容器包装であること．

2　第18条第3項ただし書に規定する加工がされている器具又は容器包装であること．

②　器具又は容器包装の原材料であつて，第18条第3項に規定する政令で定める材質のものを販売し，又は販売の用に供するために製造し，若しくは輸入する者は，当該原材料を使用して器具又は容器包装を製造する者から，当該原材料が同条第1項の規定により定められた規格に適合しているものである旨の確認を求められた場合には，厚生労働省令で定めるところにより，必要な説明をするよう努めなければならない．

第54条　都道府県は，公衆衛生に与える影響が著しい営業（食鳥処理の事業を除く．）であつて，政令で定めるものの施設につき，厚生労働省令で定める基準を参酌して，条例で，公衆衛生の見地から必要な基準を定めなければならない．

第55条　前条に規定する営業を営もうとする者は，厚生労働省令で定めるところにより，都道府県知事の許可を受けなければならない．

②　前項の場合において，都道府県知事は，その営業の施設が前条の規定による基準に合うと認めるときは，許可をしなければならない．ただし，同条に規定する営業を営もうとする者が次の各号のいずれかに該当するときは，同項の許可を与えないことができる．

1　この法律又はこの法律に基づく処分に違反して刑に処せられ，その執行を終わり，又は執行を受けることがなくなつた日から起算して2年を経過しない者

2　第59条から第61条までの規定により許可を取り消され，その取消しの日から起算して2年を経過しない者

3　法人であつて，その業務を行う役員のうちに前2号のいずれかに該当する者があるもの

③　都道府県知事は，第1項の許可に5年を下らない有効期間その他の必要な条件を付けることができる．

第59条　厚生労働大臣又は都道府県知事は，営業者が第6条，第10条から第12条まで，第13条第2項若しくは第3項，第16条若しくは第18条第2項若しくは第3項の規定に違反した場合又は第9条第1項若しくは第17条第1項の規定による禁止に違反した場合においては，営業者若しくは当該職員にその食品，添加物，器具若しくは容器包装を廃棄させ，又はその他営業者に対し食品衛生上の危害を除去するために必要な処置をとることを命ずることができる．

②　内閣総理大臣又は都道府県知事は，営業者が第20条の規定に違反した場合においては，営業者若しくは当該職員にその食品，添加物，器具若しくは容器包装を廃棄させ，又はその他営業者に対し虚偽の若しくは誇大な表示若しくは広告による食品衛生上の危害を除去するために必要な処置をとることを命ずることができる．

第60条　都道府県知事は，営業者が第6条，第8条第1項，第10条から第12条まで，第13条第2項若しくは第3項，第16条，第18条第2項若しくは第3項，第19条第2項，第20条，第25条第1項，第26条第4項，第48条第1項，第50条第2項，第51条第2項，第52条第2項若しくは第53条第1項の規定に違反した場合，第7条第1項から第3項まで，第9条第1項若しくは第17条第1項の規定による禁止に違反した場合，第55条第2項第1号若しくは第3号に該当するに至つた場合又は同条第3項の規定による条件に違反した場合においては，同条第1項の許可を取り消し，又は営業の全部若しくは一部を禁止し，若しくは期間を定めて停止することができる．

②　厚生労働大臣は，営業者（食品，添加物，器具又は容器包装を輸入することを営む人又は法人に限る．）が第6条，第8条第1項，第10条第2項，第11条，第12条，第13条第2項若しくは第3項，第16条，第18条第2項若しくは第3項，第26条第4項，第50条第2項，第51条第2項，第52条第2項若しくは第53条第1項の規定に違反した場合又は第7条第1項から第3項まで，第9条第1項若しくは第17条第1項の規定による禁止に違反した場合においては，営業の全部若しくは一部を禁止し，又は期間を定めて停止することができる．

第10章　雑則

第63条　食中毒患者等を診断し，又はその死体を検案した医師は，直ちに最寄りの保健所長にその旨を届け出なければならない．

②　保健所長は，前項の届出を受けたときその他食中毒患者等が発生していると認めるときは，速やかに都道府県知事等に報告するとともに，政令で定めるところにより，調査しなければならない．

③　都道府県知事等は，前項の規定により保健所長より報告を受けた場合であつて，食中毒患者等が厚生労働省令で定める数以上発生し，又は発生するおそれがあると認めるときその他厚生労働省令で定めるときは，直ちに，厚生労働大臣に報告しなければならない．

④　保健所長は，第2項の規定による調査を行つた

ときは，政令で定めるところにより，都道府県知事等に報告しなければならない．

⑤　都道府県知事等は，前項の規定による報告を受けたときは，政令で定めるところにより，厚生労働大臣に報告しなければならない．

第65条　厚生労働大臣は，食中毒患者等が厚生労働省令で定める数以上発生し，若しくは発生するおそれがある場合又は食中毒患者等が広域にわたり発生し，若しくは発生するおそれがある場合であつて，食品衛生上の危害の発生を防止するため緊急を要するときは，都道府県知事等に対し，期限を定めて，食中毒の原因を調査し，調査の結果を報告するように求めることができる．

第66条　前条に規定する場合において，厚生労働大臣は，必要があると認めるときは，協議会を開催し，食中毒の原因調査及びその結果に関する必要な情報を共有し，関係機関等の連携の緊密化を図るとともに，食中毒患者等の広域にわたる発生又はその拡大を防止するために必要な対策について協議を行うよう努めなければならない．

第67条　都道府県等は，食中毒の発生を防止するとともに，地域における食品衛生の向上を図るため，食品等事業者に対し，必要な助言，指導その他の援助を行うように努めるものとする．

②　都道府県等は，食品等事業者の食品衛生の向上に関する自主的な活動を促進するため，社会的信望があり，かつ，食品衛生の向上に熱意と識見を有する者のうちから，食品衛生推進員を委嘱することができる．

③　食品衛生推進員は，飲食店営業の施設の衛生管理の方法その他の食品衛生に関する事項につき，都道府県等の施策に協力して，食品等事業者からの相談に応じ，及びこれらの者に対する助言その他の活動を行う．

第68条　第6条，第9条，第12条，第13条第1項及び第2項，第16条から第20条まで（第18条第3項を除く．），第25条から第61条まで（第51条，第52条第1項第2号及び第2項並びに第53条を除く．）並びに第63条から第65条までの規定は，乳幼児が接触することによりその健康を損なうおそれがあるものとして厚生労働大臣の指定するおもちゃについて，これを準用する．この場合において，第12条中「添加物（天然香料及び一般に食品として飲食に供されている物であつて添加物として使用されるものを除く．）」とあるのは，「おもちゃの添加物として用いることを目的とする化学的合成品（化学的手段により元素又は化合物に分解反応以外の化学的反応を起こさせて得られた物質をいう．）」と読み替えるものとする．

②　第6条並びに第13条第1項及び第2項の規定は，洗浄剤であつて野菜若しくは果実又は飲食器の洗浄の用に供されるものについて準用する．

③　第15条から第18条まで，第25条第1項，第28条から第30条まで，第51条，第54条，第57条及び第59条から第61条までの規定は，営業以外の場合で学校，病院その他の施設において継続的に不特定又は多数の者に食品を供与する場合に，これを準用する．

第69条　厚生労働大臣，内閣総理大臣及び都道府

県知事は，食品衛生上の危害の発生を防止するため，この法律又はこの法律に基づく処分に違反した者の名称等を公表し，食品衛生上の危害の状況を明らかにするよう努めるものとする．

第71条　厚生労働大臣，内閣総理大臣及び都道府県知事等は，食品衛生に関する施策に国民又は住民の意見を反映し，関係者相互間の情報及び意見の交換の促進を図るため，当該施策の実施状況を公表するとともに，当該施策について広く国民又は住民の意見を求めなければならない．

第72条　第70条第1項本文に規定する場合には，厚生労働大臣は，あらかじめ，内閣総理大臣に協議しなければならない．

②　内閣総理大臣は，第19条第1項（第68条第1項において準用する場合を含む．）に規定する表示についての基準を定めようとするときは，あらかじめ，厚生労働大臣に協議しなければならない．

③　厚生労働大臣は，第18条第1項（第68条第1項及び第3項において準用する場合を含む．）又は第68条第1項若しくは第2項において準用する第13条第1項に規定する基準又は規格を定めたときその他必要があると認めるときは，内閣総理大臣に対し，第19条第1項（第68条第1項において準用する場合を含む．）に規定する表示についての基準を定めることを求めることができる．

第73条　厚生労働大臣及び内閣総理大臣は，飲食に起因する衛生上の危害の発生を防止するため，必要な情報交換を行うことその他相互の密接な連携の確保に努めるものとする．

第74条　厚生労働大臣は，食品衛生に関する国際的な連携を確保するため，外国の政府機関から，輸出食品安全証明書（輸出する食品の安全性に関する証明書をいう．以下この条及び次条において同じ．）を厚生労働大臣が発行するよう求められている場合であつて，食品を輸出しようとする者から申請があつたときは，厚生労働省令で定めるところにより，輸出食品安全証明書を発行することができる．

第76条　第48条第8項，第55条，第56条第2項（第57条第2項において読み替えて準用する場合を含む．），第57条第1項，第58条，第59条，第60条第1項，第61条及び第69条中「都道府県知事」とあるのは，保健所を設置する市又は特別区にあつては，「市長」又は「区長」とする．ただし，政令で定める営業に関する政令で定める処分については，この限りでない．

第11章　罰則

第81条　次の各号のいずれかに該当する者は，これを3年以下の懲役又は300万円以下の罰金に処する．

1　第6条（第68条第1項及び第2項において準用する場合を含む．），第10条第1項又は第12条（第68条第1項において準用する場合を含む．）の規定に違反した者

2　第7条第1項から第3項までの規定による禁止に違反した者

3　第59条第1項（第68条第1項及び第3項において準用する場合を含む．）の規定による厚生

労働大臣若しくは都道府県知事（第 76 条の規定
により読み替えられる場合は，市長又は区長.
以下この号において同じ.）の命令若しくは第
59 条第 2 項（第 68 条第 1 項及び第 3 項におい
て準用する場合を含む.）の規定による内閣総理
大臣若しくは都道府県知事の命令に従わない営
業者（第 68 条第 3 項に規定する食品を供与する
者を含む.）又は第 60 条（第 68 条第 1 項及び第
3 項において準用する場合を含む.）の規定によ
る処分に違反して営業を行つた者
② 前項の罪を犯した者には，情状により懲役及び
罰金を併科することができる.

食品の規格基準

食品一般・食品別

区　　分		規　格　基　準	備　　考
食 品 一 般	成 分 規 格	1 食品は，抗生物質又は化学的合成品[*1]たる抗菌性物質及び放射性物質を含有してはならない．ただし，抗生物質及び化学的合成品たる抗菌性物質について次のいずれかに該当する場合にあっては，この限りでない． 　(1) 当該物質が，食品衛生法（昭和22年法律第233号）第10条の規定により人の健康を損なうおそれのない場合として厚生労働大臣が定める添加物と同一である場合 　(2) 当該物質について，5，6，7，8又は9において成分規格が定められている場合 　(3) 当該食品が，5，6，7，8又は9において定める成分規格に適合する食品を原材料として製造され，又は加工されたものである場合（5，6，7，8又は9において成分規格が定められていない抗生物質又は化学的合成品たる抗菌性物質を含有する場合を除く．） 2 食品が組換えDNA技術[*2]によって得られた生物の全部もしくは一部であり，又は当該生物の全部もしくは一部を含む場合は，厚生労働大臣が定める安全性審査の手続きを経た旨の公表がなされたものでなければならない． 3 食品が組換えDNA技術によって得られた微生物を利用して製造された物であり，又は当該物を含む場合は，厚生労働大臣が定める安全性審査の手続きを経た旨の公表がなされたものでなければならない． 4 削除 5 (1) の表に掲げる農薬等[*3]の成分である物質（その物質が化学的に変化して生成した物質を含む，以下同じ．）は，食品に含有されるものであってはならない．[*4] 　(1) 食品において「不検出」とされる農薬等の成分である物質	[*1]化学的合成品 化学的手段により元素又は化合物に分解反応以外の化学的反応を起こさせて得られた物質をいう [*2]組換えDNA技術 酵素等を用いた切断及び再結合の操作によって，DNAをつなぎ合わせた組換えDNA分子を作製し，それを生細胞に移入しかつ，増殖させる技術をいう
		<table><tr><td>1</td><td>2, 4, 5-T</td></tr><tr><td>2</td><td>イプロニダゾール</td></tr><tr><td>3</td><td>オラキンドックス</td></tr><tr><td>4</td><td>カプタホール</td></tr><tr><td>5</td><td>カルバドックス</td></tr><tr><td>6</td><td>クマホス</td></tr><tr><td>7</td><td>クロラムフェニコール</td></tr><tr><td>8</td><td>クロルスロン</td></tr><tr><td>9</td><td>クロルプロマジン</td></tr><tr><td>10</td><td>ゲンチアナバイオレット</td></tr><tr><td>11</td><td>ジエチルスチルベストロール</td></tr><tr><td>12</td><td>ジメトリダゾール</td></tr><tr><td>13</td><td>ダミノジッド</td></tr><tr><td>14</td><td>ニトロフラゾン</td></tr><tr><td>15</td><td>ニトロフラントイン</td></tr><tr><td>16</td><td>フラゾリドン</td></tr><tr><td>17</td><td>フラルタドン</td></tr><tr><td>18</td><td>プロファム</td></tr><tr><td>19</td><td>マラカイトグリーン</td></tr><tr><td>20</td><td>メトロニダゾール</td></tr><tr><td>21</td><td>ロニダゾール</td></tr></table>	[*3]農薬等 ・農薬取締法に規定する農薬 ・飼料の安全性の確保及び品質の改善に関する法律に基づき飼料に添加・混和・浸潤その他の方法によって用いられるもの ・医薬品，医療機器等の品質，有効性及び安全性の確保等に関する法律に規定する医薬品であって動物のために使用されるもの [*4]定義された食品の指定された部位を検体として，規定する試験法によって試験した場合に検出されるものであってはならない
		以下5～11において残留基準は本書2.農薬等（農薬，動物用医薬品および飼料添加物）の残留基準を参照のこと 6 5の規定にかかわらず，6の表（ただし表は省略）に掲げる農薬等の成分である物質は，同表に掲げる食品の区分に応じ，それぞれ同表の定める量を超えて当該食品に含有されるものであってはならない．[*5] 7 6に定めるもののほか，7の表（ただし表は省略）に掲げる農薬等の成分である物質は，同表の食品の区分に応じ，それぞれ同表に定める量を超えて当該食品に含有されるものであってはならない．[*5] 8 5から7までにおいて成分規格が定められていない場合であって，農薬等の成分である物質[*6]が自然に食品に含まれる物質と同一であるとき，当該食品において当該物質が含まれる量は，通常含まれる量を超えてはならない．ただし，通常含まれる量をもって人の健康を損なうおそれのある物質を含む食品については，この限りでない． 9 9の表（ただし表は省略）に掲げる農薬等の成分である物質は，同表の食品の区分に応じ，それぞれ同表の定める量を超えて当該食品に含有されるものであってはならない． 10 6又は9に定めるもののほか，6から9までにおいて成分規格が定められている食品を原材料として製造され，又は加工される食品については，その原材料たる食品が，それぞれ6から9までに定める成分規格に適合するものでなくてはならない．	[*5]定義された食品の指定された部位を検体として試験しなければならず，農薬等の成分である物質について「不検出」と定めている食品については規定する試験法によって試験した場合に検出されるものであってはならない． [*6]法第13条第3項の規定により人の健康を損なうおそれのないことが明らかであるものとして厚生労働大臣が定める物質を除く．

区　分	規　格　基　準	備　考

規格基準欄

11　6又は9に定めるもののほか，5から9までにおいて成分規格が定められていない食品を原材料として製造され，又は加工される食品については，当該製造され，又は加工される食品の原材料たる食品が，法第13条第3項の規定により人の健康を損なうおそれのない量として厚生労働大臣が定める量を超えて，農薬等の成分である物質[6]を含有するものであってはならない．

12　食品中の放射性セシウム（放射性物質のうち，セシウム134及びセシウム137の総和）は，次の表に掲げる食品の区分に応じ，それぞれ同表に定める濃度を超えて食品に含有されるものであってはならない．

ミネラルウォータ類（水のみを原料とする清涼飲料水）	10 Bq/kg
原料に茶を含む清涼飲料水	10 Bq/kg
飲用に供する茶	10 Bq/kg
乳児の飲食に供することを目的として販売する食品[7]	50 Bq/kg
上記以外の食品（乳等を除く）	100 Bq/kg

[7]乳及び乳製品の成分規格等に関する省令に規定する乳及び乳製品，これらを主要原料とする食品で，乳児の飲食に供することを目的として販売するものを除く．

製造，加工，調理基準

・食品を製造し，又は加工する場合：食品に放射線[8]を照射してはならない．ただし，食品の製造工程，又は加工工程の管理のために照射する場合であって，食品の吸収線量が0.10グレイ以下のとき，及び食品各条の項で特別に定めた場合を除く．

・生乳又は生山羊乳を使用して食品を製造する場合：その食品の製造工程中において，生乳又は生山羊乳を63℃，30分間加熱殺菌するか，又はこれと同等以上の殺菌効果を有する方法で加熱殺菌しなければならない．食品に添加し，又は食品の調理に使用する乳は，牛乳，特別牛乳，殺菌山羊乳，成分調整牛乳，低脂肪牛乳，無脂肪牛乳又は加工乳でなければならない．

・血液，血球又は血漿（獣畜のものに限る）を使用して食品を製造，加工又は調理する場合：その食品の製造，加工又は調理の工程で，血液，血球，血漿を63℃，30分加熱又はこれと同等以上の殺菌効果を有する方法で加熱殺菌しなければならない．

・食品の製造，加工又は調理に使用する鶏の殻付き卵は，食用不適卵であってはならない．鶏卵を使用して食品を製造，加工又は調理する場合は，その工程中において70℃で1分以上加熱するか，又はこれと同等以上の殺菌効果を有する方法で加熱殺菌しなければならない．ただし，賞味期限内の生食用の正常卵を使用する場合にあっては，この限りではない．

・魚介類を生食用に調理する場合：食品製造用水（水道事業による水道，専用水道，簡易専用水道により供給される水又は次の表に掲げる規格に適合する水）で十分に洗浄し，製品を汚染するおそれのあるものを除去しなければならない．

[8]放射線
原子力基本法第3条第5号に規定するもの．

一般細菌	100/mL以下（標準寒天培地法）
大腸菌群	検出されない(L.B, B.G.L.B.培地法)
カドミウム	0.01 mg/L以下
水銀	0.0005 mg/L以下
鉛	0.1 mg/L以下
ヒ素	0.05 mg/L以下
六価クロム	0.05 mg/L以下
シアン（シアンイオン及び塩化シアン）	0.01 mg/L以下
硝酸性窒素及び亜硝酸性窒素	10 mg/L以下
フッ素	0.8 mg/L以下
有機リン	0.1 mg/L以下
亜鉛	1.0 mg/L以下
鉄	0.3 mg/L以下
銅	1.0 mg/L以下
マンガン	0.3 mg/L以下
塩素イオン	200 mg/L以下
カルシウム，マグネシウム等（硬度）	300 mg/L以下
蒸発残留物	500 mg/L以下

区　　分		規　格　基　準		備　　考
		陰イオン界面活性剤	0.5 mg/L以下	
		フェノール類	フェノールとして0.005 mg/L以下	
		有機物等（過マンガン酸カリウム消費量）	10 mg/L以下	
		pH値	5.8〜8.6	
		味	異常でない	
		臭気	異常でない	
		色度	5度以下	
		濁度	2度以下	

区　　分		規　格　基　準	備　　考
		・組換えDNA技術によって得られた微生物を利用して食品を製造する場合：厚生労働大臣が定める基準に適合する旨の確認を得た方法で行わなければならない.	
		・食品を製造し，又は加工する場合：添加物の成分規格・保存基準に適合しない添加物を使用してはならない.	
		・牛海綿状脳症（BSE）の発生国・地域において飼養された牛（特定牛）を直接一般消費者に販売する場合は，脊柱を除去しなければならない. 　食品を製造，加工，調理する場合：特定牛の脊柱を原材料として使用してはならない. ただし，次に該当するものを原材料として使用する場合は，この限りでない. ①特定牛の脊柱に由来する油脂を，高温かつ高圧の下で，加水分解，けん化又はエステル交換したもの. ②月齢30月以下の特定牛の脊柱を，脱脂，酸による脱灰，酸若しくはアルカリ処理，ろ過及び138℃以上で4秒間以上の加熱殺菌を行ったもの又はこれらと同等以上の感染性を低下させる処理をして製造したもの.	
		・牛の肝臓又は豚の食肉は，飲食に供する際に加熱を要するものとして販売用に供されなければならない. 直接一般消費者に販売する場合は，飲食に供する際に牛の肝臓又は豚の食肉の中心部まで十分な加熱を要する等の必要な情報を提供しなければならない. 　牛の肝臓又は豚の食肉を使用した食品を製造，加工，調理する場合：食品の製造，加工，調理の工程中において，牛の肝臓又は豚の食肉の中心部の温度を63℃で30分間以上加熱又はこれと同等以上の殺菌効果を有する方法で加熱殺菌しなければならない. ただし，加熱することを前提として食品を販売する場合を除く. その際，販売者は飲食に供する際に食品の中心部まで十分な加熱を要する等の必要な情報を提供しなければならない.	
		・指定成分等含有食品（法第8条第1項に規定する指定成分等含有食品をいう.）を製造し，又は加工する場合は，厚生労働大臣が定める基準に適合する方法で行われなければならない.	
	保存基準	・飲食用以外で直接接触させることにより食品を保存する場合の氷雪：大腸菌群（融解水中）陰性（L. B.培地法） ・食品を保存する場合：抗生物質を使用しないこと. ただし，法第12条の規定により人の健康を損なうおそれのない場合として厚生労働大臣が定める添加物についてはこの限りでない. ・食品保存の目的で，食品に放射線を照射しないこと.	

区　　分		規　格　基　準		備　　考
清涼飲料水	成分規格	1.　一般規格 ①混濁[※9]：認めない ②沈殿物[※9]又は固形異物[※10]：認めない ③スズ：150.0 ppm以下 　（注）金属製容器包装入りの場合に必要 ④大腸菌群：陰性（L.B.培地法） 2.　個別規格 　1）　ミネラルウォーター類（水のみを原料とする清涼飲料水をいう）のうち殺菌又は除菌を行わないもの. 　一般規格の①〜④に加え，次の表に掲げる規格に適合するものでなければならない.		別に調理基準（清涼飲料水全自動調理機で調理されるもの）あり. [※9]混濁，沈殿物 原材料，着香もしくは着色の目的に使用される添加物又は一般に人の健康を損なうおそれがないと認められる死滅した微生物（製品原材料に混入することがやむを得ないものに限る）に起因するものを除く. [※10]固形異物 原材料としての植物性固形物で，その容量百分率が30%以下であるものを除く.
		アンチモン	0.005 mg/L以下	
		カドミウム	0.003 mg/L以下	
		水銀	0.0005 mg/L以下	
		セレン	0.01 mg/L以下	
		銅	1 mg/L以下	
		鉛	0.05 mg/L以下	

区　　分	規　格　基　準		備　　考
	バリウム	1 mg/L以下	
	ヒ素	0.01 mg/L以下	
	マンガン	0.4 mg/L以下	
	六価クロム	0.02 mg/L以下	
	シアン（シアンイオン及び塩化シアン）	0.01 mg/L以下	
	亜硝酸性窒素	0.04 mg/L以下	
	硝酸性窒素及び亜硝酸性窒素	10 mg/L以下	
	フッ素	2 mg/L以下	
	ホウ素	5 mg/L以下	
	腸球菌（注）	陰性（AC培地法）	
	緑膿菌（注）	陰性（アスパラギンブイヨン法）	

（注）　容器包装内の二酸化炭素圧力が98 kPa（20℃）未満である場合に必要.

2)　ミネラルウォーター類（水のみを原料とする清涼飲料水をいう.）のうち殺菌又は除菌を行うもの.
一般規格の①〜④に加え，次の表に掲げる規格に適合するものでなければならない.

区　分	規　格　基　準		備　考
	アンチモン	0.005 mg/L以下	
	カドミウム	0.003 mg/L以下	
	水銀	0.0005 mg/L以下	
	セレン	0.01 mg/L以下	
	銅	1 mg/L以下	
	鉛	0.05 mg/L以下	
	バリウム	1 mg/L以下	
	ヒ素	0.01 mg/L以下	
	マンガン	0.4 mg/L以下	
	六価クロム	0.02 mg/L以下	
	亜塩素酸	0.6 mg/L以下	
	塩素酸	0.6 mg/L以下	
	クロロ酢酸	0.02 mg/mL以下	
	クロロホルム	0.06 mg/L以下	
	残留塩素	3 mg/L以下	
	シアン（シアンイオン及び塩化シアン）	0.01 mg/L以下	
	四塩化炭素	0.002 mg/L以下	
	1,4-ジオキサン	0.04 mg/L以下	
	ジクロロアセトニトリル	0.01 mg/L以下	
	1,2-ジクロロエタン	0.004 mg/L以下	
	ジクロロ酢酸	0.03 mg/mL以下	
	ジクロロメタン	0.02 mg/L以下	
	シス-1,2-ジクロロエチレン及びトランス-1,2-ジクロロエチレン	0.04 mg/L以下（シス体とトランス体の和として）	
	ジブロモクロロメタン	0.1 mg/L以下	
	臭素酸	0.01 mg/L以下	
	亜硝酸性窒素	0.04 mg/L以下	
	硝酸性窒素及び亜硝酸性窒素	10 mg/L以下	
	総トリハロメタン	0.1 mg/L以下	
	テトラクロロエチレン	0.01 mg/L以下	
	トリクロロエチレン	0.004 mg/L以下	
	トリクロロ酢酸	0.03 mg/mL以下	
	トルエン	0.4 mg/L以下	
	フタル酸ジ(2-エチルヘキシル)	0.07 mg/mL以下	
	フッ素	2 mg/L以下	

区　　分	規　格　基　準		備　　考
	ブロモジクロロメタン	0.03 mg/L 以下	
	ブロモホルム	0.09 mg/L 以下	
	ベンゼン	0.01 mg/L 以下	
	ホウ素	5 mg/L 以下	
	ホルムアルデヒド	0.08 mg/L 以下	
	有機物等（全有機炭素）	3 mg/L 以下	
	味	異常でない	
	臭気	異常でない	
	色度	5度以下	
	濁度	2度以下	

　3）　ミネラルウォーター類以外の清涼飲料水
　　一般規格の①～④に加え，次の表に掲げる規格に適合する
　ものでなければならない．

ヒ素	検出しない
鉛	検出しない
パツリン（注）	0.050 ppm 以下

（注）　りんごの搾汁及び搾汁された果汁のみを原料とする場合
　　　　に必要

| 製造基準 | 1.　一般基準
　　製造に使用する器具及び容器包装は，適当な方法で洗浄し，
　殺菌したものであること．（未使用の容器で殺菌又は殺菌効果
　を有する方法で製造され，汚染するおそれのないように取り
　扱われた容器は除く）
2.　個別基準
　1）　ミネラルウォーター類のうち殺菌又は除菌を行わないもの
　　（容器包装内の二酸化炭素圧力が98 kPa（20℃）未満）
　〈原水〉
　　・鉱水のみを原水とし，水源及び採水地点の衛生確保に
　　　十分に配慮すること．
　　・構成成分，湧出量及び温度が安定したものであること．
　　・人為的な環境汚染物質を含まないこと．（別途成分規格
　　　が設定されている場合はこの限りではない）
　　・病原微生物に汚染されたもの又は汚染されたことを疑
　　　わせるような生物若しくは物質を含まないこと．
　　・次の表に掲げる基準に適合するものでなければならない． |
|---|---|

芽胞形成亜硫酸 還元嫌気性菌	陰性（亜硫酸–鉄加寒天培地法）
腸球菌	陰性（KFレンサ球菌寒天培地法）
緑膿菌	陰性（mPA-B寒天培地法）
大腸菌群	陰性（L.B.培地法）
細菌数	［原水］5/mL以下 ［容器包装詰め直後の製品］ 20/mL以下（標準寒天培地法）

　〈製造方法等〉
　　・原水は，泉源から直接採水したものを自動的に容器包
　　　装に充填した後，密栓又は密封すること．
　　・原水には，沈殿，ろ過，曝気又は二酸化炭素の注入若
　　　しくは脱気以外の操作を施さないこと．
　　・施設及び設備を清潔かつ衛生的に保持すること．
　　・採水から容器包装詰めまでの作業を清潔かつ衛生的に
　　　行うこと．
　2）　ミネラルウォーター類のうち殺菌又は除菌を行わないもの
　　（容器包装内の二酸化炭素圧力が98 kPa（20℃）以上）
　〈原水〉
　　・次の表に掲げる基準に適合するものでなければならない．

細菌数	100/mL以下（標準寒天培地法）
大腸菌群	陰性（L.B.培地法）

　3）　ミネラルウォーター類のうち殺菌又は除菌を行うもの
　　・次の基準に適合する方法で製造すること．
　〈原料として使用する水〉
　　・次の表に掲げる基準に適合するものでなければならない．

細菌数	100/mL以下（標準寒天培地法）
大腸菌群	陰性（L.B.培地法）

区　　分	規　格　基　準	備　　考

〈殺菌，除菌，製造方法等〉
・容器包装に充填し，密栓若しくは密封した後殺菌するか，又は自記温度計をつけた殺菌器等で殺菌したもの若しくはろ過器等で除菌したものを自動的に容器包装に充填した後，密栓若しくは密封すること。
・殺菌又は除菌は，中心温度を85℃で30分間加熱する方法，又は原料とする水等に由来し食品中に存在し，発育し得る微生物を死滅又は除去するのに十分な効力を有する方法で行うこと。

4)　清涼飲料水（ミネラルウォーター類，冷凍果実飲料及び原料用果汁以外）
〈原料として用いる水〉
・水道水又は次のいずれかであること。
　①ミネラルウォーター類（殺菌又は除菌を行わないもの）
　②ミネラルウォーター類（殺菌又は除菌を行うもの）
　　①又は②の成分規格の個別規格（腸球菌，緑膿菌は除く）及び製造基準（採水から容器包装詰めまでに係る基準は除く）に適合すること。

〈原料〉
・製造に使用する果実，野菜等の原料は，鮮度その他の品質が良好なものであり，必要に応じて十分洗浄したものであること。

〈殺菌，除菌，製造方法等〉
・容器包装に充填し，密栓若しくは密封した後殺菌するか，又は自記温度計をつけた殺菌器等で殺菌したもの若しくはろ過器等で除菌したものを自動的に容器包装に充填した後，密栓若しくは密封すること。
・殺菌又は除菌は次の表に掲げた方法で行うこと。（容器包装内の二酸化炭素圧力が98 kPa（20℃）以上で植物又は動物の組織成分を含有しない場合は殺菌及び除菌を要しない）

殺菌	①pH 4.0未満	中心部の温度を65℃で10分間加熱する方法，又はこれと同等以上の効力を有する方法
	②pH 4.0以上（pH 4.6以上，水分活性が0.94を超えるものを除く）	中心部の温度を85℃で30分間加熱する方法，又はこれと同等以上の効力を有する方法
	③pH 4.6以上で水分活性が0.94を超えるもの	原材料等に由来して当該食品中に存在し，発育し得る微生物を死滅させるのに十分な効力を有する方法，又は②に定める方法
除菌	原材料等に由来して当該食品中に存在し，発育し得る微生物を除去するのに十分な効力を有する方法	

・殺菌又は除菌したものに乳酸菌，酵母，発酵乳又は乳酸飲料を混合するものは，混合以降の工程を病原微生物に汚染されない方法で管理し，自動的に容器包装に充填した後，密栓もしくは密封すること。
・紙栓により打栓する場合は，打栓機械により行うこと。

5)　冷凍果実飲料
〈原料〉
・原料用果実は健全なものを用いること。
〈殺菌，除菌，製造方法等〉
・原料用果実は水，洗浄剤等に浸して果皮の付着物を膨潤させ，ブラッシングその他の適当方法で洗浄し，十分に水洗した後，適当な殺菌剤を用いて殺菌し，十分に水洗すること。
・殺菌した原料用果実は，衛生的に取り扱うこと。
・搾汁及び搾汁された果汁の加工は，衛生的に行うこと。
・製造に使用する器具及び容器包装は適当な方法で洗浄し，殺菌したものであること。（未使用の容器で殺菌又は殺菌効果を有する方法で製造され，汚染するおそれのないように取り扱われた容器は除く）
・搾汁された果汁（密閉型全自動搾汁機により搾汁されたものを除く）の殺菌又は除菌は次の表に掲げた方法で行うこと。

殺菌	①pH 4.0未満	中心部の温度を65℃で10分間加熱する方法，又はこれと同等以上の効力を有する方法
	②pH 4.0以上	中心部の温度を85℃で30分間加熱する方法，又はこれと同等以上の効力を有する方法
除菌	原材料等に由来して当該食品中に存在し，発育し得る微生物を除去するのに十分な効力を有する方法	

・搾汁された果汁は，自動的に容器包装に充填し，密封すること。
・化学合成品たる添加物（酸化防止剤を除く）を使用しないこと。

区　　分		規　格　基　準	備　　考
		6）原料用果汁 ・製造に使用する果実は，鮮度その他の品質が良好なものであり，必要に応じて十分洗浄したものであること． ・搾汁及び搾汁された果汁の加工は，衛生的に行うこと．	
	保存基準	・紙栓をつけたガラス瓶に収められたもの：10℃以下 ・冷凍果実飲料，冷凍した原料用果汁：－15℃以下 ・原料用果汁：清潔で衛生的な容器包装で保存 ・清涼飲料水（ミネラルウォーター類，冷凍果実飲料，原料用果汁以外）のうちpH 4.6以上かつ水分活性が0.94を超えるものであり，原材料等に由来して当該食品中に存在し，かつ発育し得る微生物を死滅させ，又は除去するのに十分な効力を有する方法で殺菌又は除菌を行わないもの：10℃以下	
粉末清涼飲料	成分規格	・混濁・沈殿物：飲用時の倍数の水で溶解した液が「清涼飲料水」の成分規格の一般規格混濁及び沈殿物の項に適合すること． ・ヒ素，鉛：検出しない ・スズ：150.0 ppm以下 　（注）金属製容器包装入りの場合に必要 〔乳酸菌を加えないもの〕 ・大腸菌群：陰性（L. B. 培地法） ・細菌数：3,000/g以下（標準寒天培地法） 〔乳酸菌を加えたもの〕 ・大腸菌群：陰性（L. B. 培地法） ・細菌数（乳酸菌を除く）：3,000/g以下	別に製造基準，及び保存基準（コップ販売式自動販売機に収めたもの）あり
氷　　雪	成分規格	・大腸菌群（融解水）：陰性（L. B. 培地法） ・細菌数（融解水）：100/mL以下（標準寒天培地法）	
	製造基準	・原水：食品製造用水	
氷　　菓	成分規格	・細菌数（融解水）：10,000/mL以下（標準寒天培地法） ・大腸菌群（融解水）：陰性（デソキシコーレイト寒天培地法）	はっ酵乳又は乳酸菌飲料を原料として使用したものにあっては，細菌数の中に乳酸菌及び酵母を含めない．
	保存基準	・保存する場合に使用する容器は適当な方法で殺菌したものであること． ・原料及び製品は，有蓋の容器に貯蔵し，取扱中手指を直接原料及び製品に接触させないこと．	別に製造基準あり
食肉・鯨肉（生食用食肉・生食用冷凍鯨肉を除く）	保存基準	・10℃以下保存．ただし，容器包装に入れられた，細切りした食肉，鯨肉の凍結品は－15℃以下 ・清潔で衛生的な有蓋の容器に収めるか，清潔で衛生的な合成樹脂フィルム，合成樹脂加工紙，パラフィン紙，硫酸紙，布で包装，運搬のこと．	
	調理基準	・衛生的な場所で，清潔で衛生的な器具を用いて行わなければならない．	
生食用食肉	成分規格	(1) 腸内細菌科菌群：陰性（増菌培地法） (2) (1)に係わる記録：1年間保存	牛の食肉（内蔵を除く）で生食用として販売するもの．
	加工基準	・肉塊は，凍結させていないものであり，衛生的に枝肉から切り出されたものを使用すること．処理後速やかに，気密性のある清潔で衛生的な容器包装に入れ，密封し，肉塊の表面から深さ1 cm以上の部分までを60℃で2分間以上加熱する方法又はこれと同等以上の殺菌効果を有する方法で加熱殺菌を行った後，速やかに4℃以下に冷却すること．	ユッケ，タルタルステーキ，牛刺し，牛タタキなど 左記以外に加工基準あり 別に調理基準あり
	保存基準	・4℃以下保存（凍結させたもの：－15℃以下） ・清潔で衛生的な容器包装に入れ，保存	
食鳥卵	成分規格	〔殺菌液卵（鶏卵）〕 ・サルモネラ属菌：陰性/25 g（増菌培地法） 〔未殺菌液卵（鶏卵）〕 ・細菌数：1,000,000/g以下（標準寒天培地法）	別に製造基準あり
	保存基準（鶏の液卵に限る）	・8℃以下（冷凍したもの：－15℃以下） ・製品の運搬に使用する器具は，洗浄，殺菌，乾燥したもの ・製品の運搬に使用するタンクは，ステンレス製，かつ，定置洗浄装置により洗浄，殺菌する方法又は同等以上の効果を有する方法で洗浄，殺菌したもの．	
	使用基準	・鶏の殻付き卵を加熱殺菌せずに飲食に供する場合：賞味期限を経過していない生食用の正常卵を使用すること．	

区　　分		規　　格　　基　　準	備　　考
血液・血球・血漿	保存基準	・4℃以下保存 ・冷凍したもの：−18℃以下保存 ・清潔で衛生的な容器包装に収めて保存のこと.	別に加工基準あり
食肉製品	成分規格	(1) 一般規格 ・亜硝酸根：0.070 g/kg以下 (2) 個別規格	

	乾燥 食肉製品	非加熱 食肉製品	特定加熱 食肉製品	加熱食肉製品	
				包装後 加熱殺菌	加熱殺菌後 包装
E. coli（EC培地法）	陰性	100/g以下	100/g以下	—	陰性
黄色ブドウ球菌 （塗抹寒天培地法）	—	1,000/g 以下	1,000/g 以下	—	1,000/g 以下
サルモネラ属菌（増菌培地法）	—	陰性	陰性	—	陰性
クロストリジウム属菌 （クロストリジウム培地法）	—	—	1,000/g 以下	1,000/g 以下	—
大腸菌群（B. G. L. B.培地法）	—	—	—	陰性	—
リステリア・モノサイトゲネス	—	100/g以下	—	—	—
水分活性	0.87未満	—	—	—	—

乾燥食肉製品：乾燥させた食肉製品であり，乾燥食肉製品として販売するもの
（ビーフジャーキー，ドライドビーフ，サラミソーセージ等）
非加熱食肉製品：食肉を塩漬けした後，くん煙・乾燥，その中心部の温度を63℃で30分間加熱又は
これと同等以上の効力を有する加熱殺菌を行っていない食肉製品で，非加熱食肉
製品として販売するもの（乾燥食肉製品を除く）
（水分活性0.95以上：パルマハム，ラックスシンケン，コッパ，カントリーハム等，
水分活性0.95未満：ラックスハム，セミドライソーセージ等）
特定加熱食肉製品：その中心部の温度を63℃で30分間加熱又はこれと同等以上の効力を有する方法
以外の方法による加熱殺菌を行った食肉製品（乾燥食肉製品及び非加熱食肉製品
を除く）（ウエスタンタイプベーコン，ローストビーフ等）
加熱食肉製品：乾燥食肉製品，非加熱食肉製品，特定加熱食肉製品以外の食肉製品
（ボンレスハム，ロースハム，プレスハム，ウインナーソーセージ，フランクフルト
ソーセージ，ベーコン等）

| 食肉製品 | 保存基準 | (1) 一般基準
・冷凍食肉製品：−15℃以下
・製品は清潔で衛生的な容器に収めて密封又は，ケーシングする．又は清潔で衛生的な合成樹脂フィルム，合成樹脂加工紙，硫酸紙もしくはパラフィン紙で包装，運搬のこと.
(2) 個別基準 | |

非加熱食肉製品	4℃以下	肉塊のみを原料食肉とする場合で水分活性が0.95以上のもの
	10℃以下	肉塊のみを原料食肉とする場合以外で，pHが4.6未満又はpHが5.1未満かつ水分活性が0.93未満のものを除く
特定加熱食肉製品	4℃以下	水分活性が0.95以上のもの
	10℃以下	水分活性が0.95未満のもの
加熱食肉製品	10℃以下	気密性のある容器包装に充てんした後，製品の中心部の温度を120℃で4分間加熱する方法又はこれと同等以上の効力を有する方法により殺菌したものを除く

別に製造基準あり

鯨肉製品	成分規格	・大腸菌群：陰性（B. G. L. B.培地法） ・亜硝酸根：0.070 g/kg以下（鯨肉ベーコン）	別に製造基準あり
	保存基準	・10℃以下保存（冷凍製品は−15℃以下）．ただし，気密性の容器包装に充てん後，製品の中心部の温度を120℃，4分加熱（同等以上の方法も含む）した製品を除く． ・清潔で衛生的な容器に密封又はケーシングする．又は清潔で衛生的な合成樹脂フィルム，同加工紙，硫酸紙もしくはパラフィン紙で包装，運搬のこと.	

区　分		規　格　基　準	備　考
魚肉ねり製品	成分規格	•大腸菌群：陰性（魚肉すり身を除く）（B.G.L.B.培地法） •亜硝酸根：0.05 g/kg 以下（ただし，魚肉ソーセージ，魚肉ハム）	別に製造基準あり
	保存基準	•10℃以下保存（魚肉ソーセージ，魚肉ハム，特殊包装かまぼこ），ただし，気密性の容器包装に充てん後，製品の中心部の温度を120℃，4分加熱（同等以上の方法を含む）した製品及びpH 4.6以下又は水分活性0.94以下のものを除く． •冷凍製品：−15℃以下保存 •清潔で衛生的にケーシングするか，清潔で衛生的な有蓋の容器に収めるか，又は清潔な合成樹脂フィルム，同加工紙，硫酸紙もしくはパラフィン紙で包装，運搬のこと．	
いくら，すじこ，たらこ	成分規格	•亜硝酸根：0.005 g/kg 以下	
ゆでだこ	成分規格	•腸炎ビブリオ：陰性（増菌培地法） ［冷凍ゆでだこ］ •細菌数：100,000/g 以下（標準寒天培地法） •大腸菌群：陰性（デソキシコーレイト寒天培地法） •腸炎ビブリオ：陰性（増菌培地法）	別に加工基準あり
	保存基準	•10℃以下保存 •冷凍ゆでだこ：−15℃以下保存 •清潔で衛生的な有蓋の容器又は清潔で衛生的な合成樹脂フィルム，合成樹脂加工紙，硫酸紙もしくはパラフィン紙で包装運搬	
ゆでがに	成分規格	飲食に供する際に加熱を要しないものに限る 1）［凍結していないもの］ •腸炎ビブリオ：陰性（増菌培地法） 2）［冷凍ゆでがに］ •細菌数：100,000/g 以下（標準寒天培地法） •大腸菌群：陰性（デソキシコーレイト寒天培地法） •腸炎ビブリオ：陰性（増菌培地法）	別に加工基準あり ※凍結していない加熱調理・加工用のものについては規格基準は適用されない．
	保存基準	•10℃以下保存（飲食に供する際に加熱を要しないものであって，凍結させていないものに限る） •冷凍ゆでがに：−15℃以下保存 •清潔で衛生的な容器包装に入れ保存，ただし二次汚染防止措置を講じて，販売用に陳列する場合を除く．	
生食用鮮魚介類	成分規格	•腸炎ビブリオ最確数：100/g 以下（増菌培地法）	切り身又はむき身にした鮮魚介類（生かきを除く）であって，生食用のもの（凍結させたものを除く）に限る．（凍結させたものは冷凍食品［生食用冷凍鮮魚介類］の項を参照）
	保存基準	•清潔で衛生的な容器包装に入れ，10℃以下で保存	別に加工基準あり
生食用かき	成分規格	•細菌数：50,000/g 以下（標準寒天培地法） •E. coli 最確数：230/100 g 以下（EC培地法） ［むき身のもの］ •腸炎ビブリオ最確数：100/g 以下（増菌培地法）	別に加工基準あり 容器包装に採取された海域又は湖沼を表示すること．
	保存基準	•10℃以下保存． •生食用冷凍かき：−15℃以下保存．清潔で衛生的な合成樹脂，アルミニウム箔又は耐水性加工紙で包装保存すること． •冷凍品を除く生食用かきは上記のほか，清潔で衛生的な有蓋容器に収めて保存してもよい．	
寒　　天	成分規格	•ホウ素化合物：1 g/kg 以下（H_3BO_3 として）	
穀　　類 米（玄米及び精米）	成分規格	•カドミウム及びその化合物：0.4 ppm 以下（Cd として） ［小麦（玄麦）］ •デオキシニバレノール：1.0 mg/kg を超えてはならない．	
豆　　類	成分規格	•シアン化合物：不検出（ただし，サルタニ豆，サルタピア豆，バター豆，ペギア豆，ホワイト豆，ライマ豆にあってはHCNとして500 ppm 以下）	
	使用基準	•シアン化合物を検出する豆類の使用は生あんの原料に限る．	

区　分		規　格　基　準	備　考
野　　菜 ばれいしょ	加 工 基 準	・発芽防止の目的で放射線を照射する場合は，次の方法による． 　（イ）　放射線源の種類：コバルト60のガンマ線 　（ロ）　ばれいしょの吸収線量：150グレイ以下 　（ハ）　照射加工したばれいしょには再照射しないこと	
生　あ　ん	成 分 規 格	・シアン化合物：不検出	別に製造基準あり
豆　　腐	保 存 基 準	・冷蔵保存，又は，十分に洗浄，殺菌した水槽内で，飲用適の冷水で絶えず換水しながら保存（移動販売用及び，成型後水さらしせずに直ちに販売されるもの及び無菌充填豆腐を除く） ・移動販売用のものは十分に洗浄，殺菌した器具で保冷	別に製造基準あり
即 席 め ん 類	成 分 規 格	・含有油脂：酸価3以下，又は過酸化物価30以下	めんを油脂で処理したものに限る．
	保 存 基 準	・直射日光を避けて保存	

冷 凍 食 品	成 分 規 格		無加熱摂取 冷凍食品	加熱後摂取冷凍食品		生食用冷凍 鮮魚介類
				凍結直前 加熱	凍結直前 加熱以外	
		細菌数（標準平板培養法）	100,000/g 以下	100,000/g 以下	3,000,000/g 以下	100,000/g 以下
		大腸菌群 （デソキシコーレイト寒天培地法）	陰性	陰性	―	陰性
		E. coli（EC培地法）	―	―	陰性*	―
		腸炎ビブリオ最確数（増菌培地法）	―	―	―	100/g以下

冷　凍　食　品：製造又は加工した食品（清涼飲料水，食肉製品，鯨肉製品，魚肉ねり製品，ゆでだこ及びゆでがに以外）及び切り身，むき身にした鮮魚介類（生かき以外）を凍結させたもので，容器包装に入れられたもの

無加熱摂取冷凍食品：冷凍食品のうち製造又は加工した食品を凍結させたもので，飲食に供する際に加熱を要しないとされているもの

加熱後摂取冷凍食品：冷凍食品のうち製造又は加工した食品を凍結させたもので，無加熱摂取冷凍食品以外のもの

生食用冷凍鮮魚介類：冷凍食品のうち切り身又はむき身にした鮮魚介類であり，生食用のものを凍結させたもの

* ただし，小麦粉を主たる原材料とし，摂食前に加熱工程が必要な冷凍パン生地様食品については，E. coliが陰性であることを要しない．
（冷凍食品の成分規格の細菌数に係る部分は，微生物の働きを利用して製造された食品，例えば，生地パン，納豆，ナチュラルチーズ入りパイ等を凍結させたものであって容器包装に入れられたものについては適用しない）

	保 存 基 準	・−15℃以下保存 ・清潔で衛生的な合成樹脂，アルミニウム箔又は耐水性の加工紙で包装し保存	別に加工基準あり
容器包装詰加圧 加熱殺菌食品	成 分 規 格	・当該容器包装詰加圧加熱殺菌食品中で発育しうる微生物：陰性 （1）恒温試験：容器包装を35.0℃で14日間保持し，膨張又は漏れを認めない． （2）細菌試験：陰性（TGC培地法，恒温試験済みのものを検体とする）	容器包装詰加圧加熱殺菌食品とは，食品（清涼飲料水，食肉製品，鯨肉製品，魚肉ねり製品を除く）を気密性のある容器包装に入れ，密封した後，加圧加熱殺菌したものをいう． 別に製造基準あり
油脂で処理した 菓　　　　子 （指 導 要 領）	製品の管理	・製品中に含まれる油脂の酸価が3を超え，かつ過酸化物価が30を超えないこと． ・製品中に含まれる油脂の酸価が5を超え，又は過酸化物価が50を超えないこと．	製造過程において油脂で揚げる，炒める，吹き付ける，又は塗布する等の処理を施した菓子をいう．粗脂肪として10%（w/w）以上を含むもの

出典）日本食品衛生学会：食品・食品添加物等規格基準（抄）令和5年1月1日現在

乳・乳製品の規格 *1,*4,*5

付表3 ● 原料乳・飲用乳・乳飲料

	原料乳		飲用乳							乳飲料
	生乳*1,*6	生山羊乳	牛乳*2	特別牛乳	殺菌山羊乳	成分調整牛乳	低脂肪牛乳*1,*3,*6	無脂肪牛乳	加工乳	乳飲料*3
比重(15℃)	—	1.030~1.034	1.028以上	1.028以上	1.030~1.034	—	1.030以上	1.032以上	—	—
酸度(乳酸%)	0.18以下a) 0.20以下b)	0.20以下	0.18以下a)c) 0.20以下b)c)	0.17以下a)b) 0.19以下b)	0.20以下	0.21以下c)	0.21以下c)	0.21以下c)	0.18以下c)	—
無脂乳固形分(%)	—	—	8.0以上	8.5以上	7.5以上	8.0以上	8.0以上	8.0以上	8.0以上	—
乳脂肪分(%)	—	—	3.0以上	3.3以上	2.5以上	—	0.5~1.5	0.5未満	—	—
細菌数(1mL当たり)	400万以下 (直接個体鏡検法)	400万以下 (直接個体鏡検法)	5万以下d) (標準平板培養法)	5万以下 (標準平板培養法)	5万以下 (標準平板培養法)	5万以下d) (標準平板培養法)	5万以下d) (標準平板培養法)	5万以下 (標準平板培養法)	5万以下 (標準平板培養法)	3万以下d) (標準平板培養法)
大腸菌群	—	—	陰性e) (培養法)	陰性e) (培養法)	陰性 (培養法)	陰性 (培養法)	陰性 (培養法)	陰性 (培養法)	陰性 (培養法)	陰性 (培養法)
製造の方法の基準			殺菌法：保持式により63℃30分又はこれと同等以上の殺菌効果を有する方法で加熱殺菌	特別牛乳搾取処理業の許可施設で搾取する生乳を用いること。殺菌法：殺菌するときは保持式により63～65℃で30分加熱殺菌	牛乳に同じ	牛乳に同じ	牛乳に同じ	牛乳に同じ	牛乳に同じ	殺菌法：原料は殺菌の過程において破壊されるものを除き、保持式により63℃、30分又はこれと同等以上の殺菌効果を有する方法で殺菌
保存の方法の基準			殺菌後直ちに10℃以下に冷却して保存のこと（常温保存可能品を除く）常温保存可能品は常温を超えない温度で保存	処理後（殺菌した場合にあっては殺菌後）直ちに10℃以下に冷却して保存すること	殺菌後直ちに10℃以下に冷却して保存すること	牛乳に同じ	牛乳に同じ	牛乳に同じ	牛乳に同じ	牛乳に同じ

生水牛乳：比重 1.028以上、酸度 0.18以下、細菌数 400万以下（直接個体鏡検法）

注a) ジャージー種の牛の乳のみを原料とするもの以外のもの。生乳にあっては、ジャージー種の牛以外の牛から搾取したもの。
b) ジャージー種の牛の乳のみを原料とする乳にあっては、ジャージー種の牛から搾取したもの。
c) 常温保存可能品にあっては、29~31℃ 14日又は54~56℃ 7日間保存した後の上昇が0.02%以内
d) 常温保存可能品にあっては、29~31℃ 14日又は54~56℃ 7日間保存のものについて0
e) 1.11 mL×2中、B.G.L.B. 発酵管法
*1 農薬等の残留基準についてはI.2参照
*2 容器等の表示についてはI.7参照
*3 PCBの暫定的規制値についてはI.6参照
*4 アレルギー食品の表示についてはI.7参照
*5 乳等、抗生物質、化学合成品たる抗菌性物質及び厚生労働大臣が定める放射性物質を含有してはならない。ただし、抗生物質、化学合成品たる抗菌性物質は、別に残留基準等（I.2参照）が設定されている場合は、この限りではない。乳、乳飲料、乳飲料の放射性セシウム（放射性セシウム134及びセシウム137の総和）濃度は、50 Bq/kgを超えてはならない。
*6 アフラトキシンM₁が0.5 µg/kgを超えて検出されてはならない。

	原料乳		飲用乳							乳飲料
	生乳	生山羊乳	牛乳	特別牛乳	殺菌山羊乳	成分調整牛乳	低脂肪牛乳	無脂肪牛乳	加工乳	乳飲料
備考	他物の混入禁止	他物の混入禁止	その成分の除去を行わないこと 他物の混入禁止（超高温直接加熱殺菌の際の水蒸気を除く）牛乳の残留農薬については農薬残留基準参照	その成分の除去を行わないこと 他物の混入禁止	他物の混入禁止	他物の混入禁止（超高温直接加熱殺菌の際の水蒸気を除く）	他物の混入禁止（超高温直接加熱殺菌の際の水蒸気を除く）	他物の混入禁止 超高温直接加熱殺菌の際の水蒸気を除く	水、生乳、牛乳、特別牛乳、成分調整牛乳、低脂肪牛乳、無脂肪牛乳、全粉乳、脱脂粉乳、濃縮乳、脱脂濃縮乳、無糖練乳、無糖脱脂練乳、クリーム並びに添加物を使用していないバター、バターオイル、バターミルク及びバターミルクパウダー以外のものは使用禁止	糊状のもの又は凍結したものには防腐剤を使用しないこと

❷ 乳製品（発酵乳（発酵乳，乳酸菌飲料及び乳飲料を除く）*4

	クリーム	バター	バターオイル	ナチュラルチーズ*3	プロセスチーズ	濃縮ホエイ	アイスクリーム類			濃縮乳	脱脂濃縮乳
							アイスクリーム	アイスミルク	ラクトアイス		
酸　度（乳酸%）	0.20以下	—	—	—	—	—	—	—	—	—	—
乳固形分（%）	18.0以上	—	—	—	—	25.0以上	15.0以上	10.0以上	3.0以上	25.5以上	18.5以上（無脂）
乳脂肪分（%）	—	80.0以上	99.3以上	—	40.0以上	—	8.0以上	3.0以上	—	7.0以上	—
水　分（%）	—	17.0以下	0.5以下	—	—	—	—	—	—	—	—
細菌数（標準平板培養法）	10万以下（1mL当たり）	—	—	—	—	—	10万以下*1（1g当たり）	5万以下*1（1g当たり）	5万以下*1（1g当たり）	10万以下（1g当たり）	10万以下（1g当たり）
大腸菌群	陰性b)	陰性b)	陰性b)	100以下c)（1g当たり）	陰性b)	陰性b)	陰性b)	陰性b)	陰性b)	—	—
リステリア・モノサイトゲネス	牛乳に同じa)	—	—	—	—	—	—	—	—	—	—
製造の方法の基準							原水は，食品製造用水及び乳処理用飲料水を除く）は飲用に供する又は食用に供する際に加熱するものは，この限りでない。加熱殺菌するか，又は同等以上の効力を有する方法で殺菌すること。又は同等以上の効力を有する場合から抜取る場合を温める水は流水（食品製造用水に限る）であること。容器包装に分注する水に限る）であること。容器包装に分注する機械を用いること。可能な場合は加熱殺菌する場合は打栓機械を用いること，融解する場合は打栓機械を用いること。融解水は加熱殺菌した場合以外原料として用いないこと				*5
保存の方法の基準	殺菌後，直ちに10℃以下に冷却して保存のこと。ただし，保存性のある容器に入れ殺菌したものを除く。									濃縮後，直ちに10℃以下に冷却して保存のこと	
備　考	他物の混入禁止*2									他物の混入禁止*2	他物の混入禁止*6

a) 牛乳の項参照。
b) 0.1g×2中，デソキシコーレイト培地法。
c) ただし，容器包装に入れた後，加熱殺菌したものにあっては，乳酸菌数と酵母数を除く。
*1 発酵乳又は乳酸菌飲料を原料として使用したものを除く。
*2 超高温直接加熱殺菌の際の水蒸気を除く。
*3 ソフト及びセミハードタイプに限る。
*4 PCBの暫定的規制値についてはIV.6参照。
*5 加熱殺菌を行うまでの工程において，原料を10℃以下又は48℃を超える温度に保たなければならない。ただし，原料が容器に充填し密封した後，加熱殺菌による殺菌後から汚染を防止する構造が外部からの微生物による汚染を防止する構造である場合又は原料の温度が10℃を超え，かつ，48℃以下の状態の時間が6時間未満である過にとり得ないものを除く。
*6 超高温直接加熱殺菌の際の水蒸気を除く。低脂肪牛乳又は無脂肪牛乳，成分調整牛乳，牛乳，特別牛乳及び生乳からなる乳糖及び乳清タンパク質の調整のために乳糖を除く。

	無糖練乳	無糖脱脂練乳	加糖練乳	加糖脱脂練乳	全粉乳	脱脂粉乳	クリームパウダー	ホエイパウダー	たんぱく質濃縮ホエイパウダー	バターミルクパウダー	加糖粉乳	調製粉乳	調製液状乳
乳固形分 (%)	25.0以上	18.5以上（無脂）	28.0以上	25.0以上	95.0以上	95.0以上	95.0以上	95.0以上	95.0以上	95.0以上	70.0以上	50.0以上	—
乳たんぱく質量 (%)（乾燥状態において）	—	—	—	—	—	—	—	—	15.0以上80.0以下	—	—	—	—
乳脂肪分 (%)	7.5以上	—	8.0以上	—	25.0以上	—	50.0以上	—	—	—	—	—	—
糖分 (%)	—	—	58.0以下（乳糖を含む）	58.0以下（乳糖を含む）	—	—	—	—	—	—	18.0以上25.0以下（乳糖を含む）	—	—
水分 (%)	—	—	27.0以下	29.0以下	5.0以下	5.0以下	5.0以下	5.0以下	5.0以下	5.0以下	5.0以下	5.0以下	—
細菌数（標準平板培養法）	0（1g当たり）	0（1g当たり）	5万以下（1g当たり）	5万以下（1g当たり）	5万以下（1g当たり）	5万以下（1g当たり）	5万以下（1g当たり）	5万以下（1g当たり）	5万以下（1g当たり）	5万以下（1g当たり）	5万以下（1g当たり）	5万以下（1g当たり）	—
大腸菌群	陰性a)	陰性a)	陰性a)	陰性a)	陰性a)	陰性a) *6	陰性a)	陰性a)	陰性a)	陰性a)	陰性a)	陰性a)	発育し得る微生物が陰性でなければならない。ただし、常温保存可能品にあってはこの限りではない*7
製造の方法の基準	容器に入れ115℃以上15分加熱	無糖練乳に同じ											保存性のある容器に入れ、かつ、摂氏120℃で4分間加熱殺菌するか又はこれと同等以上の殺菌効果を有する方法により加熱殺菌。ただし、常温保存可能品にあってはこの限りでない。
備考	他物使用禁止。ただし、使用可能添加物は下記の通り*2 *1	*1	他物使用禁止。ただし、糖以外のものの混入については下記の通り*3 *1	*1	たんぱく質量の調整のため、乳糖及び生乳、牛乳、特別牛乳、成分調整牛乳、低脂肪牛乳又は無脂肪牛乳から得られた乳から得られたものを添加することができる。ただし、使用添加物は下記の通り*4 *1						他物使用禁止。ただし、しょ糖及び乳製品のほか、その種類及び混入割合につき厚生労働大臣の承認を受けて使用するものの以外は使用してはならない*5 *1	乳（生山羊乳、殺菌山羊乳を除く）又はしょ糖以外のものの混入について厚生労働大臣の承認を受けて使用するものの以外は使用してはならない*5 *1	常温を超えない範囲で保存する

a) 0.111 g×2中、B.G.L.B. 培地法

*1 製造に当たってその種類及び混合割合につき厚生労働大臣の承認を受けた添加物はこの限りでない。

*2 塩化カルシウム、クエン酸カルシウム、クエン酸三ナトリウム（結晶）、炭酸ナトリウム（無水）、ピロリン酸四ナトリウム（結晶）、ピロリン酸四ナトリウム（無水）、ポリリン酸カリウム、メタリン酸ナトリウム、リン酸水素二ナトリウム（結晶）、リン酸水素二ナトリウム（無水換算）、リン酸二水素ナトリウム（無水）、リン酸三ナトリウム（結晶）、単品で3 g/kg以下、組合せで2 g/kg以下

*3 クエン酸三ナトリウム（結晶）、クエン酸三ナトリウム（無水）、ポリリン酸カリウム、メタリン酸ナトリウム、炭酸ナトリウム（無水）、ピロリン酸四ナトリウム（結晶）、ピロリン酸四ナトリウム（無水）、炭酸水素ナトリウム（結晶は無水換算）、リン酸水素二ナトリウム（結晶）、乳糖2 g/kg以下、単品で3 g/kg以下、組合せで2 g/kg以下

*4 クエン酸二水素ナトリウム（結晶）、リン酸二水素ナトリウム（無水）、ポリリン酸カリウム、メタリン酸ナトリウム、炭酸ナトリウム（無水）、ピロリン酸四ナトリウム（結晶）、リン酸三ナトリウム（結晶）、リン酸水素二ナトリウム（無水）、単品又は組合せで5 g/kg以下

*5 クエン酸三ナトリウム（結晶）、炭酸水素ナトリウム（結晶）、ピロリン酸四ナトリウム（無水）、ポリリン酸カリウム、メタリン酸ナトリウム、ポリリン酸ナトリウム、ピロリン酸四ナトリウム（結晶）、リン酸三ナトリウム（結晶）、リン酸水素二ナトリウム（無水）、単品又は組合せで5 g/kg以下（結晶は無水換算）

*6 加熱殺菌を行うまでの工程において、原料を10℃以下又は48℃を超える温度に保たなければならない。原料が滞留しないように連続して製造が行われている場合はこの限りではない。加熱殺菌は牛乳の例による。加熱殺菌後から乾燥を行うまでの工程において、原料を10℃以下又は48℃を超える温度に保たなければならない。当該工程において用いるすべての機械の構造が外部からの微生物による汚染を防止するものである場合又は原料の温度が10℃以下若しくは48℃以下の状態の時間が6時間未満である場合にあっては、この限りではない。

*7 常温保存可能品にあっては、29～31℃14日又は54～56℃7日保存のものについて。

❸ 発酵乳・乳酸菌飲料[*1,*4]

	発 酵 乳[*2]	乳 酸 菌 飲 料[*2] （無脂乳固形分3.0%以上）	乳 酸 菌 飲 料[*3] （無脂乳固形分3.0%未満）
無 脂 乳 固 形 分 %	8.0以上	——	——
乳酸菌数又は酵母数 （1 mL当たり）	1000万以上 ただし，発酵させた後，75℃以上で15分加熱するか，これと同等以上の殺菌方法で加熱殺菌したものはこの限りでない．	1000万以上 ただし，発酵させた後，75℃以上で15分加熱するか，これと同等以上の殺菌方法で加熱殺菌したものはこの限りでない．	100万以上
大 腸 菌 群	陰　　　　性[a]	陰　　　　性[a]	陰　　　　性[a]
製 造 の 方 法 の 基 準	原水は，食品製造用水とする． 原料（乳酸菌，酵母，発酵乳及び乳酸菌飲料を除く）は保持式により63℃で30分間加熱殺菌するか，又はこれと同等以上の殺菌効果を有する方法で殺菌すること．	原液の製造に使用する原水は食品製造用水であること． 原液の製造に使用する原料（乳酸菌及び酵母を除く）は保持式により63℃で30分間加熱殺菌するか，又はこれと同等以上の殺菌効果を有する方法で殺菌すること． 原液を薄めるのに使用する水等は，使用直前に5分間以上煮沸するか，又はこれと同等以上の効果を有する殺菌操作を施すこと．	
備　　　　　考	糊状のもの又は凍結したものには防腐剤を使用しないこと．	殺菌したものには，防腐剤を使用しないこと．	

[a] 0.1 g×2中，デソキシコーレイト培地法
[*1] 清涼飲料水全自動調理機で調理される乳酸菌飲料の調理の方法の基準については別に定められている．
[*2] 乳製品
[*3] 乳等を主原料とする食品
[*4] PCBの暫定的規制値についてはI.6参照，容器等についてはIV.5参照

❹ 常温保存可能品

	牛乳, 成分調整牛乳	低脂肪牛乳	無脂肪牛乳	加 工 乳	乳 飲 料	調製液状乳
アルコール試験（30±1℃　14日または55±1℃ 7日保存の前後において）	陰性	陰性	陰性	陰性	——	——
酸度（乳酸%）（30±1℃　14日または55±1℃ 7日保存の前後の差）	0.02%以内	0.02%以内	0.02%以内	0.02%以内	——	——
細菌数（30±1℃　14日または55±1℃で7日保存した後）（標準平板培養法　1 mL当たり）	0	0	0	0	0	0

出典）日本食品衛生学会：食品・食品添加物等規格基準（抄）令和5年1月1日現在

付表4　農産物の残留基準（一例）

※随時更新される暫定基準についてはこの表には含めないので厚生労働省ホームページを参照のこと.

（数値は ppm 以下を示す）

分類／農薬名＼食品名	穀類 大麦	小麦	米(玄米)	そば	とうもろこし	ライ麦	*1 その他の穀類	豆類 えんどう	*1 小豆類	そら豆	大豆	らっかせい	*1 その他の豆類
BHC（α, β, γ, δの総和）*2	—	0.2	0.2	0.2	0.2	—	—	0.2	0.2	0.2	0.2	—	—
DCIP	—	—	—	—	—	—	—	—	—	—	—	—	—
DDT（DDD, DDEを含む）*2	—	0.2	0.2	0.2	0.2	—	—	0.2	0.2	0.2	0.2	—	—
EPN	—	—	0.02	—	—	—	—	—	—	—	—	—	—
EPTC	0.1	0.1	0.1	0.1	0.1	0.1	0.1	0.1	0.1	0.1	0.1	0.1	0.1
MCPA *2	0.2	0.04	0.05	—	0.05	0.2	0.2	0.01	—	—	—	—	—
MCPB *2	—	—	0.02	—	0.05	0.2	0.2	0.01	—	—	—	—	—
アクリナトリン	—	—	—	—	—	—	—	—	—	—	—	—	—
アシノナピル *2	—	—	—	—	—	—	—	—	—	—	—	—	—
アシフルオルフェン	—	—	—	—	—	—	—	—	—	—	0.1	0.1	—
アシベンゾラル S-メチル *2	—	0.05	0.1	—	—	—	—	—	—	—	—	—	—
アジムスルフロン	—	—	0.02	—	—	—	—	—	—	—	—	—	—
アシュラム	—	—	—	—	—	—	—	—	—	—	—	—	—
アジンホスメチル	—	—	—	—	—	—	—	—	—	—	—	—	—
アセキノシル *2	—	—	—	—	—	—	—	—	0.5	—	—	—	—
アセタミプリド *2	3	0.3	—	—	0.2	3	3	2	2	2	0.3	0.2	2
アセトクロール *2	—	—	—	—	0.05	—	—	—	—	—	—	1	—
アセフェート	—	—	—	—	0.3	—	—	—	—	1	0.3	—	—
アゾキシストロビン	2	0.3	0.2	—	0.05	0.3	10	0.5	0.5	0.5	0.5	0.2	0.5
アゾシクロチン及びシヘキサチン *2	—	—	—	—	—	—	—	—	—	—	—	—	—
アバメクチン *2	—	—	—	—	—	—	—	0.005	—	—	—	0.005	0.005
アフィドピロペン	—	0.2	—	—	—	—	0.2	—	—	—	—	0.01	—
アミスルブロム	—	—	0.05	—	—	—	—	—	—	—	0.2	0.3	—
アミトラズ *2	—	—	—	—	—	—	—	—	—	—	—	—	—
アミトロール	—	—	—	—	—	—	—	—	—	—	—	—	—
アメトクトラジン *2	—	—	—	—	—	—	—	—	0.2	—	0.4	—	—
アメトリン	—	—	—	—	0.05	—	—	—	—	—	—	—	—
アラクロール *2	—	—	—	—	0.02	—	0.05	—	0.02	0.1	0.02	0.02	0.1
アルジカルブ及びアルドキシカルブ *2	0.02	0.02	—	—	0.05	—	0.1	—	0.1	0.1	0.02	0.02	0.1
アルドリン及びディルドリン *2	0.02	0.02	0.01	0.02	0.02	0.02	0.02	0.05	0.05	0.05	0.05	0.05	0.05
イソウロン	—	—	—	—	—	—	—	—	—	—	—	—	—
イソキサチオン	—	—	—	—	0.03	—	—	0.02	0.02	0.02	0.02	0.02	0.02
イソキサフルトール *2	—	—	—	—	0.02	—	—	—	—	—	—	0.05	0.03
イソチアニル	—	—	0.3	—	—	—	—	—	—	—	—	—	—
イソピラザム *2	0.6	0.2	—	—	—	0.2	0.6	—	—	—	—	0.01	—

（数値は ppm 以下を示す）

グループ区分：いも類（かんしょ〜その他のいも類）／野菜（さとうきび・てんさい）／あぶらな科野菜（かぶ類の根〜チンゲンサイ）

かんしょ	こんにゃくいも	さといも(やつがしらを含む)類	ばれいしょ	やまいも(長いも)	*1 その他のいも類	さとうきび	てんさい	かぶ類の根	かぶ類の葉	カリフラワー	キャベツ	きょうな	クレソン	ケール	こまつな	西洋わさび	だいこん(ラディッシュ含む)の根類	だいこん(ラディッシュ含む)の葉類	チンゲンサイ
0.2	—	0.2	0.2	—	—	—	—	0.2	0.2	0.2	0.2	0.2	—	—	0.2	—	0.2	0.2	—
0.02	—	—	—	—	—	—	—	—	—	—	—	—	—	—	—	—	—	—	—
0.2	—	0.2	0.2	—	—	—	—	0.2	0.2	0.2	0.2	0.2	—	—	0.2	—	0.2	0.2	—
0.05	—	—	—	—	—	—	—	—	—	0.02	0.1	—	—	—	—	—	—	—	—
0.04	0.04	0.04	0.3	0.04	0.04	—	0.1	0.1	0.1	0.1	0.1	0.04	0.1	0.1	0.04	0.1	0.1	0.1	0.1
—	—	—	—	—	—	—	—	—	—	—	—	—	—	—	—	—	—	—	—
—	—	—	—	—	—	—	—	—	—	—	—	—	—	—	—	—	—	—	—
—	—	—	—	—	—	—	—	—	—	—	—	—	—	—	—	—	—	—	—
—	—	—	—	—	—	—	—	—	1	1	1	1	0.3	1	1	—	—	—	1
—	—	—	—	—	—	—	0.1	—	—	—	—	—	—	—	—	—	—	—	—
—	—	—	—	—	0.2	—	—	—	—	—	—	—	—	—	—	—	—	—	—
0.2	0.2	0.2	0.3	0.05	—	—	0.2	0.1	5	1	3	5	3	5	5	0.05	0.2	5	5
—	—	—	0.5	0.5	—	—	0.1	0.5	0.5	2	0.2	1	—	—	1	—	0.05	0.05	1
1	1	1	7	1	1	0.05	1	1	15	5	5	40	70	40	15	1	1	50	40
0.01	—	0.01	0.01	0.01	0.01	—	—	—	—	—	—	—	—	—	—	—	—	—	—
0.01	0.01	0.01	0.01	0.01	0.01	—	0.02	—	5	0.5	0.5	5	5	5	—	—	—	5	5
—	0.05	0.05	0.05	—	—	—	1	0.5	30	2	3	20	—	20	15	—	0.3	25	20
0.05	—	0.05	0.05	0.05	0.05	—	—	—	50	9	9	50	50	50	50	—	—	50	50
—	—	—	—	—	—	0.05	—	—	—	—	—	—	—	—	—	—	—	—	—
0.02	—	—	0.01	—	—	0.01	0.01	0.01	0.01	—	0.01	—	—	—	0.01	—	0.01	0.01	—
—	—	—	—	—	—	0.1	0.05	—	—	—	—	—	—	—	—	—	—	—	—
0.1	0.1	0.1	0.1	0.1	0.1	—	0.1	0.1	0.05	0.01	—	0.05	0.05	0.05	0.05	0.1	—	0.05	0.05
—	—	—	—	—	—	0.02	—	—	—	—	—	—	—	—	—	—	—	—	—
—	—	0.03	—	—	—	0.03	—	—	0.05	0.05	—	0.02	—	—	—	—	—	0.1	0.1	—
—	—	—	—	—	—	0.01	—	—	—	—	—	—	—	—	—	—	—	—	—
—	—	—	—	—	—	—	—	—	—	—	—	3	—	—	—	—	—	—	—

出典）日本食品衛生学会：食品・食品添加物等規格基準（抄）令和5年1月1日現在

付表5　畜水産物の残留基準（一例）

※随時更新される暫定基準のみが設定されている農薬等については，この表には含めないので厚生労働省ホームページを参照のこと．
（数値は ppm 以下を示す）

農薬等名	乳	牛（筋）	豚（筋）	その他の陸棲哺乳類に属する動物[1]（筋）	羊（筋）	馬（筋）	山羊（筋）	鶏（肉）	その他の家きん[1]（肉）	あひる（肉）	七面鳥（肉）
EPN	—									—	—
MCPA[2]	0.04	0.1	0.1	0.1				0.05	0.05	—	—
アザペロン[2]	—	—	0.06								
アシノナピル[2]	—										
アシベンゾラル-S-メチル[2]	0.01	0.02	0.02	0.02				0.02	0.02		
アシュラム	0.05	0.05									
アセキノシル[2]	—										
アセタミプリド[2]	0.1	0.1	0.1	0.1				0.01	0.01		
アセトアミノフェン	—		0.6								
アセフェート	—	0.05	0.05	0.05				0.01	0.01		
アゾキシストロビン	0.01	0.05	0.05	0.05				0.01	0.01		
アバメクチン[2]	0.02	0.02	0.02	0.01							
アビラマイシン[2]	—	—	0.2	0.2				0.2	0.2		
アフィドピロペン	0.001	0.01	0.01	0.01				0.01	0.01		
アプラマイシン	—	0.5	0.06	0.5				0.5	—		
アミスルブロム	—										
アミトラズ[2]	0.02	0.09	0.09	0.2							
アミノシクロピラクロル	0.02	0.01	0.01	0.01							
アメトクトラジン[2]	—							0.03	0.03		
アモキシシリン	0.004	0.05	0.05	0.05				0.05	0.05		
アラクロール[2]	0.02	0.02	0.02	0.02				0.02	0.02		
アルドリン及びディルドリン[2]	0.006	—									
アルトレノゲスト		—	0.001	0.001							
アルベンダゾール[2]	0.02	0.02	—	0.02							
アンピシリン	0.02	0.03	0.06	0.04				0.02	0.05		
イソオイゲノール	—										
イソキサチオン	—										
イソキサフルトール[2]	0.01	0.01	0.01	0.01				0.01	0.01		
イソピラザム[2]	0.02	0.03	0.03	0.03				0.01	0.01		
イソフェタミド[2]	0.01	0.02	—	0.02				0.01	0.01		
イソプロチオラン	0.02	0.02	0.01	0.01							
イソメタミジウム	0.10	0.10									
イブフェンカルバゾン	—										
イブフルフェノキン	0.01	0.01	0.01	0.01				0.01	0.01		
イプロベンホス	—										
イベルメクチン[2]	0.01	0.01	0.02	0.02[a]	0.01	0.01					
イマザピック	0.1	0.1	0.1	0.1				0.01	0.01		
イマザピル	0.01	0.05	0.05	0.05				0.01	0.01		
イミダクロプリド[2]	0.1	0.3	0.3	0.3				0.02	0.02		
イミドカルブ	0.05	0.3									

（数値は ppm 以下を示す）

脂肪										肝臓									
牛	豚	その他の陸棲哺乳類に属する動物[1]	羊	馬	山羊	鶏	その他の家きん[1]	あひる	七面鳥	牛	豚	その他の陸棲哺乳類に属する動物[1]	羊	馬	山羊	鶏	その他の家きん[1]	あひる	七面鳥
—	—	—	—	—	—	—	—	—	—	—	—	—	—	—	—	—	—	—	—
0.2	0.2	0.2	—	—	—	0.05	0.05	—	—	3	3	3	—	—	—	0.05	0.05	—	—
—	0.06	—	—	—	—	—	—	—	—	—	0.1	—	—	—	—	—	—	—	—
0.02	0.02	0.02	—	—	—	0.02	0.02	—	—	0.02	0.02	0.02	—	—	—	0.02	0.02	—	—
0.05	—	—	—	—	—	—	—	—	—	0.05	—	—	—	—	—	—	—	—	—
0.02	—	0.02	—	—	—	—	—	—	—	0.02	—	0.02	—	—	—	—	—	—	—
0.1	0.1	0.1	—	—	—	0.01	0.01	—	—	0.2	0.2	0.2	—	—	—	0.05	0.05	—	—
—	0.3	—	—	—	—	—	—	—	—	—	2	—	—	—	—	—	—	—	—
0.05	0.05	0.05	—	—	—	0.1	0.1	—	—	0.05	0.05	0.05	—	—	—	0.01	0.01	—	—
0.05	0.05	0.05	—	—	—	0.01	0.01	—	—	0.07	0.07	0.07	—	—	—	0.01	0.01	—	—
0.1	0.02	0.1	—	—	—	—	—	—	—	0.1	0.02	0.05	—	—	—	—	—	—	—
—	0.2	0.2	—	—	—	0.2	0.2	—	—	—	0.3	0.3	—	—	—	0.3	0.3	—	—
0.01	0.01	0.01	—	—	—	0.01	0.01	—	—	0.2	0.2	0.2	—	—	—	0.01	0.01	—	—
0.5	0.06	0.5	—	—	—	0.5	—	—	—	5	0.06	0.5	—	—	—	0.5	—	—	—
—	—	—	—	—	—	—	—	—	—	—	—	—	—	—	—	—	—	—	—
0.2	0.4	0.2	—	—	—	—	—	—	—	0.4	0.4	0.4	—	—	—	—	—	—	—
0.03	0.03	0.03	—	—	—	—	—	—	—	0.3	0.3	0.3	—	—	—	—	—	—	—
—	—	—	—	—	—	0.03	0.03	—	—	—	—	—	—	—	—	0.03	0.03	—	—
0.05	0.05	0.05	—	—	—	0.05	0.05	—	—	0.05	0.05	0.05	—	—	—	0.05	0.05	—	—
0.02	0.02	0.02	—	—	—	0.02	0.02	—	—	0.02	0.02	0.02	—	—	—	0.02	0.02	—	—
0.2	0.2	0.2	—	—	—	0.2	0.2	—	—	—	—	—	—	—	—	—	—	—	—
—	0.004	0.004	—	—	—	—	—	—	—	—	0.004	0.004	—	—	—	—	—	—	—
0.02	—	0.02	—	—	—	—	—	—	—	1	—	0.8	—	—	—	—	—	—	—
0.03	0.06	0.05	—	—	—	0.02	0.05	—	—	0.04	0.06	0.04	—	—	—	0.03	0.05	—	—
—	—	—	—	—	—	—	—	—	—	—	—	—	—	—	—	—	—	—	—
0.01	0.01	0.01	—	—	—	0.01	0.01	—	—	0.1	0.1	0.1	—	—	—	0.2	0.2	—	—
0.03	0.03	0.03	—	—	—	0.01	0.01	—	—	0.02	0.02	0.02	—	—	—	0.01	0.01	—	—
0.02	—	0.02	—	—	—	0.01	0.01	—	—	0.07	—	0.07	—	—	—	0.01	0.01	—	—
0.02	0.01	0.01	—	—	—	—	—	—	—	0.02	0.01	0.01	—	—	—	—	—	—	—
0.10	—	—	—	—	—	—	—	—	—	0.50	—	—	—	—	—	—	—	—	—
0.01	0.01	0.01	—	—	—	0.03	0.03	—	—	0.02	0.02	0.02	—	—	—	0.01	0.01	—	—
0.040	0.020	0.04[a]	0.020	0.020	—	—	—	—	—	0.10	0.015	0.02[a]	0.015	0.015	—	—	—	—	—
0.1	0.1	0.05	—	—	—	0.01	0.01	—	—	1	1	1	—	—	—	0.01	0.01	—	—
0.05	0.05	0.05	—	—	—	0.01	0.01	—	—	0.2	0.2	0.2	—	—	—	0.01	0.01	—	—
0.3	0.3	0.3	—	—	—	0.02	0.02	—	—	0.3	0.3	0.3	—	—	—	0.05	0.05	—	—
0.05	—	—	—	—	—	—	—	—	—	1.5	—	—	—	—	—	—	—	—	—

出典）日本食品衛生学会：食品・食品添加物等規格基準（抄）令和 5 年 1 月 1 日現在

付表6　食品の暫定的規制値等

規　制　項　目	対　象　食　品	規　制　値
PCBの暫定的規制値	魚介類 　遠洋沖合魚介類（可食部） 　内海内湾（内水面を含む）魚介類（可食部） 牛乳（全乳中） 乳製品（全量中） 育児用粉乳（全量中） 肉類（全量中） 卵類（全量中） 容器包装	（単位：ppm） 0.5 3 0.1 1 0.2 0.5 0.2 5
水銀の暫定的規制値 ・総水銀 ・メチル水銀	魚介類 　ただしマグロ類（マグロ，カジキ及びカツオ）及び内水面水域の河川産の魚介類（湖沼産の魚介類は含まない），並びに深海性魚介類等（メヌケ類，キンメダイ，ギンダラ，ベニズワイガニ，エッチュウバイガイ及びサメ類）については適用しない	（単位：ppm） 0.4かつ 0.3（水銀として）
総アフラトキシンの規制値	食品全般	10 μg/kgを超えてはならない （アフラトキシンB_1, B_2, G_1及びG_2の総和）
アフラトキシンM_1の規制値	乳	0.5 μg/kgを超えてはならない
貝毒の規制値 ・麻痺性貝毒 ・下痢性貝毒	貝類全般（可食部）及び二枚貝等捕食生物（可食部） 貝類全般（可食部）	4 MU/g以下（1 MU（マウスユニット）は体重20 gのマウスを15分で死亡させる毒量） 0.16 mgオカダ酸当量/kg以下

出典）日本食品衛生学会：食品・食品添加物等規格基準（抄）令和5年1月1日現在

付表7　　食品添加物

使用基準のあるもの†

物　質　名	対　象　食　品	使　用　量	使　用　制　限	備　　考 （他の主な用途名）
イーストフード				
硫酸カルシウム				（栄養強化剤，豆腐用凝固剤，膨張剤）
リン酸三カルシウム		Caとして食品の1.0%以下（特別用途表示の許可又は承認を受けた場合を除く）	食品の製造又は加工上必要不可欠な場合及び栄養の目的で使用する場合に限る	（栄養強化剤，ガムベース，製造用剤，乳化剤，膨張剤）
リン酸一水素カルシウム				（栄養強化剤，製造用剤，乳化剤，膨張剤）
リン酸二水素カルシウム				
栄　養　強　化　剤				
亜セレン酸ナトリウム	調整粉乳，調製液状乳 母乳代替食品	Seとして5.5 µg/100 kcal以下	使用に当たっては，適切な製造工程管理を行い，食品中で目的とする効果を得る上で必要とされる量を超えないものとすること	
グルコン酸亜鉛	特定保健用食品・栄養機能食品	当該食品の1日当たりの摂取目安量に含まれるZnの量15 mg以下		
	母乳代替食品	標準調乳濃度に調乳したとき，Znとして6.0 mg/L（厚生大臣の承認を受けて使用する場合を除く）		
	特別用途表示の許可又は承認を受けた食品（病者用のものに限る）			
硫酸亜鉛	母乳代替食品	標準調乳濃度に調乳したとき，Znとして6.0 mg/L以下（厚生労働大臣の承認を受けて使用する場合を除く）		（製造用剤）
	発泡性酒類	Znとして0.0010 g/kg以下		
β-カロテン			こんぶ類，食肉，鮮魚介類（鯨肉を含む），茶，のり類，豆類，野菜及びわかめ類に使用してはならない	（着色料）
デュナリエラカロテン*1				
ニンジンカロテン*1				
パーム油カロテン*1				
グルコン酸第一鉄	オリーブ 母乳代替食品，離乳食品，妊産婦・授乳婦用粉乳	Feとして0.15 g/kg以下		（色調調整剤）
クエン酸カルシウム				（乳化剤，調味料，膨張剤）
グリセロリン酸カルシウム			栄養の目的で使用する場合に限る	
グルコン酸カルシウム				
L-グルタミン酸カルシウム				（調味料）
乳酸カルシウム				（調味料，膨張剤）
パントテン酸カルシウム				
塩化カルシウム				（豆腐用凝固剤）
水酸化カルシウム		Caとして1.0%以下（特別用途表示の食品を除く）		（製造用剤）
ピロリン酸二水素カルシウム				（製造用剤，乳化剤，膨張剤）
硫酸カルシウム			食品の製造又は加工上必要不可欠な場合及び栄養の目的で使用する場合に限る	（イーストフード，豆腐用凝固剤，膨張剤）
リン酸三カルシウム				（イーストフード，ガムベース，製造用剤，乳化剤，膨張剤）
リン酸一水素カルシウム				
リン酸二水素カルシウム				（イーストフード，乳化剤，膨張剤）

† 物質名のうち，*1 印は既存添加物名簿収載品

物　質　名	対　象　食　品	使　用　量	使　用　制　限	備　考 （他の主な用途名）
グルコン酸銅	特定保健用食品・栄養機能食品	当該食品の1日当たりの摂取目安量に含まれるCuの量5 mg以下		
硫酸銅	母乳代替食品 母乳代替食品	標準調乳濃度に調乳したとき，Cuとして0.60 mg/L以下（厚生労働大臣の承認を得て使用する場合を除く）		
トコフェロール酢酸エステル d-α-トコフェロール酢酸エステル	特定保健用食品・栄養機能食品	当該食品の1日当たりの摂取目安量に含まれるα-トコフェロールの量150 mg以下		
ニコチン酸 ニコチン酸アミド			食肉及び鮮魚介類（鯨肉を含む）に使用してはならない	（色調調整剤）
ビオチン	母乳代替食品（厚生労働大臣の承認を受けたものを除く） 調製粉乳，調製液状乳，特定保健用食品・栄養機能食品	10 μg/100 kcal以下		
酵素処理ルチン（抽出物）*1			着色料の項参照	（酸化防止剤, 着色料）

ガ　ム　ベ　ー　ス

物　質　名	対　象　食　品	使　用　量	使　用　制　限	備　考 （他の主な用途名）
エステルガム ポリイソブチレン ポリブテン	チューインガム		チューインガム基礎剤以外の用途に使用してはならない	
酢酸ビニル樹脂			チューインガム基礎剤及び果実又は野菜の表皮の被膜剤以外に使用してはならない	（被膜剤）
タルク*1		5.0%以下（残存量）製造用剤の項参照	食品の製造又は加工上必要不可欠な場合以外は食品に使用してはならない	（製造用剤）
リン酸三カルシウム リン酸一水素カルシウム		Caとして1.0%以下（特別用途表示の許可又は承認を受けた場合を除く）	食品の製造又は加工上必要不可欠な場合及び栄養の目的で使用する場合に限る	（イーストフード, 栄養強化剤, 製造用剤, 乳化剤, 膨張剤）

甘　味　料

物　質　名	対　象　食　品	使　用　量	使　用　制　限	備　考 （他の主な用途名）
アセスルファムカリウム	砂糖代替食品（コーヒー，紅茶等に直接加え，砂糖に代替する食品として用いられるもの）	15 g/kg以下		特別用途表示の許可又は承認を受けた場合は，この限りではない
	栄養機能食品（錠剤）	6.0 g/kg以下		
	あん類，菓子，生菓子	2.5 g/kg以下		
	チューインガム	5.0 g/kg以下		
	アイスクリーム類，ジャム類，たれ，漬け物，氷菓，フラワーペースト	1.0 g/kg以下		
	果実酒，雑酒，清涼飲料水，乳飲料，乳酸菌飲料，はっ酵乳（希釈して飲用に供する飲料水にあっては，希釈後の飲料水）	0.50 g/kg以下		
	その他の食品	0.35 g/kg以下		
グリチルリチン酸二ナトリウム	しょう油，みそ			
サッカリン	チューインガム	0.050 g/kg以下（サッカリンとして）		
サッカリンカルシウム サッカリンナトリウム	こうじ漬，酢漬，たくあん漬	2.0 g/kg未満（サッカリンナトリウムとしての残存量）	サッカリンカルシウムとサッカリンナトリウムを併用する場合にはそれぞれの残存量の和がサッカリンナトリウムとしての基準値以上であってはならない	特別用途表示の許可又は承認を受けた場合は，この限りではない
	粉末清涼飲料	1.5 g/kg未満（〃）		
	かす漬，みそ漬，しょう油漬の漬物，魚介加工品（魚肉ねり製品，つくだ煮，漬物，缶詰又は瓶詰食品を除く）	1.2 g/kg未満（〃）		
	海藻加工品，しょう油，つくだ煮，煮豆	0.50 g/kg未満（〃）		

物　質　名	対　象　食　品	使　用　量	使　用　制　限	備　考 （他の主な用途名）
	魚肉ねり製品，シロップ，酢，清涼飲料水，ソース，乳飲料，乳酸菌飲料，氷菓	0.30 g/kg 未満（5倍以上に希釈して用いる清涼飲料水及び乳酸菌飲料の原料に供する乳酸菌飲料又ははっ酵乳にあっては 1.5 g/kg 未満，3倍以上に希釈して用いる酢にあっては 0.90 g/kg 未満）（〃）		
	アイスクリーム類，あん類，ジャム，漬物（かす漬，こうじ漬，しょう油漬，酢漬，たくあん漬，みそ漬を除く），はっ酵乳（乳酸菌飲料の原料に供するはっ酵乳を除く），フラワーペースト類，みそ	0.20 g/kg 未満（〃）		アイスクリーム類，菓子，氷菓は原料である液状ミックス及びミックスパウダーを含む
	菓子	0.10 g/kg 未満（〃）		
	上記食品以外の食品及び魚介加工品の缶詰又は瓶詰	0.20 g/kg 未満（〃）		
スクラロース	砂糖代替食品（コーヒー，紅茶等に直接加え，砂糖に代替する食品として用いられるもの）	12 g/kg 以下		特別用途表示の許可又は承認を受けた場合は，この限りではない
	菓子，生菓子	1.8 g/kg 以下		
	チューインガム	2.6 g/kg 以下		
	ジャム	1.0 g/kg 以下		
	清酒，合成清酒，果実酒，雑酒，清涼飲料水，乳飲料，乳酸菌飲料（希釈して飲用に供する飲料水にあっては，希釈後の飲料水）	0.40 g/kg 以下		
	その他の食品	0.58 g/kg 以下		

香　　料

物　質　名	対　象　食　品	使　用　量	使　用　制　限	備　考 （他の主な用途名）
アセトアルデヒド アセト酢酸エチル アセトフェノン アニスアルデヒド （3-アミノ-3-カルボキシプロピル）ジメチルスルホニウム塩化物 アミルアルコール α-アミルシンナムアルデヒド アントラニル酸メチル アンモニウムイソバレレート イオノン イソアミルアルコール イソオイゲノール イソ吉草酸イソアミル イソ吉草酸エチル イソキノリン イソチオシアネート類（毒性が激しいと一般に認められるものを除く） イソチオシアン酸アリル イソバレルアルデヒド イソブタノール イソブチルアミン イソブチルアルデヒド			ここに収載した香料は別段の規定があるもののほか着香の目的以外に使用してはならない	イソチオシアネート類，インドール及びその誘導体，エステル類，エーテル類，ケトン類，脂肪酸類，脂肪族高級アルコール類，脂肪族高級アルデヒド類，脂肪族高級炭化水素類，チオエーテル類，チオール類，テルペン系炭化水素類，フェノールエーテル類，フェノール類，フルフラール及びその誘導体，芳香族アルコール類，芳香族アルデヒド類，ラクトン類の18項目については類又は誘導体として指定．これらに属する具体的品目は令和元年10月21日薬生食基発1021第1号，薬生食監発1021第1号に掲載．令和4年4月22日薬生食基発0422第1号，薬生食監発0422第1号により一部改正
イソプロパノール イソプロピルアミン イソペンチルアミン インドール及びその誘導体 γ-ウンデカラクトン エステル類	製造用剤の項参照	製造用剤の項参照		（製造用剤）

物　質　名	対　象　食　品	使　用　量	使　用　制　限	備　　考 （他の主な用途名）
2-エチル-3,5-ジメチルピラジン及び 　2-エチル-3,6-ジメチルピラジンの 　混合物				
エチルバニリン				
2-エチルピラジン				
3-エチルピリジン				
2-エチル-3-メチルピラジン				
2-エチル-5-メチルピラジン				
2-エチル-6-メチルピラジン				
5-エチル-2-メチルピリジン				
エーテル類				
オイゲノール				
オクタナール				
オクタン酸				（殺菌料（過酢酸製 剤の成分））
オクタン酸エチル				
ギ酸イソアミル				
ギ酸ゲラニル				
ギ酸シトロネリル				
クエン酸三エチル	乳化剤の項参照	乳化剤の項参照		（乳化剤）
ケイ皮酸				
ケイ皮酸エチル				
ケイ皮酸メチル				
ケトン類				
ゲラニオール				
酢酸イソアミル				
酢酸エチル	製造用剤の項参照	製造用剤の項参照		（製造用剤）
酢酸ゲラニル				
酢酸シクロヘキシル				
酢酸シトロネリル				
酢酸シンナミル			ここに収載した香料は 別段の規定があるもの のほか着香の目的以外 に使用してはならない	
酢酸テルピニル				
酢酸フェネチル				
酢酸ブチル				
酢酸ベンジル				
酢酸l-メンチル				
酢酸リナリル				
サリチル酸メチル				
2,3-ジエチルピラジン				
2,3-ジエチル-5-メチルピラジン				
シクロヘキシルプロピオン酸アリル				
シトラール				
シトロネラール				
シトロネロール				
1,8-シネオール				
脂肪酸類				
脂肪族高級アルコール類				
脂肪族高級アルデヒド類（毒性が激 　しいと一般に認められるものを除く）				
脂肪族高級炭化水素類（　〃　）				
2,3-ジメチルピラジン				
2,5-ジメチルピラジン				
2,6-ジメチルピラジン				
2,6-ジメチルピリジン				
シンナミルアルコール				
シンナムアルデヒド				
チオエーテル類（毒性が激しいと一般 　に認められるものを除く）				
チオール類（　〃　）				
デカナール				
デカノール				
デカン酸エチル				
5,6,7,8-テトラヒドロキノキサリン				

物　質　名	対 象 食 品	使 用 量	使 用 制 限	備　　考 (他の主な用途名)
2,3,5,6-テトラメチルピラジン				
テルピネオール				
テルペン系炭化水素類				
トリメチルアミン				
2,3,5-トリメチルピラジン				
γ-ノナラクトン				
バニリン				
パラメチルアセトフェノン				
バレルアルデヒド				
ヒドロキシシトロネラール				
ヒドロキシシトロネラールジメチル　アセタール				
ピペリジン				
ピペロナール				
ピラジン				
ピロリジン				
ピロール				
フェニル酢酸イソアミル				
フェニル酢酸イソブチル				
フェニル酢酸エチル				
2-(3-フェニルプロピル) ピリジン				
フェネチルアミン				
フェノールエーテル類 (毒性が激し　いと一般に認められるものを除く)				
フェノール類 (　〃　)				
ブタノール				
ブチルアミン				
sec-ブチルアミン				
ブチルアルデヒド				
フルフラール及びその誘導体 (毒性　が激しいと一般に認められるものを　除く)		ここに収載した香料は別段の規定があるもののほか着香の目的以外に使用してはならない	
プロパノール				
プロピオンアルデヒド				
プロピオン酸	保存料の項参照	保存料の項参照		(保存料)
プロピオン酸イソアミル				
プロピオン酸エチル				
プロピオン酸ベンジル				
プロピルアミン				
ヘキサン酸				
ヘキサン酸アリル				
ヘキサン酸エチル				
ヘキシルアミン				
ヘプタン酸エチル				
l-ペリルアルデヒド				
ベンジルアルコール				
ベンズアルデヒド				
2-ペンタノール				
ペンチルアミン				
trans-2-ペンテナール				
1-ペンテン-3-オール				
芳香族アルコール類				
芳香族アルデヒド類 (毒性が激しい　と一般に認められるものを除く)				
d-ボルネオール				
マルトール				
N-メチルアントラニル酸メチル				
5-メチルキノキサリン				
6-メチルキノリン				
5-メチル-6,7-ジヒドロ-5H-シクロ　ペンタピラジン				
1-メチルナフタレン				
メチル-β-ナフチルケトン				
2-メチルピラジン				

物　質　名	対 象 食 品	使　用　量	使　用　制　限	備　　考 （他の主な用途名）
2-メチルブタノール 3-メチル-2-ブタノール 2-メチルブチルアミン 2-メチルブチルアルデヒド trans-2-メチル-2-ブテナール 3-メチル-2-ブテナール 3-メチル-2-ブテノール dl-メントール l-メントール 酪酸 酪酸イソアミル 酪酸エチル 酪酸シクロヘキシル 酪酸ブチル ラクトン類（毒性が激しいと一般に認 　められるものを除く） リナロオール			ここに収載した香料は 別段の規定があるもの のほか着香の目的以外 に使用してはならない	

固 結 防 止 剤

物　質　名	対 象 食 品	使　用　量	使　用　制　限	備　　考 （他の主な用途名）
ケイ酸カルシウム	特定保健用食品たるカプ セル及び錠剤並びに栄養 機能食品たるカプセル及 び錠剤		母乳代替食品及び離乳 食品に使用してはなら ない	
	その他の食品	2.0％以下（微粒二酸化ケ イ素と併用する場合は, それぞれの使用量の和）		
二酸化ケイ素 （微粒二酸化ケイ素のみ）	特定保健用食品たるカプ セル及び錠剤並びに栄養 機能食品たるカプセル及 び錠剤			
	その他の食品	2.0％以下（ケイ酸カルシ ウムと併用する場合は, それぞれの使用量の和）		
フェロシアン化物 　フェロシアン化カリウム 　フェロシアン化カルシウム 　フェロシアン化ナトリウム	食塩	0.020 g/kg以下（無水フェ ロシアン化ナトリウムと して）フェロシアン化物 2種以上を併用する場合 はその合計量	製造用剤の項参照 食塩以外の食品に使用 してはならない	（製造用剤）

小 麦 粉 処 理 剤

物　質　名	対 象 食 品	使　用　量	使　用　制　限	備　　考 （他の主な用途名）
過酸化ベンゾイル			硫酸アルミニウムカリウ ム, リン酸のカルシウム 塩類, 硫酸カルシウム, 炭酸カルシウム, 炭酸マ グネシウム及びデンプン のうち1種又は2種以上 を配合して希釈過酸化ベ ンゾイルとして使用する 場合以外に使用してはな らない	
過硫酸アンモニウム	小麦粉	0.30 g/kg以下		
希釈過酸化ベンゾイル	小麦粉	0.30 g/kg以下		
二酸化塩素	小麦粉			

殺 菌 料

物　質　名	対 象 食 品	使　用　量	使　用　制　限	備　　考 （他の主な用途名）
亜塩素酸水	精米, 豆類, 野菜（きの こ類を除く）, 果実, 海藻 類, 鮮魚介類（鯨肉を含 む）, 食肉, 食肉製品及び 鯨肉製品並びにこれらを 塩蔵, 乾燥, その他の方 法によって保存したもの	0.40 g/kg以下（浸漬液 又は噴霧液に対し；亜 塩素酸として）	最終食品の完成前に分 解又は除去すること	
亜塩素酸ナトリウム	食肉及び食肉製品	0.50～1.20 g/kg（浸漬液 又は噴霧液に対し）	最終食品の完成前に分解 又は除去すること	（漂白剤） pH2.3～2.9の浸漬 液又は噴霧液を30 秒以内で使用
オクタン酸	漂白剤の項参照	漂白剤の項参照	漂白剤の項参照 着香の目的で使用する場 合及び過酢酸製剤として 使用する場合以外に使用 してはならない	（香料）

物　質　名	対　象　食　品	使　用　量	使　用　制　限	備　考（他の主な用途名）
過酢酸 1-ヒドロキシエチリデン-1,1-ジホスホン酸（HEDP）			⎱過酢酸製剤として使用する場合以外に使用してはならない	
過酢酸製剤	鶏の食肉	過酢酸として2.0 g/kg以下並びにHEDPとして0.136 g/kg以下（浸漬液又は噴霧液に対し）		
	牛及び豚の食肉	過酢酸として1.80 g/kg以下並びにHEDPとして0.024 g/kg以下（浸漬液又は噴霧液に対し）		
	果実及び野菜	過酢酸として0.080 g/kg以下並びにHEDPとして0.0048 g/kg以下（浸漬液又は噴霧液に対し）		
過酸化水素	釜揚げしらす，しらす干し	0.005 g/kg未満（残存量）	最終食品の完成前に分解又は除去すること	（漂白剤）
	その他の食品		最終食品の完成前に除去すること	
次亜塩素酸水 　強酸性次亜塩素酸水 　弱酸性次亜塩素酸水 　微酸性次亜塩素酸水				
次亜塩素酸ナトリウム			ごまに使用してはならない	
次亜臭素酸水	食肉（食鳥肉を除く）	臭素として0.90 g/kg以下（浸漬液又は噴霧液に対し）	食肉の表面殺菌の目的以外に使用してはならない	
	食鳥肉	臭素として0.45 g/kg以下（浸漬液又は噴霧液に対し）		
二炭酸ジメチル	果実酒（ぶどう酒を除く），清涼飲料水（ミネラルウォーター類を除く）	0.25 g/kg以下		
	ぶどう酒	0.20 g/kg以下		

酸　化　防　止　剤

物　質　名	対　象　食　品	使　用　量	使　用　制　限	備　考（他の主な用途名）
亜硫酸水素アンモニウム水 亜硫酸ナトリウム 次亜硫酸ナトリウム	製造用剤の項参照	製造用剤の項参照	製造用剤の項参照	（製造用剤，保存料）
二酸化硫黄 ピロ亜硫酸カリウム ピロ亜硫酸ナトリウム	漂白剤の項参照	漂白剤の項参照	漂白剤の項参照	（漂白剤，保存料）
エチレンジアミン四酢酸カルシウム二ナトリウム（EDTA-Ca・Na₂） エチレンジアミン四酢酸二ナトリウム（EDTA-Na₂）	缶，瓶詰清涼飲料水	0.035 g/kg以下（EDTA-Ca・Naとして）	EDTA-Naは最終食品完成前にEDTA-Ca・Naにすること	
	その他の缶，瓶詰食品	0.25 g/kg以下（〃）		
エリソルビン酸 エリソルビン酸ナトリウム	魚肉ねり製品（魚肉すり身を除く），パン	⎱栄養の目的に使用してはならない		（品質改良剤）
	その他の食品	酸化防止の目的に限る		
グアヤク脂*¹	油脂，バター	1.0 g/kg以下		
クエン酸イソプロピル	油脂，バター	0.10 g/kg以下（クエン酸モノイソプロピルとして）		
L-システイン塩酸塩	パン，天然果汁			（品質改良剤）
ジブチルヒドロキシトルエン（BHT）	魚介冷凍品（生食用冷凍鮮魚介類及び生食用冷凍かきを除く），鯨冷凍品（生食用冷凍鯨肉を除く）	1 g/kg以下（浸漬液に対し：ブチルヒドロキシアニソール又はこれを含む製剤を併用の場合はその合計量）		
	チューインガム	0.75 g/kg以下		
	油脂，バター，魚介乾製品，魚介塩蔵品，乾燥裏ごしいも	0.2 g/kg以下（ブチルヒドロキシアニソール又はこれを含む製剤を併用の場合はその合計量）		
dl-α-トコフェロール			酸化防止の目的に限る（β-カロテン，ビタミンA，ビタミンA脂肪酸エステル及び流動パラフィンの製剤中に含まれる場合を除く）	

物　質　名	対象食品	使　用　量	使　用　制　限	備　考 （他の主な用途名）
ブチルヒドロキシアニソール （BHA）	魚介冷凍品（生食用冷凍鮮魚介類及び生食用冷凍かきを除く），鯨冷凍品（生食用冷凍鯨肉を除く）	1g/kg以下（浸漬液に対し；ジブチルヒドロキシトルエン又はこれを含む製剤を併用の場合はその合計量）		
	油脂，バター，魚介乾製品，魚介塩蔵品，乾燥裏ごしいも	0.2g/kg以下ジブチルヒドロキシトルエン又はこれを含む製剤を併用の場合はその合計量）		
没食子酸プロピル	油脂	0.20g/kg以下		
	バター	0.10g/kg以下		
酵素処理ルチン（抽出物）*¹			着色料の項参照	（栄養強化剤，着色料）
ルチン（抽出物）*¹			着色料の項参照	（着色料）

色 調 調 整 剤

物質名	対象食品	使用量	使用制限	備考
グルコン酸第一鉄	オリーブ	0.15g/kg以下 （Feとして）		（栄養強化剤）
	母乳代替食品，離乳食品及び妊産婦・授乳婦用粉乳			
ニコチン酸			食肉及び鮮魚介類（鯨肉を含む）に使用してはならない	（栄養強化剤）
ニコチン酸アミド				

消 泡 剤

物質名	対象食品	使用量	使用制限	備考
シリコーン樹脂		0.050g/kg以下	消泡以外の目的に使用してはならない	

製 造 用 剤

物質名	対象食品	使用量	使用制限	備考
アセトン			ガラナ飲料を製造する際のガラナ豆の成分抽出及び油脂の成分を分別する場合に限る．最終食品の完成前に除去すること	
亜硫酸水素アンモニウム水	ぶどう酒の製造に用いる果汁，ぶどう酒	ぶどう酒につき0.2g/L以下（亜硫酸水素アンモニウムとして） 0.35g/kg未満（二酸化硫黄としての残存量）	ぶどう酒の製造に用いるぶどう果汁及びぶどう酒以外の食品に使用してはならない	（酸化防止剤，保存料）
イオン交換樹脂			最終食品の完成前に除去すること	
イソプロパノール	ホップ	20g/kg以下 （残存量（ホップ抽出物））	着香及び食品成分の抽出の目的以外に使用してはならない	（香料） ホップ抽出物は，ビール及び発泡酒（発泡性を有する酒類を含む。）の製造に当たり，麦汁に加えるものに限る．魚肉たん白濃縮物は，魚肉から水分及び脂肪を除去したものをいう．
	魚肉	0.25g/kg以下 （〃（魚肉たん白濃縮物））		
	その他の食品	0.2g/kg以下 （〃（抽出後の食品及びこれを原料とした食品））		抽出後の食品及びこれを原料とした食品には，上記ホップ抽出物又は魚肉たん白濃縮物を原料としたものは含まれない
塩酸 水酸化カリウム 水酸化ナトリウム 硫酸			最終食品の完成前に中和又は除去すること	
カラメルI*¹ カラメルII*¹ カラメルIII*¹ カラメルIV*¹ カロブ色素*¹ 金*¹			こんぶ類，食肉，鮮魚介類（鯨肉を含む），茶，のり類，豆類，野菜，わかめ類に使用しないこと．ただし，金をのり類に使用する場合はこの限りではない	（着色料）

物　質　名	対　象　食　品	使　用　量	使　用　制　限	備　考 (他の主な用途名)
キチングルカン	ぶどう酒の製造に用いる果汁，ぶどう酒	ぶどう酒につき5 g/L以下	ぶどう酒の製造に用いるぶどう果汁及びぶどう酒以外の食品に使用してはならない．最終食品の完成前に除去すること	
ケイ酸マグネシウム			油脂のろ過助剤以外の用途に使用してはならない．最終食品の完成前に除去すること	
酢酸エチル			酢酸エチルは，着香の目的以外に使用してはならない．ただし，酢酸エチルを柿の脱渋に使用するアルコール，結晶果糖の製造に使用するアルコール，香辛料の顆粒若しくは錠剤の製造に使用するアルコール，コンニャク粉の製造に使用するアルコール，ジブチルヒドロキシトルエン若しくは，ブチルヒドロキシアニソールの溶剤として使用するアルコール又は食酢の醸造原料として使用するアルコールを変性する目的で使用する場合，酵母エキス（酵母の自己消化により得られた水溶性の成分をいう．以下この目において同じ．）の製造の際の酵母の自己消化を促進する目的で使用する場合及び酢酸ビニル樹脂の溶剤の用途に使用する場合はこの限りではない．なお酵母エキスの製造に使用した酢酸エチルは，最終食品の完成前にこれを除去すること	(香料)
シュウ酸			最終食品の完成前に除去すること	
DL-酒石酸カリウム	ぶどう酒		ぶどう酒以外の食品に使用してはならない	
L-酒石酸カリウム	ぶどう酒の製造に用いる果汁，ぶどう酒		ぶどう酒の製造に用いるぶどう果汁及びぶどう酒以外の食品に使用してはならない	
L-酒石酸カルシウム	ぶどう酒	ぶどう酒につき2.0 g/L以下	ぶどう酒以外の食品に使用してはならない	
水酸化カルシウム		栄養強化剤の項参照	栄養強化剤の項参照	(栄養強化剤)
ステアリン酸マグネシウム	カプセル・錠剤等通常の食品形態でない食品，錠菓			錠菓は砂糖等を主原料とし，原料の混合物を打錠機で圧縮成型して得られるものをいう
カオリン*1 ケイソウ土*1 酸性白土*1 タルク*1 パーライト*1 ベントナイト*1 上記6種に類似する不溶性の鉱物性物質*1（花こう斑岩，活性白土，クリストバル石，ゼオライト，ひる石）		食品中の残存量0.50%以下（二物質以上使用の場合も同じ）．チューインガムにタルクのみを使用する場合は5.0%以下	食品の製造又は加工上必要不可欠な場合以外は食品に使用してはならない	(ガムベース)
炭酸カルシウム （炭酸カルシウムⅡのみ）	ぶどう酒の製造に用いる果汁，ぶどう酒		ぶどう酒の製造に用いるぶどう果汁及びぶどう酒以外の食品に使用してはならない	
炭酸水素カリウム	ぶどう酒の製造に用いる果汁，ぶどう酒		ぶどう酒の製造に用いるぶどう果汁及びぶどう酒以外の食品に使用してはならない	
ナトリウムメトキシド			最終食品の完成前に分解し，生成するメタノールを除去すること	

物　質　名	対 象 食 品	使　用　量	使 用 制 限	備　　考 (他の主な用途名)
二酸化ケイ素 　(微粒二酸化ケイ素を除く)			ろ過助剤として使用する 場合に限る. 最終食品の 完成前に除去すること	
ビニルイミダゾール・ビニルピロリ ドン共重合体	ぶどう酒の製造に用いる 果汁, ぶどう酒	ぶどう酒につき 0.50 g/L 以下	ぶどう酒の製造に用いる ぶどう果汁及びぶどう酒 以外の食品に使用しては ならない. 最終食品の完 成前に除去すること	
ピロリン酸二水素カルシウム		栄養強化剤の項参照	栄養強化剤の項参照	(栄養強化剤, 乳化 剤, 膨張剤)
フェロシアン化カリウム	ぶどう酒	ぶどう酒につき 0.001 g/L 以下 (無水フェロシアン 化カリウムとして)	食塩及びぶどう酒以外の 食品に使用してはならな い	(固結防止剤)
プロピレングリコール	チューインガム軟化剤の 項及び品質保持剤の項参 照	チューインガム軟化剤の 項及び品質保持剤の項参 照		(チューインガム軟 化剤, 品質保持剤)
ポリビニルポリピロリドン			ろ過助剤として使用する 場合に限る. 最終食品の 完成前に除去すること	
ヘキサン*1			食用油脂製造の際の油脂 の抽出に限る. 最終食品 の完成前に除去すること	
メタ酒石酸	ぶどう酒	0.10 g/kg以下	ぶどう酒以外の食品に使 用してはならない	
硫酸亜鉛	発泡性酒類 母乳代替食品	Znとして 0.0010 g/kg以下 標準調乳濃度に調乳した とき, Znとして 6.0 mg/L 以下 (厚生労働大臣の承 認を受けて使用する場合 を除く)		(栄養強化剤)
硫酸アルミニウムアンモニウム 硫酸アルミニウムカリウム	} 菓子, 生菓子, 又はパン	} Alとして 0.1 g/kg以下	みそに使用しないこと	(膨張剤)
リン酸三カルシウム				(イーストフード, 栄養強化剤, ガム ベース, 乳化剤, 膨張剤)
リン酸一水素カルシウム		Caとして 1.0%以下 (特別用途表示の食品 を除く)	食品の製造又は加工上 必要不可欠な場合及び 栄養の目的に限る	
リン酸二水素カルシウム				(イーストフード, 栄養強化剤, 乳化 剤, 膨張剤)

増　　粘　　剤 (安定剤・ゲル化剤又は糊料)

物　質　名	対 象 食 品	使　用　量	使 用 制 限	備　　考 (他の主な用途名)
アルギン酸プロピレングリコールエ ステル		1.0%以下		
カルボキシメチルセルロースカルシ ウム		}	} カルボキシメチルセル ロースカルシウム, カ ルボキシメチルセル ロースナトリウム, デ ンプングリコール酸ナ トリウム, メチルセル ロースの2種以上を併 用する場合はそれぞれ の使用量の和が食品の 2.0%以下であること	
カルボキシメチルセルロースナトリ ウム				
デンプングリコール酸ナトリウム		2.0%以下		
メチルセルロース				
ポリアクリル酸ナトリウム		0.20%以下		
ポリビニルピロリドン	カプセル, 錠剤等通常の 食品形態でない食品			

着　　色　　料

物　質　名	対 象 食 品	使　用　量	使 用 制 限	備　　考 (他の主な用途名)
β-アポ-8'-カロテナール β-カロテン			} こんぶ類, 食肉, 鮮魚 介類 (鯨肉を含む), 茶, のり類, 豆類, 野菜, わ かめ類に使用しないこと	(栄養強化剤)
カンタキサンチン	魚肉ねり製品 (かまぼこに限る)	0.035 g/kg以下		
三二酸化鉄	バナナ (果柄の部分に限 る), コンニャク			

物　質　名	対　象　食　品	使　用　量	使　用　制　限	備　　　考 (他の主な用途名)
食用赤色2号 食用赤色2号アルミニウムレーキ 食用赤色3号 食用赤色3号アルミニウムレーキ 食用赤色40号 食用赤色40号アルミニウムレーキ 食用赤色102号 食用赤色104号 食用赤色105号 食用赤色106号 食用黄色4号 食用黄色4号アルミニウムレーキ 食用黄色5号 食用黄色5号アルミニウムレーキ 食用緑色3号 食用緑色3号アルミニウムレーキ 食用青色1号 食用青色1号アルミニウムレーキ 食用青色2号 食用青色2号アルミニウムレーキ			カステラ，きなこ，魚肉漬物，鯨肉漬物，こんぶ類，しょう油，食肉，食肉漬物，スポンジケーキ，鮮魚介類（鯨肉を含む），茶，のり類，マーマレード，豆類，みそ，めん類（ワンタンを含む），野菜及びわかめ類には使用しないこと	
二酸化チタン			着色の目的以外に使用しないこと	
水溶性アナトー 　ノルビキシンカリウム 　ノルビキシンナトリウム 鉄クロロフィリンナトリウム			こんぶ類，食肉，鮮魚介類（鯨肉を含む），茶，のり類，豆類，野菜，わかめ類に使用しないこと	
銅クロロフィリンナトリウム	こんぶ	0.15 g/kg以下 (無水物中：Cuとして)		
	果実類，野菜類の貯蔵品	0.10 g/kg以下 (Cuとして)		
	シロップ	0.064 g/kg以下 (　〃　)		
	チューインガム	0.050 g/kg以下 (　〃　)		
	魚肉ねり製品 (魚肉すり身を除く)	0.040 g/kg以下 (　〃　)		
	あめ類	0.020 g/kg以下 (　〃　)		
	チョコレート，生菓子 (菓子パンを除く)	0.0064 g/kg以下 (　〃　)	チョコレートへの使用はチョコレート生地への着色をいうもので，着色したシロップによりチョコレート生地をコーティングすることも含む	生菓子は昭和34年6月23日衛発第580号公衆衛生局長通知にいう生菓子のうち，アンパン，クリームパン等の菓子パンを除く
	みつ豆缶詰又はみつ豆合成樹脂製容器包装詰中の寒天	0.0004 g/kg以下 (　〃　)		
銅クロロフィル	こんぶ	0.15 g/kg以下 (無水物中：Cuとして)		
	果実類，野菜類の貯蔵品	0.10 g/kg以下 (Cuとして)		
	チューインガム	0.050 g/kg以下 (　〃　)		
	魚肉ねり製品 (魚肉すり身を除く)	0.030 g/kg以下 (　〃　)		
	生菓子 (菓子パンを除く)	0.0064 g/kg以下 (　〃　)		
	チョコレート	0.0010 g/kg以下 (　〃　)	チョコレートへの使用はチョコレート生地への着色をいうもので，着色したシロップによりチョコレート生地をコーティングすることも含む	
	みつ豆の缶詰又はみつ豆合成樹脂製容器包装詰中の寒天	0.0004 g/kg以下 (　〃　)		
既存添加物名簿収載の着色料[*2]及び一般に食品として飲食に供されている物であって添加物として使用されている着色料			こんぶ類，食肉，鮮魚介類（鯨肉を含む），茶，のり類，豆類，野菜，わかめ類に使用しないこと．ただし，金をのり類に使用する場合はこの限りではない	

物　質　名	対　象　食　品	使　用　量	使　用　制　限	備　　　考 （他の主な用途名）

〔品　名〕*2

アナトー色素	銀	スピルリナ色素	ベニコウジ黄色素
アルミニウム	クチナシ青色素	タマネギ色素	ベニコウジ色素
ウコン色素	クチナシ赤色素	タマリンド色素	ベニバナ赤色素
オレンジ色素	クチナシ黄色素	デュナリエラカロテン（栄）	ベニバナ黄色素
カカオ色素	クロロフィリン	トウガラシ色素	ヘマトコッカス藻色素
カキ色素	クロロフィル	トマト色素	マリーゴールド色素
カラメルⅠ（製）	酵素処理ルチン（抽出物）	ニンジンカロテン（栄）	ムラサキイモ色素
カラメルⅡ（製）	（栄，酸防）	パーム油カロテン（栄）	ムラサキトウモロコシ色素
カラメルⅢ（製）	コウリャン色素	ビートレッド	ムラサキヤマイモ色素
カラメルⅣ（製）	コチニール色素	ファフィア色素	ラック色素
カロブ色素（製）	シタン色素	ブドウ果皮色素	ルチン（抽出物）（酸防）
金（製）	植物炭末色素	ペカンナッツ色素	ログウッド色素

チューインガム軟化剤

物　質　名	対　象　食　品	使　用　量	使　用　制　限	備　考（他の主な用途名）
プロピレングリコール	チューインガム 品質保持剤の項参照	0.60%以下 品質保持剤の項参照		（製造用剤，品質保持剤）

調　味　料

物　質　名	対　象　食　品	使　用　量	使　用　制　限	備　考（他の主な用途名）
〔アミノ酸〕 L-グルタミン酸カルシウム		Caとして1.0%以下 （特別用途表示の食品を除く）		（栄養強化剤）
〔有機酸〕 クエン酸カルシウム		Caとして1.0%以下 （特別用途表示の食品を除く）		（栄養強化剤，乳化剤，膨張剤）
乳酸カルシウム				（栄養強化剤，膨張剤）

豆 腐 用 凝 固 剤

物　質　名	対　象　食　品	使　用　量	使　用　制　限	備　考（他の主な用途名）
塩化カルシウム 硫酸カルシウム		Caとして1.0%以下 （特別用途表示の許可又は承認を受けた場合を除く）	食品の製造又は加工上必要不可欠な場合及び栄養の目的に限る	（栄養強化剤） （イーストフード，栄養強化剤，膨張剤）

乳　化　剤

物　質　名	対　象　食　品	使　用　量	使　用　制　限	備　考（他の主な用途名）
クエン酸三エチル	通常の食品形態でない食品（カプセル及び錠剤（チュアブル錠を除く）に限る）	3.5 g/kg以下		（香料）
	液卵(殺菌したものに限る) 乾燥卵（液卵を乾燥して製造したものに限る）	2.5 g/kg以下		
	清涼飲料水（希釈して飲料に供する清涼飲料水にあっては希釈後の清涼飲料水として）	0.2 g/kg以下		

物　質　名	対　象　食　品	使　用　量	使　用　制　限	備　　　考 （他の主な用途名）
ステアロイル乳酸カルシウム ステアロイル乳酸ナトリウム	ミックスパウダー 　生菓子製造用	10 g/kg以下	ステアロイル乳酸カルシウムとステアロイル乳酸ナトリウムを併用する場合にはそれぞれの使用量の和がステアロイル乳酸カルシウムとしての基準値以下でなければならない	生菓子は米を原料としたものに限る
	スポンジケーキ，バターケーキ，蒸しパン製造用	8.0 g/kg以下		蒸しパンは小麦粉を原料とし，蒸したパンをいう
	菓子のうち油脂で処理したもの，パン製造用	5.5 g/kg以下		菓子は小麦粉を原料とし，ばい焼若しくは油脂で処理したものに限る
	菓子のうちばい焼したもの（スポンジケーキ及びバターケーキを除く）製造用	5.0 g/kg以下		蒸しまんじゅうは小麦粉を原料とし，蒸したまんじゅうをいう
	蒸しまんじゅう製造用	2.5 g/kg以下		めん類は即席めん又はマカロニ類以外の乾めんを除く
	生菓子	6.0 g/kg以下		
	スポンジケーキ，バターケーキ，蒸しパン	5.5 g/kg以下		マカロニ類はマカロニ，スパゲッティ，バーミセリー，ヌードル，ラザニア等をいう．
	めん類（マカロニ類を除く）	4.5 g/kg以下 （ゆでめんにつき）		
	菓子のうちばい焼したもの（スポンジケーキ及びバターケーキを除く）及び油脂で処理したもの，パン，マカロニ類	4.0 g/kg以下 （マカロニ類にあっては乾めんにつき）		マカロニ類（乾めん）は，水分含量は12%として適用すること
	蒸しまんじゅう	2.0 g/kg以下		
ポリソルベート20 ポリソルベート60 ポリソルベート65 ポリソルベート80	カプセル・錠剤等通常の食品形態でない食品	25 g/kg以下 （ポリソルベート80として）		
	ココア及びチョコレート製品，ショートニング，即席麺の添付調味料，ソース類，チューインガム並びに乳脂肪代替食品	5.0 g/kg以下 （〃）		
	アイスクリーム類，菓子類の製造に用いる装飾品（糖を主成分とするものに限る），加糖ヨーグルト，ドレッシング，マヨネーズ，ミックスパウダー（焼菓子及び洋生菓子の製造に用いるものに限る），焼菓子（洋菓子に限る），及び洋生菓子	3.0 g/kg以下 （〃）		
	あめ類，スープ，フラワーペースト（ココア及びチョコレートを主要原料とし，これに砂糖，油脂，粉乳，卵，小麦粉等を加え，加熱殺菌してペースト状とし，パン又は菓子に充てん又は塗布して食用に供するものに限る）及び氷菓	1.0 g/kg以下 （〃）		
	海藻の漬物，チョコレートドリンク及び野菜の漬物	0.50 g/kg以下 （〃）		
	非熟成チーズ	0.080 g/kg以下 （〃）		
	海藻の缶詰及び瓶詰並びに野菜の缶詰及び瓶詰	0.030 g/kg以下 （〃）		
	その他の食品	0.020 g/kg以下 （〃）		
クエン酸カルシウム				（栄養強化剤，調味料，膨張剤）
ピロリン酸二水素カルシウム				（栄養強化剤，製造用剤，膨張剤）
リン酸三カルシウム リン酸一水素カルシウム		Caとして1.0%以下 （特別用途表示の許可又は承認を受けた場合を除く）	食品の製造又は加工上必要不可欠な場合及び栄養の目的に限る	（イーストフード，栄養強化剤，ガムベース，製造用剤，膨張剤）
リン酸二水素カルシウム				（イーストフード，栄養強化剤，製造用剤，膨張剤）

物　質　名	対象食品	使　用　量	使　用　制　限	備　　考 （他の主な用途名）
発　酵　調　整　剤				
硝酸カリウム 硝酸ナトリウム	チーズ	原料乳につき 0.20 g/L 以下（カリウム塩又はナトリウム塩として）		（発色剤）
	清酒	酒母に対し 0.10 g/L 以下（〃）		
	発色剤の項参照	発色剤の項参照		
発　色　剤				
亜硝酸ナトリウム	食肉製品，鯨肉ベーコン	0.070 g/kg 以下（亜硝酸根としての残存量）		
	魚肉ソーセージ，魚肉ハム	0.050 g/kg 以下（〃）		
	いくら，すじこ，たらこ	0.0050 g/kg 以下（〃）		たらことはスケトウダラの卵巣を塩蔵したものをいう
硝酸カリウム 硝酸ナトリウム	食肉製品，鯨肉ベーコン	0.070 g/kg 未満（亜硝酸根としての残存量）		（発酵調整剤）
被　膜　剤				
オレイン酸ナトリウム モルホリン脂肪酸塩	果実，果菜の表皮		被膜剤以外の用途に使用してはならない	
酢酸ビニル樹脂	果実，果菜の表皮 チューインガム		チューインガム基礎剤及び果実又は果菜の表皮の被膜剤以外に使用してはならない	（ガムベース）
漂　白　剤				
亜塩素酸ナトリウム	かずのこの加工品（干しかずのこ及び冷凍かずのこを除く），生食用野菜類，卵類（卵殻の部分に限る）	0.50 g/kg 以下（浸漬液に対し；亜塩素酸ナトリウムとして）	最終食品の完成前に分解又は除去すること	（殺菌料）
	食肉及び食肉製品 かんきつ類果皮（菓子製造に用いるものに限る），さくらんぼ，ふき，ぶどう，もも	殺菌料の項参照		
亜硫酸ナトリウム 次亜硫酸ナトリウム 二酸化硫黄 ピロ亜硫酸カリウム ピロ亜硫酸ナトリウム	かんぴょう	5.0 g/kg 未満（二酸化硫黄としての残存量）	ごま，豆類及び野菜類に使用してはならない	（酸化防止剤，保存料）
	乾燥果実（干しぶどうを除く）	2.0 g/kg 未満（〃）		
	干しぶどう	1.5 g/kg 未満（〃）		ディジョンマスタードとは，黒ガラシ，和ガラシ等の種だけ，又は油分を除いていない黄ガラシの種を粉砕，ろ過して得られた調整マスタードをいう
	コンニャク粉	0.90 g/kg 未満（〃）		
	乾燥じゃがいも，ゼラチン，ディジョンマスタード	0.50 g/kg 未満（〃）		
	果実酒，雑酒	0.35 g/kg 未満（〃）		果実酒は果実酒の製造に用いる酒精分 1 v/v% 以上を含有する果実搾汁及びこれを濃縮したものを除く
	キャンデッドチェリー，糖蜜	0.30 g/kg 未満（〃）		
	糖化用タピオカでんぷん	0.25 g/kg 未満（〃）		
	水あめ	0.20 g/kg 未満（〃）		キャンデッドチェリーとは除核したさくらんぼを砂糖漬にしたもの，又はこれに砂糖の結晶を付けたもの若しくはこれをシロップ漬にしたものをいう
	天然果汁	0.15 g/kg 未満（〃）		
	甘納豆，煮豆，えび（むき身），冷凍生かに（むき身）	0.10 g/kg 未満（〃）		糖化用タピオカでんぷんとは，そのまま食用に用いることはせず，でんぷんの分解，水素添加などによって，水あめをつくるために用いられているでんぷんをいう
	その他の食品（キャンデッドチェリーの製造に用いるさくらんぼ及びビールの製造に用いるホップ並びに果実酒の製造に用いる果汁，酒精分 1 v/v% 以上を含有する果実搾汁及びこれを濃縮したものを除く）	0.030 g/kg 未満（〃）ただし，添加物一般の使用基準の表の亜硫酸塩等の項に掲げる場合であって，かつ，同表の第3欄に掲げる食品（コンニャクを除く）1 kg 中に同表の第1欄に掲げる添加物が，二酸化硫黄として 0.030 g 以上残存する場合は，その残存量未満		天然果汁は5倍以上に希釈して飲用に供するもの

物　質　名	対　象　食　品	使　用　量	使　用　制　限	備　　　考 （他の主な用途名）

表　面　処　理　剤

物　質　名	対　象　食　品	使　用　量	使　用　制　限	備　　　考 （他の主な用途名）
ナタマイシン	ナチュラルチーズ（ハード及びセミハードの表面部分に限る）	0.020 g/kg未満 （残存量）		ハードチーズとはMFFB（Percentage Moisture on a Fat-Free-Basis）が49～56％のものをいう。セミハードチーズとはMFFBが54～69％のものをいう

品　質　改　良　剤

物　質　名	対　象　食　品	使　用　量	使　用　制　限	備　　　考 （他の主な用途名）
エリソルビン酸 エリソルビン酸ナトリウム	｝パン，魚肉ねり製品（魚肉すり身を除く） ｝その他の食品		｝栄養の目的に使用してはならない 酸化防止の目的に限る	｝（酸化防止剤）
L-システイン塩酸塩	パン，天然果汁			（酸化防止剤）
臭素酸カリウム	パン（小麦粉を原料として使用するものに限る）	0.030 g/kg以下（小麦粉に対し臭素酸として）	最終食品の完成前に分解又は除去すること	
D-マンニトール	ふりかけ類（顆粒を含むものに限る） あめ類 らくがん チューインガム つくだ煮（こんぶを原料とするものに限る）	顆粒部分に対して50％以下 40％以下 30％以下 20％以下 25％以下（残存量）	あめ類，チューインガム，つくだ煮，ふりかけ類及びらくがん以外の食品に使用してはならない。ただし，塩化カリウム及びグルタミン酸塩を配合して調味の目的で使用する場合（D-マンニトールが塩化カリウム，グルタミン酸塩及びD-マンニトールの合計量の80％以下である場合に限る）はこの限りではない	ふりかけ類には茶漬を含む

品　質　保　持　剤

物　質　名	対　象　食　品	使　用　量	使　用　制　限	備　　　考 （他の主な用途名）
プロピレングリコール	生めん，いかくん製品 ギョウザ，シュウマイ，春巻及びワンタンの皮 その他の食品	2.0％以下（プロピレングリコールとして） ｝1.2％以下（ 〃 ） 0.60％以下（ 〃 ）		（製造用剤，チューインガム軟化剤）

噴　　射　　剤（プロペラント）

物　質　名	対　象　食　品	使　用　量	使　用　制　限	備　　　考 （他の主な用途名）
亜酸化窒素	ホイップクリーム類			ホイップクリーム類とは乳脂肪分を主成分とする食品又は乳脂肪代替食品を主原料として泡立てたものをいう

防　　か　　び　　剤

物　質　名	対　象　食　品	使　用　量	使　用　制　限	備　　　考 （他の主な用途名）
アゾキシストロビン	かんきつ類（みかんを除く） ばれいしょ	0.010 g/kg以下（残存量） 0.007 g/kg以下（ 〃 ）		農産物の残留基準の項参照 泥を水で軽く洗い落としたものに適用
イマザリル	かんきつ類（みかんを除く） バナナ	0.0050 g/kg以下（ 〃 ） 0.0020 g/kg以下（ 〃 ）		
オルトフェニルフェノール オルトフェニルフェノールナトリウム	｝かんきつ類	0.010 g/kg以下（オルトフェニルフェノールとしての残存量）		
ジフェニル	グレープフルーツ，レモン，オレンジ類	｝0.070 g/kg未満（残存量）	貯蔵又は運搬の用に供する容器の中に入れる紙片に浸潤させて使用する場合に限る	
ジフェノコナゾール	ばれいしょ	0.004 g/kg以下（残存量）		泥を水で軽く洗い落としたものに適用

物　質　名	対　象　食　品	使　用　量	使　用　制　限	備　　考 (他の主な用途名)
チアベンダゾール	かんきつ類	0.010 g/kg以下 (残存量)		
	バナナ	0.0030 g/kg以下 (〃)		
	バナナ（果肉）	0.0004 g/kg以下 (〃)		
ピリメタニル	西洋なし，マルメロ，りんご	0.014 g/kg以下 (残存量)		
	あんず，おうとう，かんきつ類（みかんを除く），すもも，もも	0.010 g/kg以下 (〃)		
フルジオキソニル	キウィー，パイナップル（冠芽を除く）	0.020 g/kg以下 (残存量)		
	かんきつ類（みかんを除く）	0.010 g/kg以下 (〃)		
	ばれいしょ	0.060 g/kg以下 (〃)		
	アボカド（種子を除く），あんず（種子を除く），おうとう（種子を除く），ざくろ，すもも（種子を除く），西洋なし，ネクタリン（種子を除く），パパイヤ，びわ，マルメロ，もも（種子を除く），りんご	0.0050 g/kg以下 (〃)		
プロピコナゾール	かんきつ類（みかんを除く）	0.008 g/kg以下 (残存量)		
	あんず（種子を除く）ネクタリン（種子を除く）もも（種子を除く）おうとう（果梗及び種子を除く）	0.004 g/kg以下 (〃)		
	すもも（種子を除く）	0.0006 g/kg以下 (〃)		

防　虫　剤

物　質　名	対　象　食　品	使　用　量	使　用　制　限	備　考
ピペロニルブトキシド	穀類	0.024 g/kg以下		

膨　張　剤（膨脹剤，ベーキングパウダー又はふくらし粉）

物　質　名	対　象　食　品	使　用　量	使　用　制　限	備　考(他の主な用途名)
クエン酸カルシウム		Caとして1.0%以下 (特別用途表示の食品を除く)	食品の製造又は加工上必要不可欠な場合及び栄養の目的で使用する場合に限る	（栄養強化剤，調味料，乳化剤）
乳酸カルシウム				（栄養強化剤，調味料）
ピロリン酸二水素カルシウム				（栄養強化剤，製造用剤，乳化剤）
硫酸カルシウム				（イーストフード，栄養強化剤，豆腐用凝固剤）
リン酸三カルシウム				（イーストフード，栄養強化剤，ガムベース，製造用用剤，乳化剤）
リン酸一水素カルシウム				
リン酸二水素カルシウム				（イーストフード，栄養強化剤，製造用剤，乳化剤）
硫酸アルミニウムアンモニウム 硫酸アルミニウムカリウム	菓子，生菓子，パン	Alとして0.1 g/kg以下	みそに使用しないこと	（製造用剤）

保　水　乳　化　安　定　剤

物　質　名	対　象　食　品	使　用　量	使　用　制　限	備　考
コンドロイチン硫酸ナトリウム	マヨネーズ，ドレッシング	20 g/kg以下		
	魚肉ソーセージ	3.0 g/kg以下		

物　質　名	対　象　食　品	使　用　量	使　用　制　限	備　　考 （他の主な用途名）

保　存　料

物　質　名	対　象　食　品	使　用　量	使　用　制　限	備　考（他の主な用途名）
亜硫酸水素アンモニウム水	製造用剤の項参照	製造用剤の項参照	製造用剤の項参照	（酸化防止剤，製造用剤）
亜硫酸ナトリウム 次亜硫酸ナトリウム 二酸化硫黄 ピロ亜硫酸カリウム ピロ亜硫酸ナトリウム	漂白剤の項参照	漂白剤の項参照	漂白剤の項参照	（酸化防止剤，漂白剤）
安息香酸 安息香酸ナトリウム	キャビア	2.5 g/kg以下 （安息香酸として）		キャビアとはチョウザメの卵を缶詰又は瓶詰にしたもので，生食を原則とし，加熱殺菌することができない
	マーガリン	1.0 g/kg以下 （〃）	マーガリンにあってはソルビン酸，ソルビン酸カリウム，ソルビン酸カルシウム又はこれらのいずれかを含む製剤を併用する場合は安息香酸としての使用量とソルビン酸としての使用量の合計量が1.0 g/kgを超えないこと	
	清涼飲料水，シロップ，しょう油	0.60 g/kg以下 （〃）		
	菓子の製造に用いる果実ペースト及び果汁（濃縮果汁を含む）	1.0 g/kg以下 （〃）	菓子の製造に用いる果実ペースト及び果汁に対しては安息香酸ナトリウムに限る	果実ペーストとは，果実をすり潰し，又は裏ごししてペースト状にしたものをいう
ソルビン酸 ソルビン酸カリウム ソルビン酸カルシウム	チーズ	3.0 g/kg以下 （ソルビン酸として）	チーズにあってはプロピオン酸，プロピオン酸カルシウム又はプロピオン酸ナトリウムと併用する場合はソルビン酸としての使用量とプロピオン酸としての使用量の合計量が3.0 g/kgを超えないこと	キャンデッドチェリーについては漂白剤の項参照
	うに，魚肉ねり製品（魚肉すり身を除く），鯨肉製品，食肉製品	2.0 g/kg以下 （〃）		たくあん漬とは，生大根，又は干大根を塩漬けにした後，これを調味料，香辛料，色素などを加えたぬか又はふすまで漬けたものをいう。ただし，一丁漬たくあん及び早漬たくあんを除く
	いかくん製品 たこくん製品	1.5 g/kg以下 （〃）		
	あん類，かす漬，こうじ漬，塩漬，しょう油漬及びみそ漬の漬物，キャンデッドチェリー，魚介乾製品（いかくん製品及びたこくん製品を除く），ジャム，シロップ，たくあん漬（一丁漬及び早漬を除く），つくだ煮，煮豆，ニョッキ，フラワーペースト類，マーガリン，みそ	1.0 g/kg以下 （〃）	マーガリンにあっては，安息香酸又は安息香酸ナトリウムと併用する場合は，ソルビン酸としての使用量と安息香酸としての使用量の合計量が1.0 g/kgを超えないこと みそ漬の漬物にあっては，原料のみそに含まれるソルビン酸及びその塩類の量を含めてソルビン酸量として1.0 g/kg以下	ニョッキとは，ゆでたじゃがいもを主原料とし，これをすりつぶして団子状にした後，再度ゆでたものをいう
	ケチャップ，酢漬の漬物，スープ（ポタージュスープを除く），たれ，つゆ，干しすもも	0.50 g/kg以下 （〃）		フラワーペースト類とは小麦粉，でんぷん，ナッツ類もしくはその加工品，ココア，チョコレート，コーヒー，果肉，果汁，いも類，豆類，又は野菜類を主原料とし，これに砂糖，油脂，粉乳，卵，小麦粉等を加え，加熱殺菌してペースト状とし，パン又は菓子に充てん又は塗布して食用に供するものをいう
	甘酒（3倍以上に希釈して飲用するものに限る），はっ酵乳（乳酸菌飲料の原料に供するものに限る）	0.30 g/kg以下 （〃）		
	果実酒，雑酒	0.20 g/kg以下 （〃）		
	乳酸菌飲料（殺菌したものを除く）	0.050 g/kg以下 （〃） （ただし，乳酸菌飲料原料に供するときは0.30 g/kg以下）		果実酒とはぶどう酒，りんご酒，なし酒等果実を主原料として発酵させた酒類をいう
	菓子の製造に用いる果実ペースト及び果汁（濃縮果汁を含む）	1.0 g/kg以下 （〃）	菓子の製造用果汁，濃縮果汁，果実ペーストはソルビン酸カリウム，ソルビン酸カルシウムに限る	
デヒドロ酢酸ナトリウム	チーズ，バター，マーガリン	0.50 g/kg以下 （デヒドロ酢酸として）		

物　質　名	対 象 食 品	使　用　量	使 用 制 限	備　　考 （他の主な用途名）
ナイシン	食肉製品，チーズ（プロセスチーズを除く），ホイップクリーム類	0.0125 g/kg以下（ナイシンAを含む抗菌性ポリペプチドとして）	特別用途表示の許可又は承認を受けた場合は，この限りではない	ホイップクリーム類とは乳脂肪を主成分とする食品を主原料として泡立てたものをいう
	ソース類，ドレッシング，マヨネーズ	0.010 g/kg以下（〃）		
	プロセスチーズ，洋菓子	0.00625 g/kg以下（〃）		ソース類は果実ソース，チーズソース等の他，ケチャップも含む．フルーツソースは含まれない．穀類及びでん粉を主原料とする洋生菓子とはライスプディングやタピオカプディングをいう
	卵加工品，みそ	0.0050 g/kg以下（〃）		
	穀類及びでん粉を主原料とする洋生菓子	0.0030 g/kg以下（〃）		
パラオキシ安息香酸イソブチル パラオキシ安息香酸イソプロピル パラオキシ安息香酸エチル パラオキシ安息香酸ブチル パラオキシ安息香酸プロピル	しょう油	0.25 g/L以下（パラオキシ安息香酸として）		
	果実ソース	0.20 g/kg以下（〃）		
	酢	0.10 g/L以下（〃）		
	清涼飲料水，シロップ	0.10 g/kg以下（〃）		
	果実又は果菜（いずれも表皮の部分に限る）	0.012 g/kg以下（〃）		
プロピオン酸 プロピオン酸カルシウム プロピオン酸ナトリウム	チーズ	3.0 g/kg以下（プロピオン酸として）	チーズにあってはソルビン酸，ソルビン酸カリウム又はソルビン酸カルシウムを併用する場合は，プロピオン酸としての使用量とソルビン酸としての使用量の合計量が3.0 g/kgを超えないこと	（香料）
	パン，洋菓子	2.5 g/kg以下（〃）		

離 型 剤

物　質　名	対 象 食 品	使　用　量	使 用 制 限	備　考
流動パラフィン*1	パン	0.10％未満（パン中の残存量）	パンの製造に際してパン生地を自動分割機で分割する際及びばい焼する際の離型を目的とする場合に限る	

出典）日本食品衛生学会：食品・食品添加物等規格基準（抄）令和5年1月1日現在

索　引

和　文　索　引

欧 文 索 引

【編著者】

廣末トシ子
　女子栄養大学名誉教授
安達修一
　相模女子大学短期大学部
　特任教授

【著者】（五十音順）

井部明広
　実践女子大学名誉教授
下島優香子
　東洋大学准教授
内藤由紀子
　北里大学教授
平井昭彦
　女子栄養大学短期大学部教授
細貝祐太郎
　女子栄養大学名誉教授
堀江正一
　大妻女子大学教授
松澤哲宏
　長崎県立大学シーボルト校准教授

食べ物と健康・食品と衛生
新食品衛生学要説　2024年版　　　ISBN978-4-263-70535-3

1997年 4 月10日　第 1 版第1刷発行
2024年 2 月10日　第17版第1刷発行

編著者　廣 末 ト シ 子
　　　　安 達 修 一
発行者　白 石 泰 夫
発行所　医歯薬出版株式会社

〒 113-8612　東京都文京区本駒込 1-7-10
TEL.（03）5395-7626（編集）・7616（販売）
FAX.（03）5395-7624（編集）・8563（販売）
https://www.ishiyaku.co.jp/
郵便振替番号　00190-5-13816

乱丁，落丁の際はお取り替えいたします　　　印刷・三報社印刷／製本・愛千製本所
Ⓒ Ishiyaku Publishers, Inc., 1997, 2024. Printed in Japan